JMPによる医療系データ分析
［第３版］
―統計の基礎から実験計画・アンケート調査まで―

内田　治・石野祐三子・平野綾子 著

東京図書

◎JMP に関する問い合わせ窓口
SAS Institute Japan 株式会社 JMP ジャパン事業部
〒106-6111 東京都港区六本木 6-10-1 六本木ヒルズ森タワー 11F
TEL : 03-6434-3780（購入等の問い合わせ）
TEL : 03-6434-3782（テクニカルサポート）
FAX : 03-6434-3781
E-Mail : jmpjapan@jmp.com
URL : http://www.jmp.com/japan/

◎本書では JMP 17 を使用しています。また、使用しているデータは、
東京図書のホームページ（http://www.tokyo-tosho.co.jp/）から
ダウンロードすることができます。

JMPによる医療系データ分析

［第3版］

―統計の基礎から実験計画・アンケート調査まで―

はじめに

データを統計的に分析する、いわゆる統計解析は分野を問わず実施されていますが、特に頻繁に利用されているのが、医療、品質管理、心理学、マーケティングの分野ではないかと思われます。

本書は医療の分野における例題を用いて、統計解析の基本から実験計画法や多変量解析という高度な手法の使い方までを解説することをねらいとした書籍です。医療分野での統計解析といっても、解析手法や計算方法が分野によって異なるわけではありません。どの分野であろうと統計解析に関する基本的な考え方や知識は同じものです。一方で、利用される手法は、分野により異なります。例をあげれば、ヒストグラムや散布図はどの分野においても利用される手法ですが、生存時間分析で使われる手法は医療分野では頻繁に使われますが、医療以外の分野ではあまり使われません。また、実験計画法はマーケティングの分野での利用例は少ないようです。このように、分野により使われる手法が異なるのは、データの集め方と性質に起因するものです。特に医療の分野においては、他の分野では見られないようなデータもあり、解析手法も医療独特の使い方を習得する必要性が生じることがあるのです。このため、本書は医療に焦点をあてて、例題を作成し、解析方法を解説することにしました。本書の例題は、医療分野を題材にして、実例に近いものにしていますが、あくまでも架空のデータです。したがって、本書で解説している統計解析による結論は必ずしも医学的所見と一致しているわけではありません。統計的にデータを分析する方法を解説することを目的としている本書は、医学的知識を習得していただくための書籍ではないことにご留意ください。

本書の特色は、JMP を統計解析のツールとして使っていることです。JMP はグラフによる視覚的なデータ解析に重点を置いていること、解析目的から手法を選択する構造になっていること、解析を対話的に実施できることを特徴としてあげることができます。

本書の構成は次の通りです。

第 1 章は、統計解析の必要性を「p 値」という統計用語を使いながら説明します。また、統計解析を理解する上で必要となる用語やデータの種類を紹介します。

第 2 章は、JMP について、その特色と使い方を解説します。

第 3 章は、データを数値的かつ視覚的にまとめる方法を解説します。

第 4 章は、興味のある複数の集団について、各集団の平均値を比較して、生じた差に意味があるかどうかを判定する検定と呼ばれる方法を解説します。

第 5 章は、体重と身長といった 2 種類のデータがあるときに、この 2 種類のデータ間にどのような関係があるかを調べる方法を解説します。

第 6 章は、何らかの数値を予測するための手法である回帰分析の使い方と適用上の留意点について解説します。

第 7 章は、カテゴリの種類（たとえば、健常者か疾患を持つ患者か）を予測するための手法であるロジスティック回帰分析の使い方と適用上の留意点を解説します。

第 8 章は、生存率を視覚化する、あるいは、2 つの治療法の生存率を比較するといった生存時間分析を紹介します。また、生存率に影響を与える要因を検証するときに使う Cox 回帰と呼ばれる手法も取り上げます。

第 9 章は、実験計画法の基礎知識と実験データの解析事例を紹介します。

第 10 章は、アンケート調査法の基礎知識と、アンケートの解析でよく使われる主成分分析、対応分析といった多変量解析と呼ばれる手法を紹介します。

付録には、データ数を決める、すなわち、何例集めればよいかを決める JMP のシミュレーション機能を紹介しました。

本書は初版で JMP10 を使用しました。第 2 版では JMP14 を使用しました。今回の第 3 版では JMP17 を使用しています。なお、16 以前のバージョンにおいても、基本的な JMP の操作方法は同じです。ただし、バージョンによって計算結果が異なることがまれにあります。それは JMP 内部で採用している計算方法が異なるためです。

最後に、SAS Institute Japan 株式会社 JMP ジャパン事業部の竹中京子様には、JMP の操作方法に関するご助言をいただきました。ここに御礼を申し上げる次第です。また、本書の企画から完成まで、東京図書株式会社編集部の松井誠様には多大なご尽力をいただきました。ここに記して感謝の意を表します。

2023 年 3 月末日

著者を代表して　内田　治

目次

装幀◆高橋　敦（LONGSCALE）

第1章

統計解析を知る

はじめに、なぜデータを統計的に解析する必要があるのかを、統計解析でよく登場する「p値」の解説と絡めながら説明します。また、統計解析を理解する上で必要となる用語や、データの種類についても解説します。データの種類とその分類を知っておくことは、統計解析の方法を決めるのに必要な知識となります。

§1 統計解析の必要性

▶▶ 統計的方法を用いたデータの分析がなぜ必要か

1-1 ◉ 統計的な判断

■「たまたま」と「もともと」を見分ける

2つの治療法（A法、B法）の効果を比べるための実験をしたとします。各治療法を100人ずつに施したところ、次のような結果が得られました。

表 1.1　実験の結果

	改善した	改善しない
A法	54	46
B法	66	34

この結果から、A法とB法に差が認められるかどうかを判断するときに、単純に割合を比べて結論を出すと、A法は54%、B法は66%となり、A法とB法には12%の差があるということになります。

ここで、次のような疑問が出てきます。

これは200人の結果に過ぎない。より多くの人を調べても結果は同じなのか？
この実験で得られた12%の差は誤差の範囲ではないのか？

ここで生じた差が誤差の範囲内であったとしたら、この結果は「たまたま」生じた差であるということになります。逆に、誤差の範囲を超えているならば、この結果は「もともと」差があったから生じたのだと考えることになります。

■ p 値による判断

「たまたま」と「もともと」を見分けるには、仮説検定あるいは有意性検定と呼ばれる統計的方法を使います。検定という方法は目的やデータの性質に応じて、さまざまな種類があり、第3章以降で解説していきますので、ここでは結論だけ述べます。

検定という手法を使うと、差がないと仮定したときに、「たまたま」このような結果が得られる確率が算出されます。この確率のことを p 値といいます。p 値が小さいとき、それは、たまたま起きる確率が小さいことを意味します。たまたま起きる確率が小さいのであれば、「もともと」差があるから生じたということになります。p 値は「たまたま」と「もともと」を見分ける数値です。p 値が小さいかどうかの基準は、一般に統計学の習慣として、0.05 以下なら有意と判断します。

p 値 > 0.05	→	たまたま差が生じた	（誤差の範囲）
p 値 $\leqq 0.05$	→	もともと差があった	（違いがある）

この例での p 値は統計的計算の結果、0.1121 となります。したがって、A 法と B 法に差は認められないという結論が得られます。

以上のような判断をするために統計解析が必要になるのです。

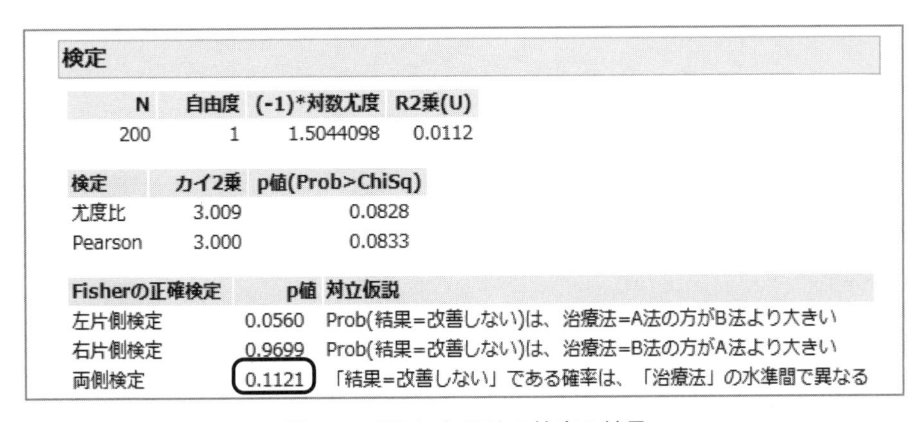

検定

N	自由度	(-1)*対数尤度	R2乗(U)
200	1	1.5044098	0.0112

検定	カイ2乗	p値(Prob>ChiSq)
尤度比	3.009	0.0828
Pearson	3.000	0.0833

Fisherの正確検定	p値	対立仮説
左片側検定	0.0560	Prob(結果=改善しない)は、治療法=A法の方がB法より大きい
右片側検定	0.9699	Prob(結果=改善しない)は、治療法=B法の方がA法より大きい
両側検定	0.1121	「結果=改善しない」である確率は、「治療法」の水準間で異なる

図 1.1　JMP におけるの検定の結果

1-2 ◉ 統計的方法の選択

■データ分析の目的

データを分析するのは、何らかの課題や問題を解決するためです。データの分析により解決したい問題を大別すると、次のようになります。

① 分布の問題

② 比較の問題

③ 関連の問題

④ 予測の問題

⑤ 分類の問題

統計的方法は、これらの問題によって使い分けることになります。

■分布の問題

収集したデータがどのように分布しているか（散らばっているか）を調べることを目的とします。このためには、平均値や標準偏差といった統計量を使って数値的に要約する方法と、ヒストグラムや箱ひげ図といったグラフを使って視覚的に要約する方法が用いられます。また、データを無限に集めたと仮定したときに得られるであろう平均値（真の平均値）を推定するための「区間推定」と呼ばれる方法も使われます。

■比較の問題

治療法Aと治療法Bでは、どちらの治療法の効果が大きいかというように、2つ以上の方法、製品、人などについて、平均値や割合を比べるときには、前述の仮説検定と呼ばれる統計的方法が使われます。比較して生じた差に統計学的に意味があるのかどうか、誤差の範囲内かどうかを判断するのに使われる手法が「仮説検定」です。

仮説検定にはさまざまな方法が用意されており、平均値の比較に興味があるのか、割合の比較に興味があるのか、比較したいのは2つのグループなのか、3つ以上なのかによって、分析に用いる検定手法が変わります。

■関連の問題

中性脂肪と体重の関係、喫煙と肺疾患の関係というように、2つの事象に関係があるかないかを調べるときには、「相関分析」や「連関分析」といった統計的方法が使われます。関連を調べたいという状況は、注目している結果があり、その結果をもたらす原因を探したいという場面が多く、原因を探すような分析を「要因解析」と呼んでいます。

2つの事象間の関係ではなく、3つ以上の事象の関係を調べたいという目的には「多変量解析」と呼ばれるデータ分析が行われます。

■予測の問題

関連の問題の延長上に予測の問題があります。たとえば、中性脂肪と体重に関係があることがわかったならば、体重から中性脂肪を予測したいという話に発展することがよく見られます。このときには「回帰分析」と呼ばれる方法が使われます。回帰分析は中性脂肪のように数値で示されるデータの値を予測するときに使われる手法です。

予測したいものが、悪性腫瘍か良性腫瘍かというように、数値でないときには、「ロジスティック回帰分析」と呼ばれる手法が使われます。また、生存日数のように、時間の要素が入る分析には、「Cox（コックス）回帰」が使われます。

■分類の問題

データにもとづいて、人や物を分類することを目的とした分析には、「主成分分析」や「クラスター分析」が使われます。さまざまな検査データを使って、個体を分類し、どういうタイプに分かれるかを研究する場合に行われます。

§2 データと変数

▶▶ 統計解析はデータの種類を知ることから始まる

2-1 ◉ データの種類

■数量データとカテゴリデータ

データは、数値で表現できる数量データと、数値では表現できない種類や所属を示すカテゴリデータの 2 つに大きく分類されます。

いま、次のような 5 名の入院患者のデータがあるとします。

表 1.2　データ表

患者	病棟	血液型	障害等級	年齢	身長	体重
竹田	1	B	3 級	54	169.6	58.2
山本	2	O	3 級	87	154.4	50.7
内山	1	AB	2 級	90	153.0	48.1
向井	2	A	1 級	43	162.3	63.4
佐藤	3	O	3 級	36	158.4	62.8

年齢（歳）、身長（cm）、体重（kg）は数値で表現されているので数量データとなり、血液型、障害等級は種類や所属を表しているのでカテゴリデータとなります。

また、病棟は「1」「2」「3」と数字で表現されていますが、この数字の大きさに意味はなく、種類を表しているだけなので、病棟はカテゴリデータとなります。

■測定尺度による分類

カテゴリデータは、種類を意味する名義尺度と、順序を意味する順序尺度に分けられます。一方、数量データも数値の差に意味がある間隔尺度と、数値の差だけでなく、比にも意味がある比例尺度のデータに分けることができます。この4つの測定尺度による分類方法はスティーヴンズ（Stanley Smith Stevens）により提唱されたものです。

① 名義尺度：所属や種類を区別するだけのデータ　（性別、血液型、職業など）
② 順序尺度：順序に意味があるデータ　（等級、資格、順位など）
③ 間隔尺度：数値の差に意味があるデータ　（血圧、体温など）
④ 比例尺度：数値の比にも意味があるデータ　（身長、体重、薬の量など）

JMPでは、間隔尺度と比例尺度を区別せず、この2つの尺度を総称して連続尺度のデータと呼んでいます。

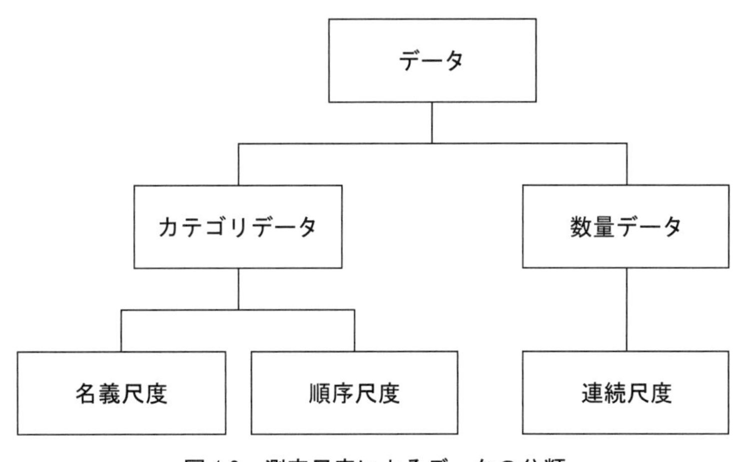

図1.2　測定尺度によるデータの分類

表1.2のデータを測定尺度によって分類すると、次のように分けられます。

表 1.3　測定尺度とデータ表

患者	病棟	血液型	障害等級	年齢	身長	体重
竹田	1	B	3 級	54	169.6	58.2
山本	2	O	3 級	87	154.4	50.7
内山	1	AB	2 級	90	153.0	48.1
向井	2	A	1 級	43	162.3	63.4
佐藤	3	O	3 級	36	158.4	62.8

名義尺度（病棟・血液型）　順序尺度（障害等級）　連続尺度（年齢・身長・体重）

JMP では、次の画面のように測定尺度が表示され、名義尺度は、順序尺度は、連続尺度は のマークで表されます。

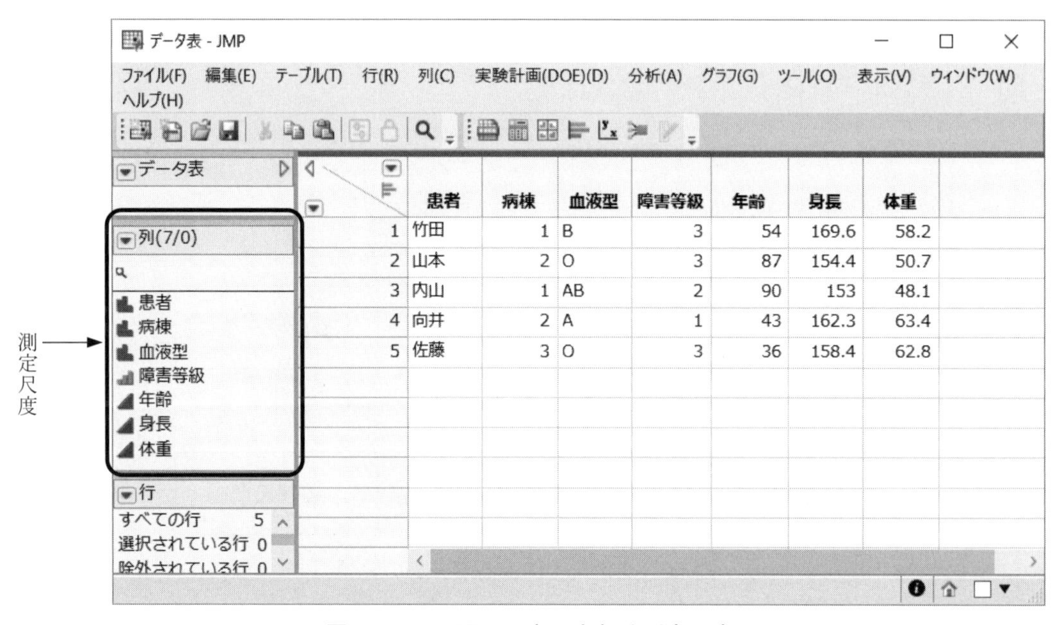

図 1.3　JMP 画面に表示される測定尺度

■性質による分類

データは測定尺度による分類のほかに、数学的性質によって分けることもできます。まず、データが言葉で表現される言語データと、数値で表現される数値データに大別されます。数値データは、さらに、体重や身長のように測定して得られる計量値、患者数のように数えることで得られる計数値、成績の順位のように比べることで得られる順位値に分けられます。

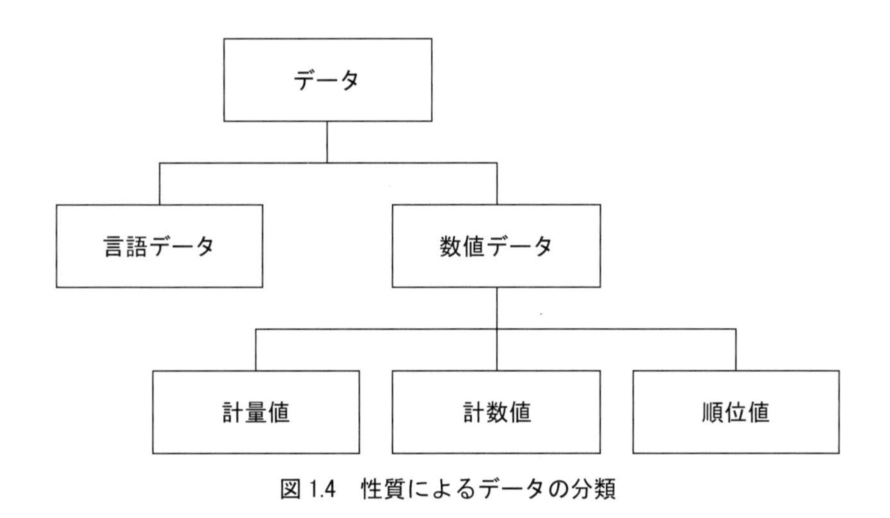

図 1.4　性質によるデータの分類

① 計量値：重さや長さのように、「測る」ことで得られるデータ
1 cm、1.1 cm、1.01 cm というように、測定器の精度によって何桁まででも測定でき、連続的です。

② 計数値：個数のように、「数える」ことで得られるデータ
1 個、2 個というように、小数点以下の数値はとらず、離散的です。

③ 順位値：1 位、2 位といった順位のように、「比べる」ことで得られるデータ
最初から順位値として得られる場合と、計量値や計数値を順位値に変換する場合があります。計数値と同様に、離散的です。

2-2 ◉ 変数

■変数の種類

変数とは測定項目のことをいいます。表 1.3 のデータ表の場合、病棟、血液型、障害等級、年齢、身長、体重の 6 つの変数があります。

変数は大きく 2 種類に分類することができ、病棟、血液型、障害等級のように、カテゴリデータの変数を質的変数（カテゴリ変数）といい、年齢、身長、体重のように数量データの変数を量的変数（数値変数）といいます。

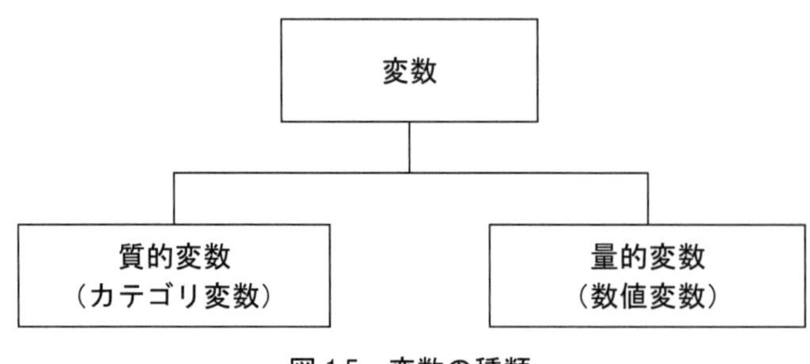

図 1.5　変数の種類

■変数の数と分析手法

データの分析は、分析の対象としている変数の数によって適用する手法を使い分けます。1 つの変数の特徴を解析することを一変量解析、2 つの変数の関係を解析することを二変量解析、3 つ以上の変数をまとめて解析することを多変量解析といいます。

JMP の分析メニューは、適用しようとする手法を選択するのではなく、主として分析の目的で選択する構成となっており、[一変量の分布][二変量の関係][多変量] といったメニューが並んでいます。

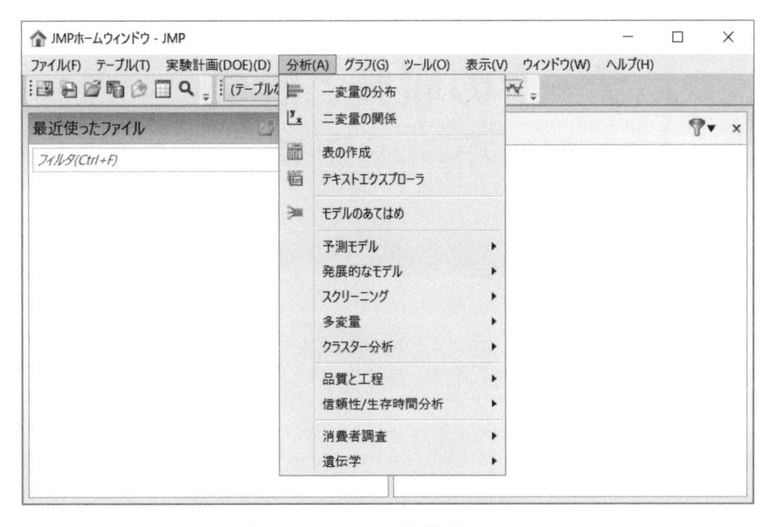

図 1.6　JMP の分析メニュー

■目的変数と説明変数

たとえば、食事量と体重のように、一方が結果（体重）で、もう一方が原因（食事量）となる 2 つの変数があるとき、結果となる変数を目的変数、原因となる変数を説明変数といいます。また、ある変数の値を使って別の変数の値を予測したいという場合、予測したい変数を目的変数いい、予測に使う変数を説明変数といいます。

JMP では、分析を進める過程で目的変数と説明変数を設定する画面が現れます。

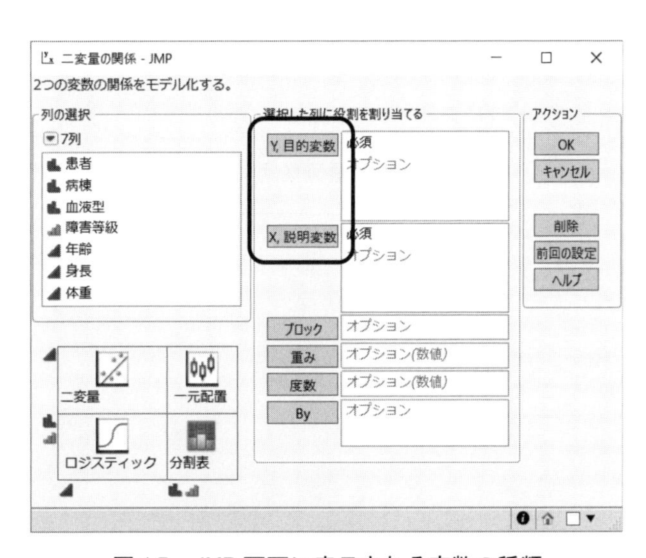

図 1.7　JMP 画面に表示される変数の種類

§3 データの収集と計画

▶▶ 調査の目的に合致したデータを計画的に集める

3-1 ◉ データのとり方

■母集団

データを収集するときには、最初に研究・調査の対象を設定します。この対象の集まりを母集団といいます。母集団の構成要素の数が有限個の場合を有限母集団、実験のように無限に繰り返しが可能な場合や、構成要素の数が不明確な場合を無限母集団と呼びます。

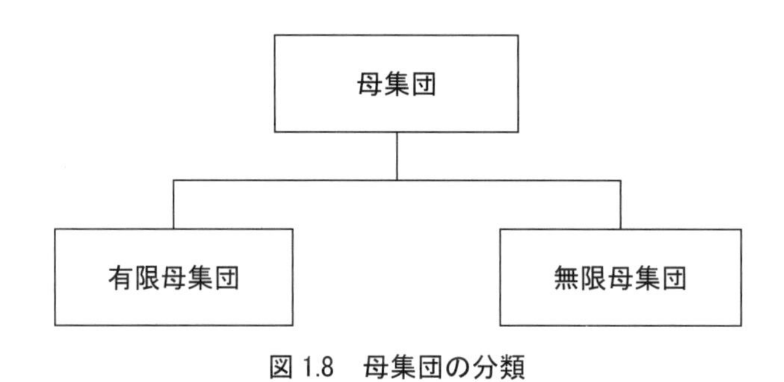

図 1.8　母集団の分類

■標本

母集団から抽出した一部を標本（サンプル）といいます。母集団と標本という区別は、データの収集や解析の場面において重要な役割を果たします。また、母集団の構成要素のすべてからデータを収集することを全数調査、母集団の一部を抽出してデータを収集することを標本調査といいます。

標本調査は、その解析結果を母集団全体の結果として扱うので、標本は母集団を代表するものになるように、標本の大きさや抽出方法を決定します。

■サンプリング

母集団から標本を抽出する行為をサンプリングといいます。サンプリングの方法には有意抽出法と無作為抽出法の 2 つがあり、有意抽出法は母集団の代表となるような標本を意図的に選ぶ方法で、無作為抽出法は抽出する人の意図が入らないように乱数やくじ引きを使ってランダムに母集団から標本を選ぶ方法です。

無作為抽出法は、単純無作為抽出法、系統抽出法、層別抽出法、多段抽出法、集落抽出法の 5 つに分けられます。

（1）単純無作為抽出法

母集団からランダムに標本を抽出する方法です。

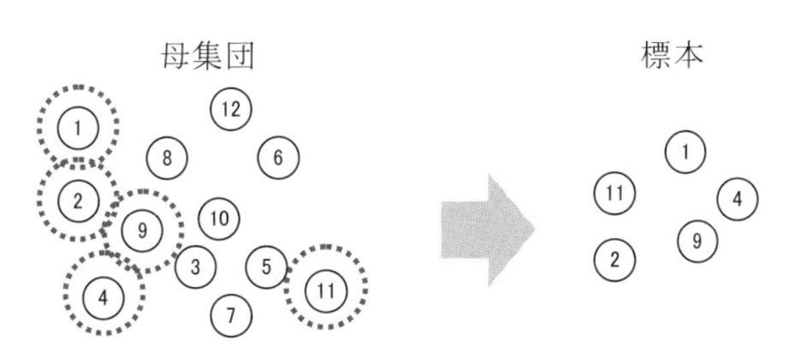

図 1.9　単純無作為抽出法

（2）系統抽出法

母集団を構成する要素の１つ１つに番号を振り、最初に１つの要素をランダムに抽出し、あとは一定間隔で標本を抽出する方法です。

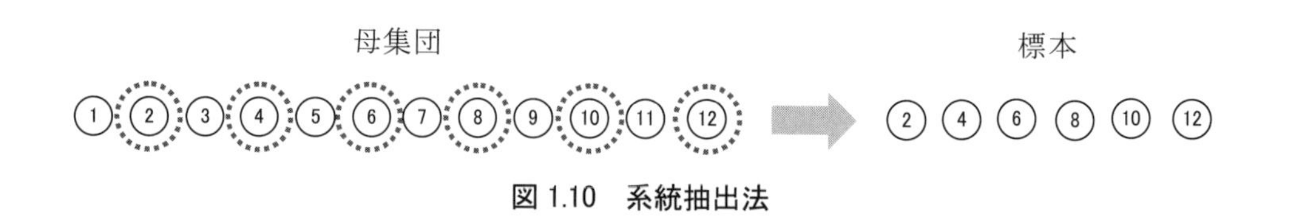

図 1.10　系統抽出法

（3）層別抽出法

母集団をいくつかのグループ（層）に分け、各グループからランダムに標本を抽出する方法です。

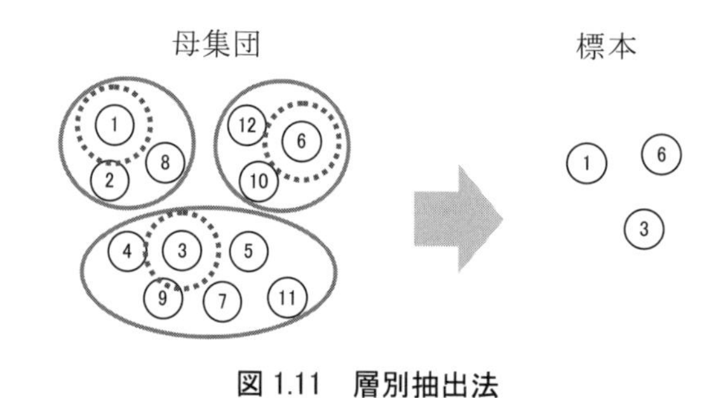

図 1.11　層別抽出法

（4）多段抽出法

全国規模の研究・調査のようなときに、段階的に標本を抽出する方法です。たとえば、最初に、都道府県などの大きい単位をランダムに抽出し、次に、選ばれた県などの小さい単位の中からランダムに標本を抽出していきます。

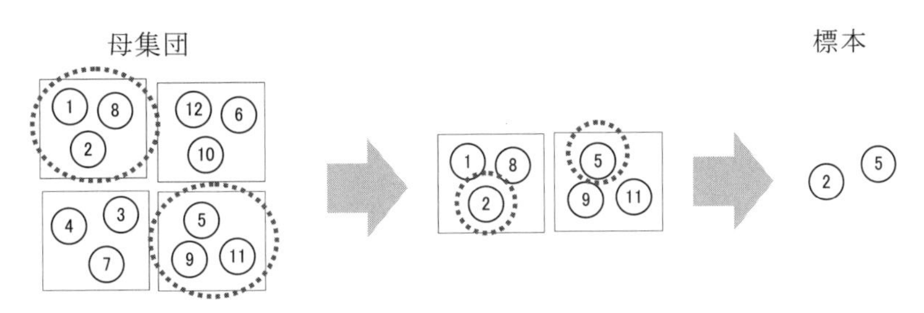

図 1.12　多段抽出法

（5）集落抽出法

住んでいる場所や地域など、母集団をいくつかのグループに分割して、無作為にグループを抽出し、そこに属する対象者をすべて抽出する方法です。

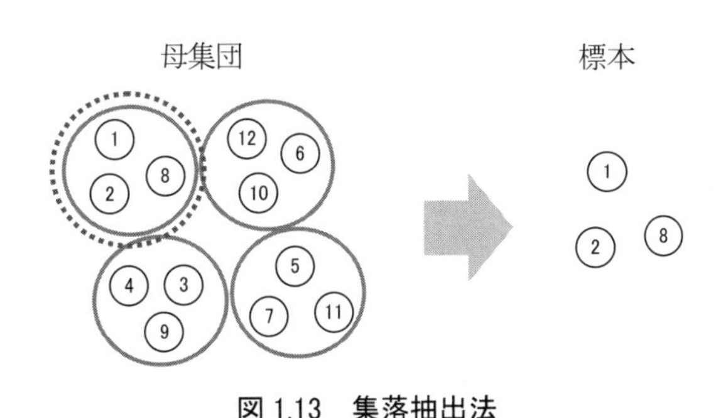

図 1.13　集落抽出法

3-2 ◉ データの集め方

■研究のデザイン

研究データの集め方には、大きく分けて次の3つの方法があります。

① 前向き研究　② 後向き研究　③ 横断的研究

いま、腰痛の原因を探索する研究を計画しているとします。この病気の原因として、運動不足が考えられたとしましょう。運動不足が腰痛の原因であるかどうかを検証するには、対象者が「運動をしている／運動をしていない」、「腰痛あり／腰痛なし」のデータを収集し、次に示すような集計表に整理する必要があります。

表 1.4　集計表

	腰痛あり	腰痛なし	計
運動をしている	a	b	n_1
運動をしてない	c	d	n_2
計	m_1	m_2	n

表中のa、b、c、dは該当する人数を示しています。このa、b、c、dの値を吟味することで、運動不足が腰痛の原因になっているかどうかを検証することになります。

たとえば、aとdの人数が多く、bとcの人数が少ないときには、腰痛と運動は関連があることを示唆しています。

このようなデータは先に示した①、②、③の方法によって得ることができます。

① 前向き研究（prospective study）

n人をランダムにn_1人とn_2人の2つのグループに分け、それぞれのグループをA群とB群と呼ぶことにします。A群には毎日決められた運動をしてもらいます。B群には運動をさせません。この状態を一定期間継続した後で、各人の腰痛の有無を調べます。このように、時間を未来に向けて観察してデータを集める方法を前向き研究と呼びます。

前向き研究は、因果関係の検証に適した方法ですが、結論を出すまでに時間がかかること、着目している事象（この例では腰痛）が必ず起きるとは限らないので、所望のデータがそろわない可能性があるという欠点を持っています。この研究方法によるデータの収集は、n_1 と n_2 がデータの収集前に決められます。

表 1.5　前向き研究の行計と列計

	腰痛あり	腰痛なし	計
運動をしている	?	?	n_1
運動をしてない	?	?	n_2
計	?	?	n

② 後向き研究（retrospective study）

腰痛のある人を m_1 人、腰痛のない人を m_2 人集めます。そして、腰痛のある人、ない人のそれぞれに「運動をしている／運動をしていない」を調査します。このように、時間を現在から過去に遡って、運動習慣の有無というデータを集める方法を後向き研究と呼びます。注目している結果（この例では腰痛）を有している人を「症例（case)」、有していない人を「対照（control)」と呼んで、「症例対照研究（case-control study)」とも呼ばれます。

後向き研究は、前向き研究よりもデータの収集が容易であるという利点がありますが、バイアス（偏り）のあるデータが集まる可能性が大きくなるという欠点もあります。たとえば“腰痛がある人”といった場合、高年齢者が多く集まってしまうというバイアスが生まれやすいのです。これを防ぐために、運動の有無以外は、できるだけ条件が同じ人を選ぶというマッチング法が使われることがあります。腰痛ありの群で 40 歳の人を 1 人選んだならば、腰痛なしの群でも 40 歳の人を 1 人選ぶという方法です。このようにすることで、年齢は症例群と対照群で同じにすることができます。マッチング法により収集したデータは、マッチドデータ、あるいは、対応のある（ペア）データと呼ばれます。この研究方法によるデータの収集は、m_1 と m_2 がデータの収集に先立って決められています。

表 1.6　後向き研究の行計と列計

	腰痛あり	腰痛なし	計
運動をしている	?	?	?
運動をしてない	?	?	?
計	m_1	m_2	n

③ 横断的研究（cross-sectional study）

アンケート調査などで、「腰痛がありますか」と「運動をしていますか」という質問を同時に行い、原因系の事象と結果系の事象を同時期に調べてデータを集める方法を横断的研究と呼びます。

この方法が最もデータを集めやすいと言えますが、相関関係（連関関係）の有無を検証することはできても、因果関係の検証はできないという欠点があります。腰痛があるから痛くて運動をしていないのか、運動をしていないから腰痛を起こしやすいのかがわからないということです。あくまでも、2つの事象が関係しているかどうかの傾向を見ることしかできません。この研究方法によるデータの収集は、データの総数 n がデータの収集に先立って決められているだけで、n_1，n_2，m_1，m_2 の値はデータの集計が終わるまで不明です。

表 1.7　横断的研究の行計と列計

	腰痛あり	腰痛なし	計
運動をしている	?	?	?
運動をしてない	?	?	?
計	?	?	n

第2章

JMPを使う

JMP の概要と特色を紹介し、JMP を用いたデータ分析の進め方や、データの入力と編集の方法について解説します。また、視覚的なデータ分析に必要なグラフを作成するためのグラフビルダーやチャートの機能を具体的な例で解説します。

§1 JMPの操作

▶▶JMPによる分析の進め方とデータの入力方法

1-1 ◉ JMPの概要と基本操作

■JMPの特色

JMPはグラフを用いてデータの視覚化を行いながら、統計解析を実施するためのソフトウェアで、次のような特色があります。

① 対話的にグラフと表を作成して、データを分析する
② 複数のデータの関係を一度に把握する
③ 統計的モデルを開発して、将来を予測する
④ 統計的モデルを用いて、特定の事象を引き起こす要因を分析する

以上のような作業を、簡単な操作で実行することができます。

■JMPの起動

JMPを起動するには、JMPアイコンをクリックするか、既存のJMPファイルをダブルクリックします。

起動すると、最初に［ JMPホームウィンドウ ］と［ 使い方ヒント ］が表示されます。

［ 使い方ヒント ］は、JMPを立ち上げるたびに、機能説明がランダムに表示されます。

［ JMPホームウィンドウ ］には、上部にメニューバー、中央には、［ 最近使ったファイル ］、［ ウィンドウリスト ］が2分割で配置されており、ここから操作を開始します。

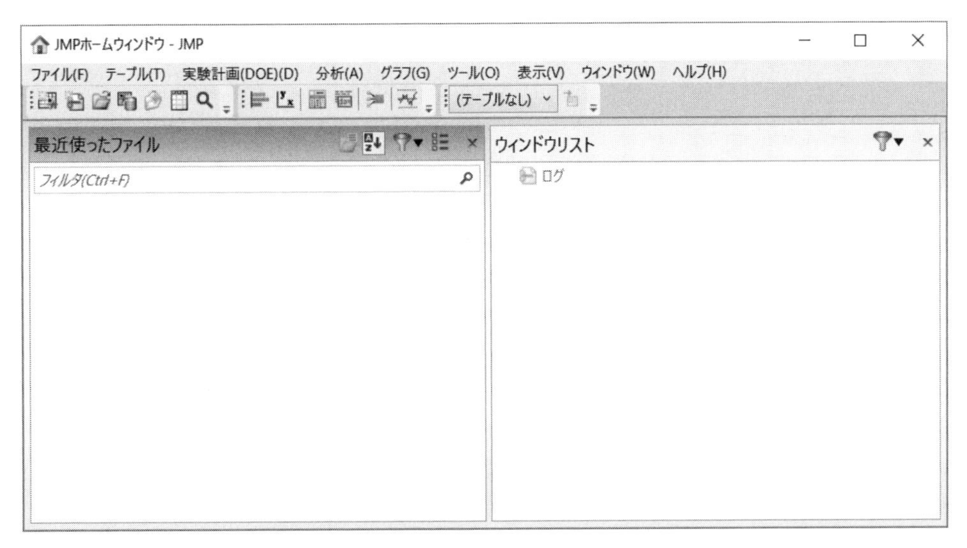

図 2.1　JMP ホームウィンドウ画面

■分析の進め方

手順 1　データの入力

はじめに、データの入力をデータテーブルで行います。データの具体的な入力・編集方法は、次節で説明します。

データ表 - JMP

ファイル(F) 編集(E) テーブル(T) 行(R) 列(C) 実験計画(DOE)(D) 分析(A) グラフ(G) ツール(O) 表示(V) ウィンドウ(W) ヘルプ(H)

データ表

列(7/0)

患者
病棟
血液型
障害等級
年齢
身長
体重

	患者	病棟	血液型	障害等級	年齢	身長	体重
1	竹田	1	B	3	54	169.6	58.2
2	山本	2	O	3	87	154.4	50.7
3	内山	1	AB	2	90	153	48.1
4	向井	2	A	1	43	162.3	63.4
5	佐藤	3	O	3	36	158.4	62.8

図 2.2　データテーブル画面

手順 2 プラットフォームの選択

分析やグラフの作成は、メニューバーにある［ 分析 ］や［ グラフ ］からそれぞれのプラットフォームを選択します。

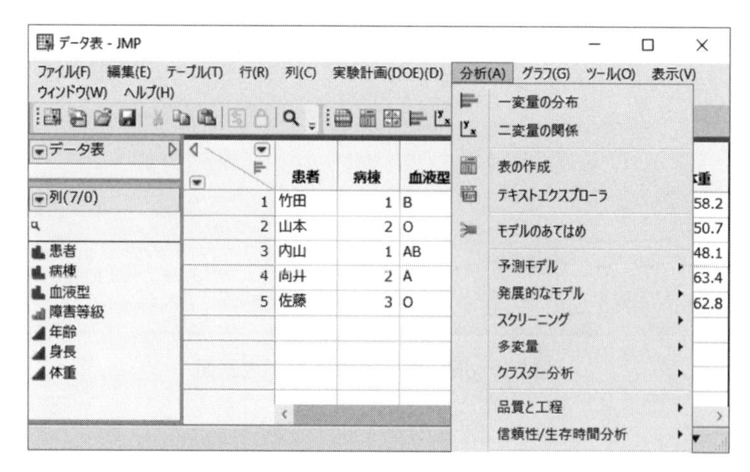

図 2.3 ［ 分析 ］プラットフォーム画面

手順 3 起動ウィンドウの設定

プラットフォームを選択すると、起動ウィンドウが表示されます。ここで分析やグラフ作成に必要な項目を設定します。

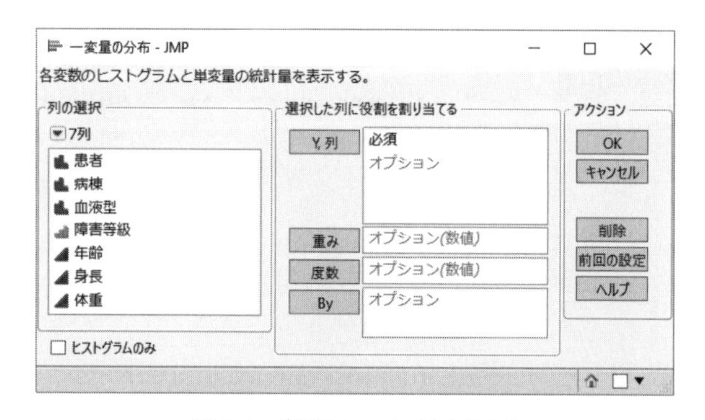

図 2.4 起動ウィンドウ画面

手順 4 レポートの表示

項目の設定をして［ OK ］をクリックすると、レポートウィンドウに分析結果が表示されます。◢ボタンをクリックすると、レポートの表示／非表示の切り替えができます。

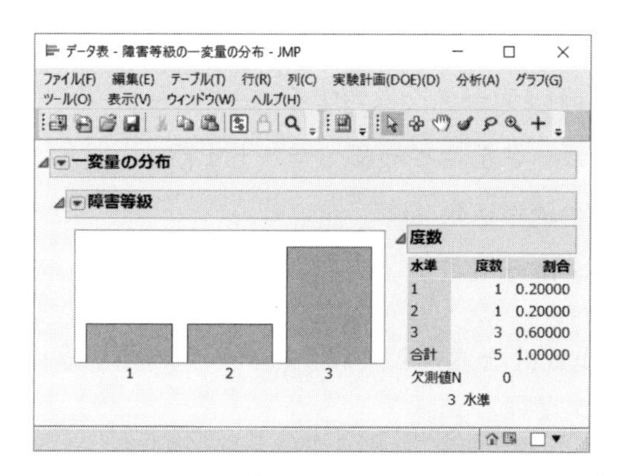

図 2.5　レポートウィンドウ画面

手順 5 分析オプション

レポートウィンドウの▼ボタンをクリックすると、オプションメニューが表示されます。ここで、グラフレイアウトの変更や追加分析を行い、分析内容を深めていきます。

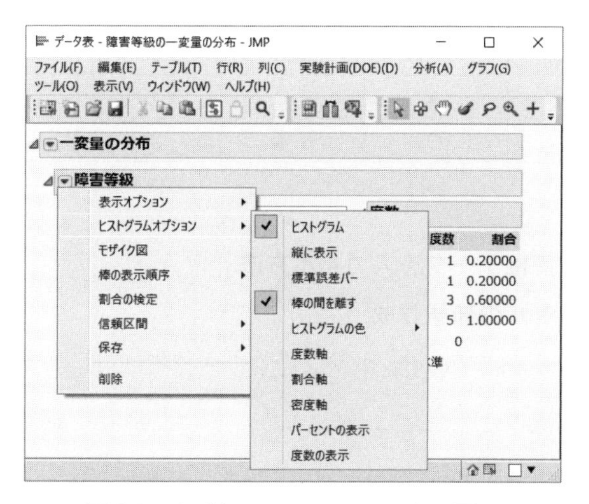

図 2.6　オプションメニューの表示画面

1-2 ◉ JMPへのデータ入力

■データテーブルの作成方法

JMPでは、以下の方法でデータを入力し、データテーブルを作成します。

① データテーブルに直接データを入力する

② Excelに入力したデータをコピー&ペーストする

③ Excelのファイルを読み込む

④ Excelのアドインを使う

この②から④の方法はExcelと連携しており、データの量が多い場合でも、効率的にデータテーブルを作成することができます。

次のデータのテーブルを作成してみましょう（本書では、Excel 2013を使用した場合を前提に解説します）。

表 2.1 データ表

患者	病棟	血液型	障害等級	年齢	身長	体重
竹田	1	B	3級	54	169.6	58.2
山本	2	O	3級	87	154.4	50.7
内山	1	AB	2級	90	153.0	48.1
向井	2	A	1級	43	162.3	63.4
佐藤	3	O	3級	36	158.4	62.8

[1] データテーブルに直接データを入力する方法

データテーブルの新規作成

JMPを起動し、メニューバーの ボタンをクリックします。

JMPホームウィンドウ - JMP
ファイル(F) テーブル(T) 実験計画(DOE)(D) 分析(A) グラフ(G) ツール(O) 表示(V) ウィンドウ(W) ヘルプ(H)
データ表

次のようなデータテーブルが新規に現われます。このとき、データテーブルには列が１つあり、行番号はありません。

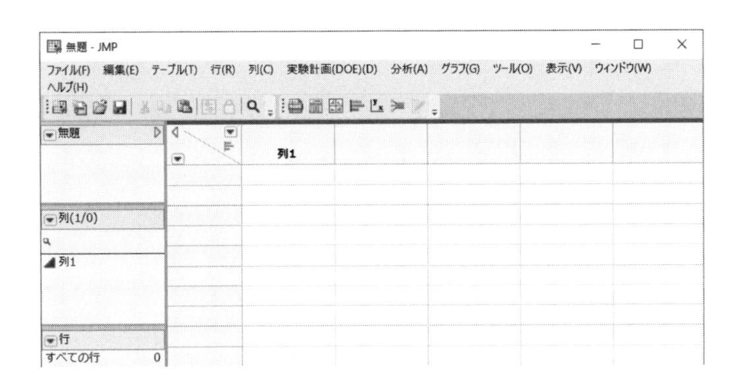

手順 2 列名の設定

新規データテーブルの「 列１ 」をダブルクリックすると、列１の編集画面が表示されます。列名に、「 患者 」と入力して [OK] をクリックします。

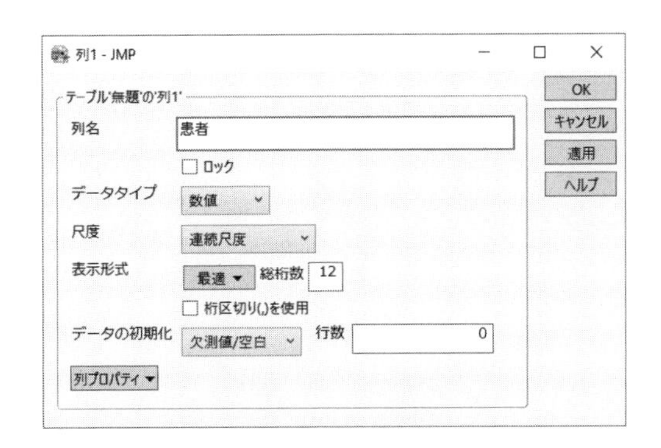

手順 3 データの入力

「 患者 」の列にデータを入力します。

１行目をクリックし、「 竹田 」と入力して [Enter] キーを押すと、１行目に行番号が表示されます。２行目以降も同様にデータを入力していきます。

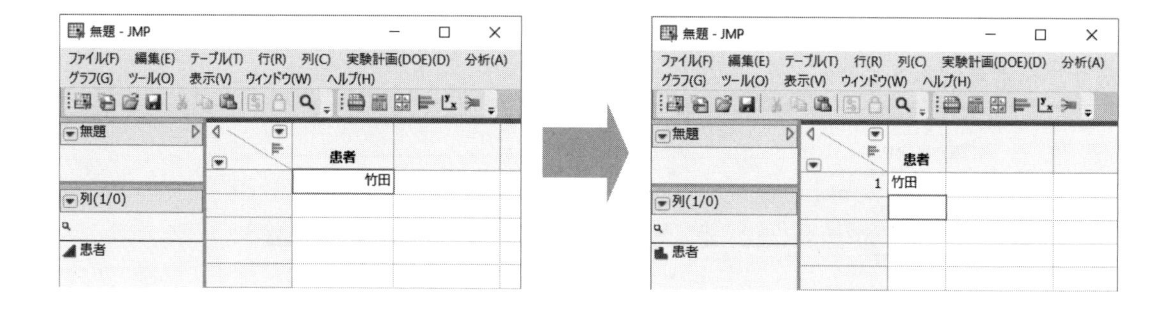

以上の操作を繰り返し、患者名を入力します。

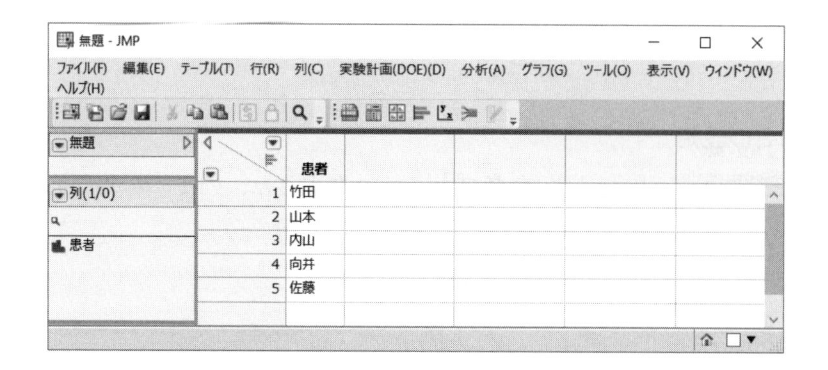

手順 4 列の追加

「 患者 」の列の右隣の列名をダブルクリックすると、列が追加されます。

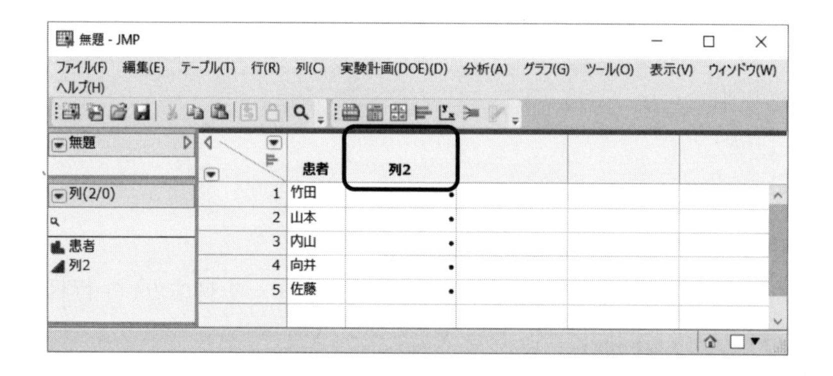

複数の列を一度に追加したいとき、たとえば、4 列追加するならば、4 列目に該当する最後の列名をダブルクリックすると、まとめて列が追加されます。

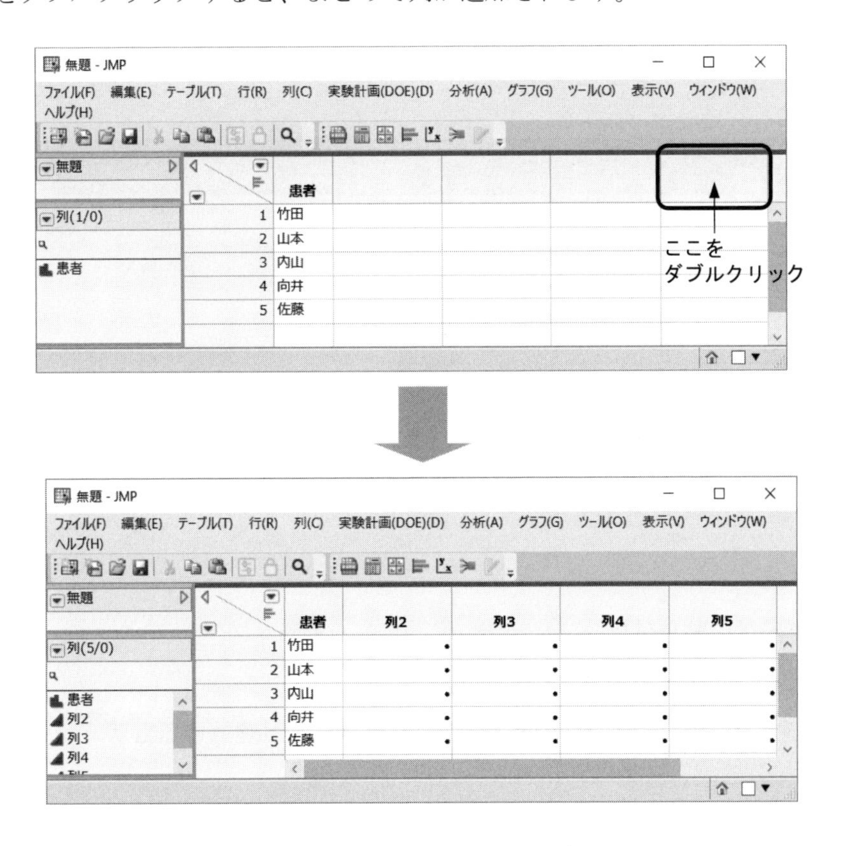

先ほどの手順 2～3 の操作を繰り返すと、データ表が完成します。

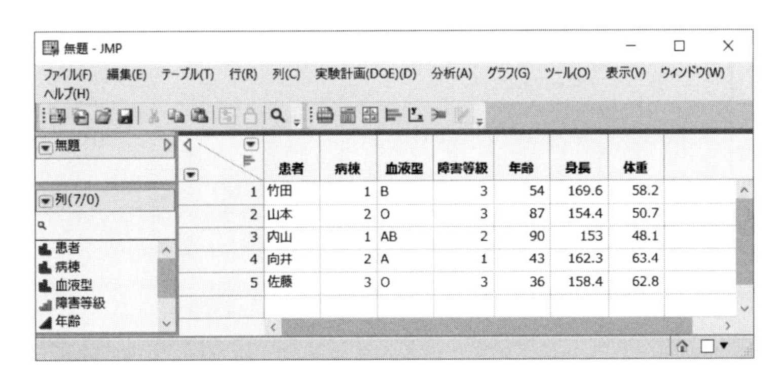

	患者	病棟	血液型	障害等級	年齢	身長	体重
1	竹田	1	B	3	54	169.6	58.2
2	山本	2	O	3	87	154.4	50.7
3	内山	1	AB	2	90	153	48.1
4	向井	2	A	1	43	162.3	63.4
5	佐藤	3	O	3	36	158.4	62.8

[2] Excel のデータをコピー＆ペーストする方法

手順 1　データの入力とコピー

Excel を起動し、次のようにセル A1 から G6 にデータを入力後、セル A1 から G6 を項目（変数）のタイトルも含めてコピーします。

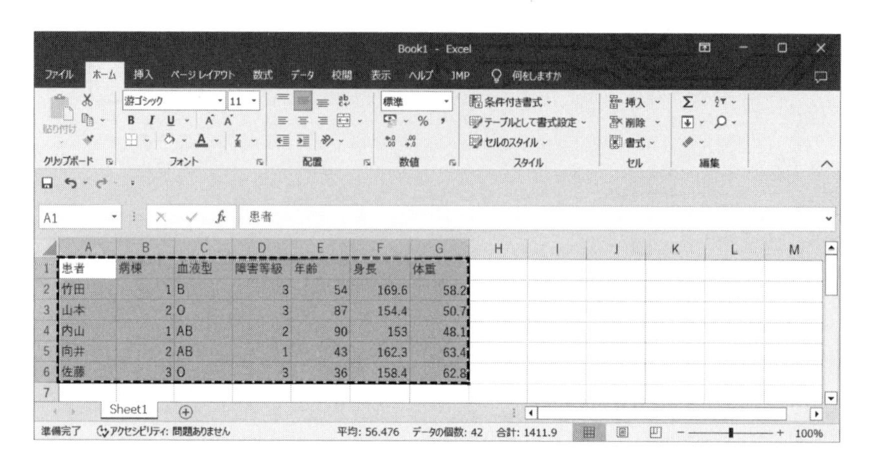

患者	病棟	血液型	障害等級	年齢	身長	体重
竹田	1	B	3	54	169.6	58.2
山本	2	O	3	87	154.4	50.7
内山	1	AB	2	90	153	48.1
向井	2	AB	1	43	162.3	63.4
佐藤	3	O	3	36	158.4	62.8

手順 2　データの貼り付け

JMP を起動し、データテーブルを新規作成します。

メニューから［ 編集 ］>［ 列名とともに貼り付け ］と選択するとデータ表が完成します。

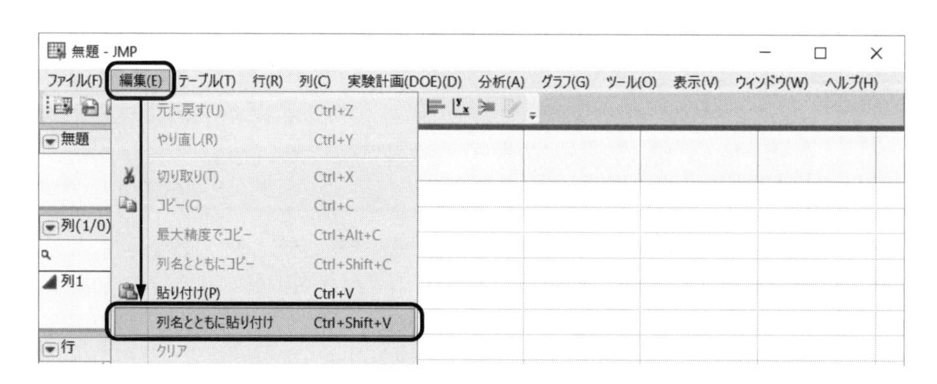

※コピーしたデータが項目名を含まない場合は、［ 貼り付け ］を選択します。

[３] Excel のファイルを読み込む方法

手順 1　ファイルの読み込み

JMP を起動し、メニューから［ ファイル ］>［ 開く ］と選択します。

手順 2　Excel ファイルの選択

データ表が作成してある Excel ファイルを選択し、［ 開く ］をクリックします。

※ファイル形式は「すべてのファイル（*.*）」または「Excel ファイル（*.xlsx;*.xlsm;*.xls）」を選択します。

すると、Excel ファイルのデータ表が読み込まれ、Excel 読み込みウィザードが表示されます。ここで、読み込みたいワークシートを選択し、［ 読み込み ］をクリックすると Excel ファイルのデータが読み込まれます。ワークシートは複数指定が可能です。

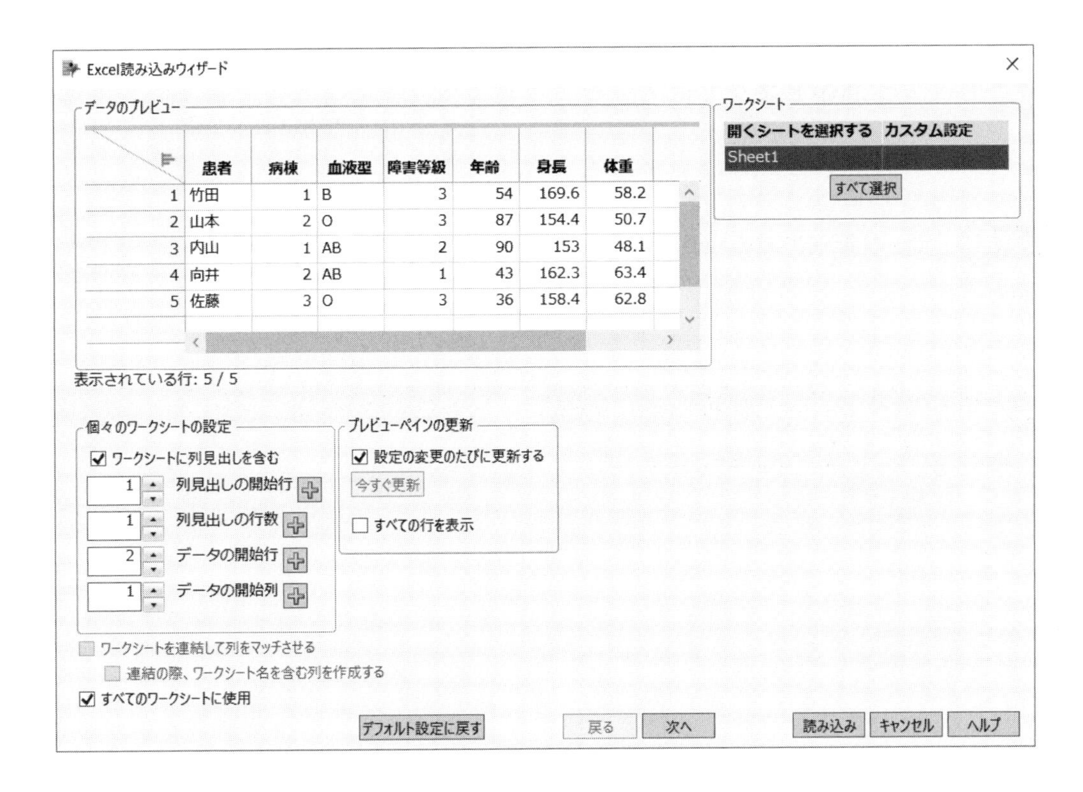

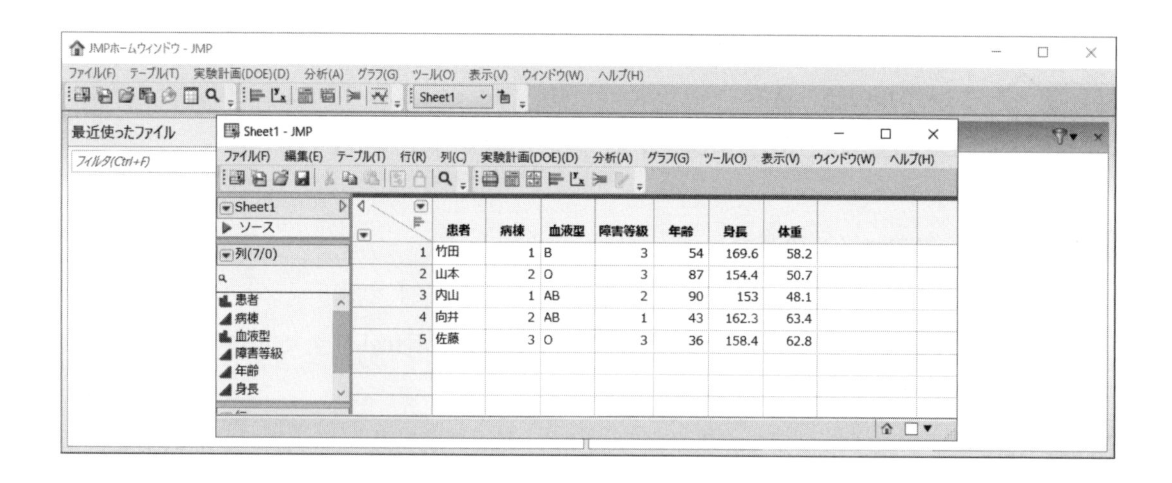

	患者	病棟	血液型	障害等級	年齢	身長	体重
1	竹田	1	B	3	54	169.6	58.2
2	山本	2	O	3	87	154.4	50.7
3	内山	1	AB	2	90	153	48.1
4	向井	2	AB	1	43	162.3	63.4
5	佐藤	3	O	3	36	158.4	62.8

[4] Excel のアドインを使う方法

Excel に JMP 用アドインを追加することにより、Excel と JMP をスムーズに連携させることができます。JMP をインストールすると、Excel のメインリボンに [JMP] が追加されます。

手順 1 データ転送形式の設定

Excel のメニューから [JMP] > [環境設定] と選択します。

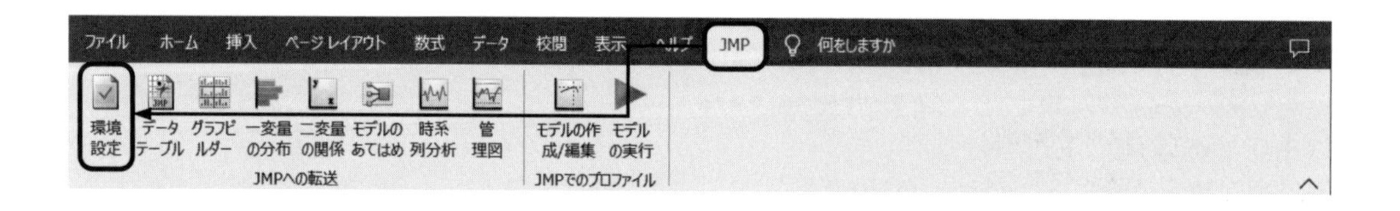

［ JMP 環境設定 ］ボックスが現われます。JMP に転送するデータの 1 行目を列名（変数）として扱うので、［ 先頭行を列名として使用 ］に☑を入れます。

※データに項目名を含まないときは、☑を外します。

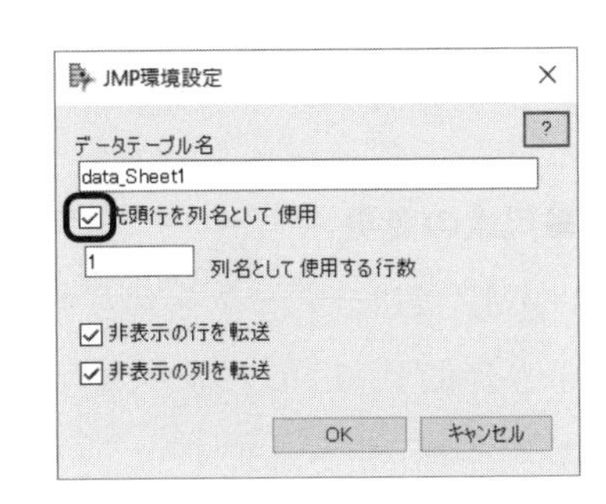

［ OK ］をクリックすると、データの転送設定が変更されます。

手順 2 データの転送

Excel のメニューから［ JMP ］＞［ データテーブル ］と選択します。

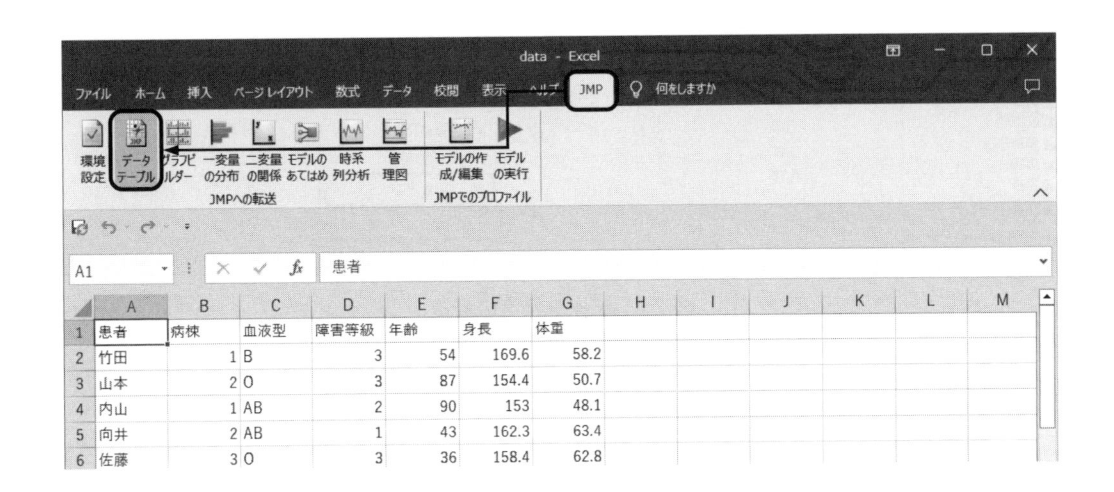

	A	B	C	D	E	F	G
1	患者	病棟	血液型	障害等級	年齢	身長	体重
2	竹田	1	B	3	54	169.6	58.2
3	山本	2	O	3	87	154.4	50.7
4	内山	1	AB	2	90	153	48.1
5	向井	2	AB	1	43	162.3	63.4
6	佐藤	3	O	3	36	158.4	62.8

JMP が起動し、Excel の開いている sheet のデータが、JMP のデータテーブルへ転送されます。このとき、データテーブル名にはシート名が表示されます。

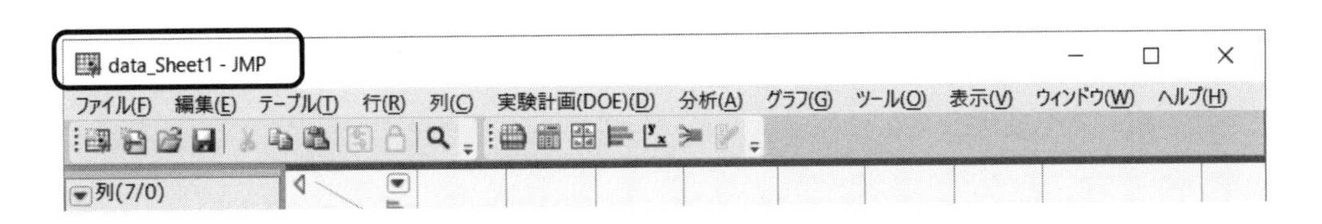

1-3 ◉ 入力したデータの編集

■尺度の変更

JMP では、データを入力すると左端の［ 列 ］パネルに入力した列名とデータの尺度が表示されます。このとき、入力したデータが数値であれば連続尺度、文字であれば名義尺度として自動設定されます。

データの尺度を変更するには、［ 列 ］パネルの尺度マークをクリックして変更します。

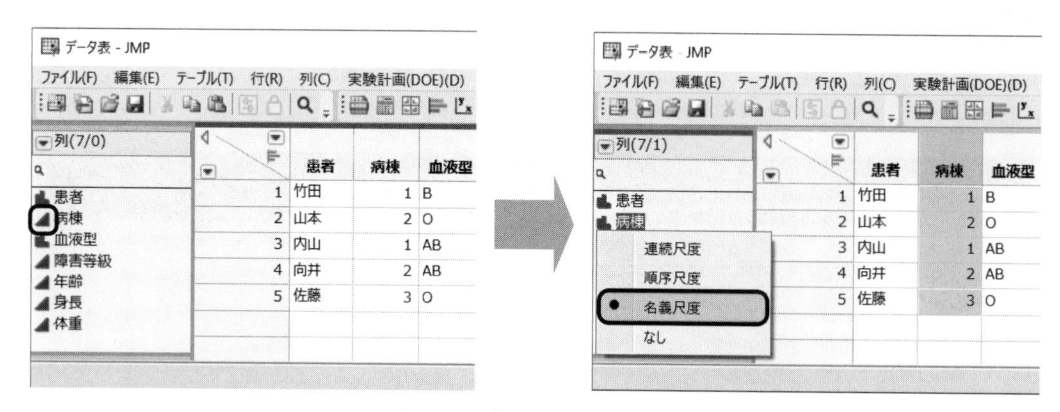

図 2.7　データ尺度の変更

■値ラベルの設定

入力したデータにはラベルを付けることができます。たとえば、「病棟」などの文字データを入力するときに、最初に「1」「2」「3」…と数値に置き換えて入力しておき、後で、「東病棟」「西病棟」「婦人科病棟」…と表示させることができるので、文字数が多いデータのときには入力時間が短縮されます。また、この機能を利用すると、入力した数値の小さい順に結果が表示されるので、順序尺度のデータなどにも便利です。

以下に手順を示します。

手順 1 メニューの選択

数値を文字表示にしたい列名（ここでは「 病棟 」）をクリックし、メニューから［ 列 ］＞［ 列情報 ］と選択すると、［ 病棟 ］ウィンドウが現われます。

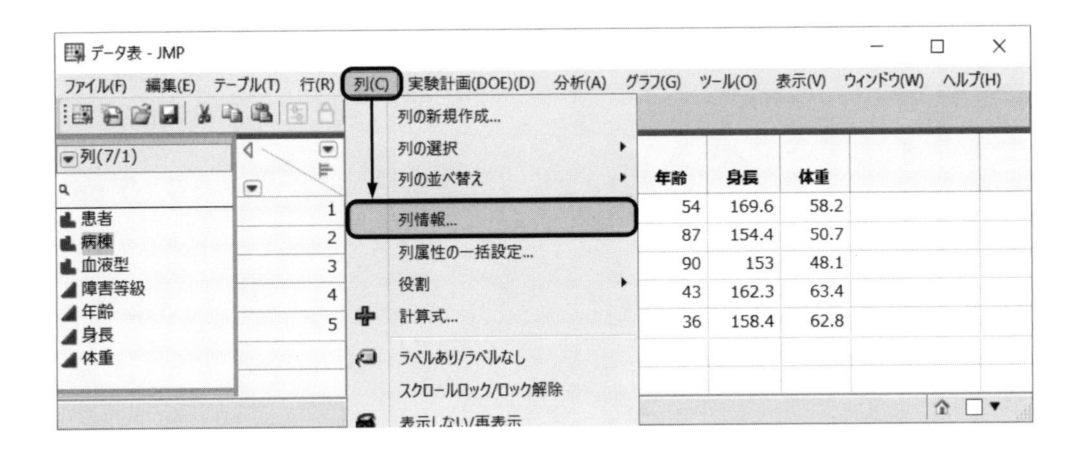

手順 2 ウィンドウの設定

［ 列プロパティ ］をクリックし、［ 値ラベル ］と選択します。

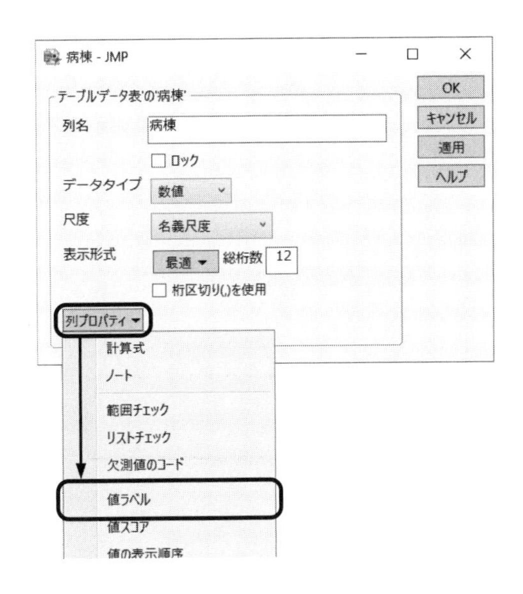

［ 値ラベル ］に

［ 値 ］　→「 1 」

［ ラベル ］→「 東病棟 」

と設定して［ 追加 ］をクリックすると、値ラベルが設定されます。

同様の手順で

［ 値 ］　→「 2 」

［ ラベル ］→「 西病棟 」

と設定して［ 追加 ］をクリック、さらに

［ 値 ］　→「 3 」

［ ラベル ］→「 婦人科病棟 」

と設定して［ 追加 ］をクリックします。

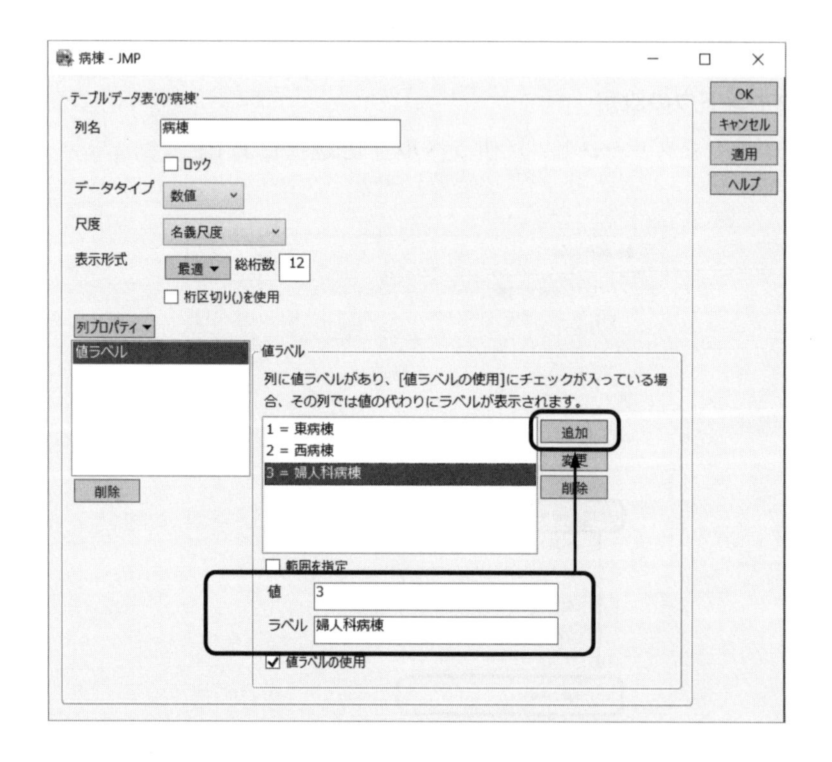

［ OK ］をクリックすると、各数値が設定したラベル名で表示されます。

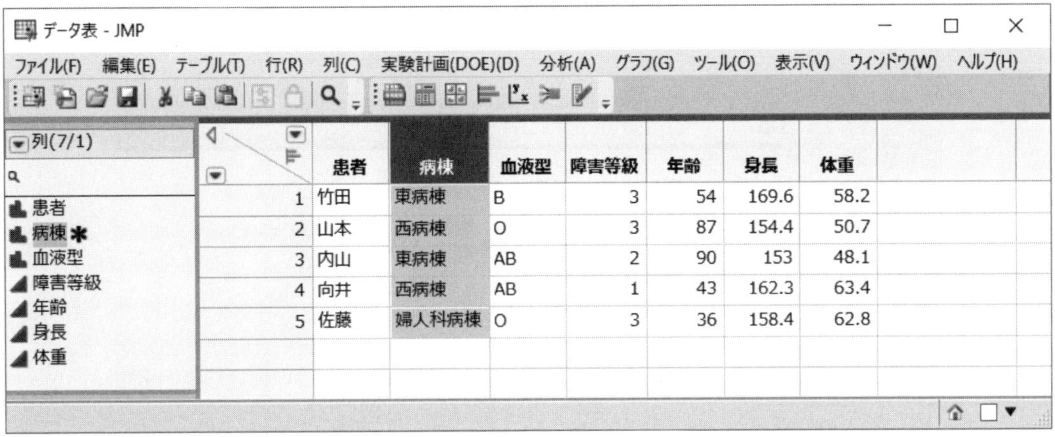
データ表 - JMP
ファイル(F) 編集(E) テーブル(T) 行(R) 列(C) 実験計画(DOE)(D) 分析(A) グラフ(G) ツール(O) 表示(V) ウィンドウ(W) ヘルプ(H)
列(7/1)
患者
病棟
血液型
障害等級
年齢
身長
体重
患者 病棟 血液型 障害等級 年齢 身長 体重
1 竹田 東病棟 B 3 54 169.6 58.2
2 山本 西病棟 O 3 87 154.4 50.7
3 内山 東病棟 AB 2 90 153 48.1
4 向井 西病棟 AB 1 43 162.3 63.4
5 佐藤 婦人科病棟 O 3 36 158.4 62.8

■データ形式の変更

JMP には、入力したデータの表形式を変えることができる［ テーブル ］メニューが用意されています。集計済みのデータを分析するときや複数の変数を 1 つにまとめるときには、［ 列の積み重ね ］機能を利用します。

いま、次のような集計したデータ表があるとしましょう。

表 2.2　集計したデータ表

	A 型	B 型	O 型	AB 型
男	15	8	13	6
女	10	7	9	3

JMP では、1 回答 1 行のデータ形式を原則としているので、この形式のままではデータを分析することができません。そこで、A 型、B 型、O 型、AB 型のデータを「血液型」というデータとして、1 つの列にまとめることを考えます。

以下に手順を示します。

手順 1 データの入力

次のように、集計したデータ表をそのまま入力します。

表2-2 - JMP

ファイル(F)　編集(E)　テーブル(T)　行(R)　列(C)　実験計画(DOE)(D)　分析(A)　グラフ(G)　ツール(O)　表示(V)　ウィンドウ(W)　ヘルプ(H)

表2-2

列(5/0)

性別
A型
B型
O型
AB型

	性別	A型	B型	O型	AB型
1	男	15	8	13	6
2	女	10	7	9	3

手順 2 メニューの選択

メニューから [テーブル] > [列の積み重ね] と選択します。

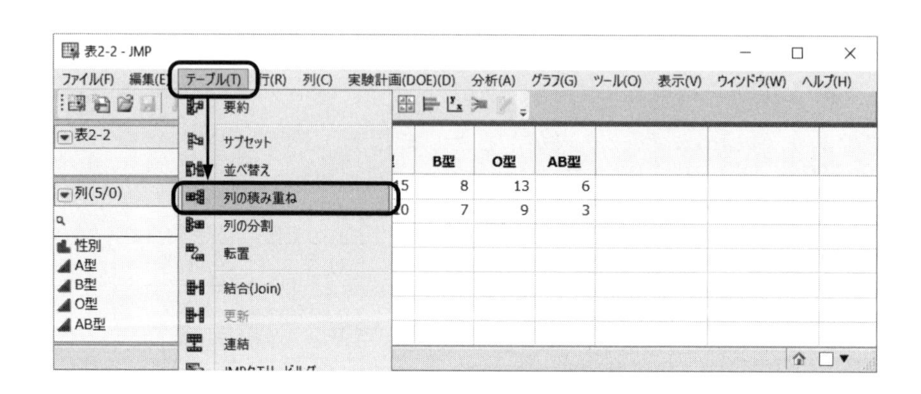

[積み重ね] ウィンドウが表示されるので

[積み重ねる列]　→「 A 型 」「 B 型 」「 O 型 」「 AB 型 」

[元の列のラベル] →「 血液型 」

と設定して [OK] をクリックします。

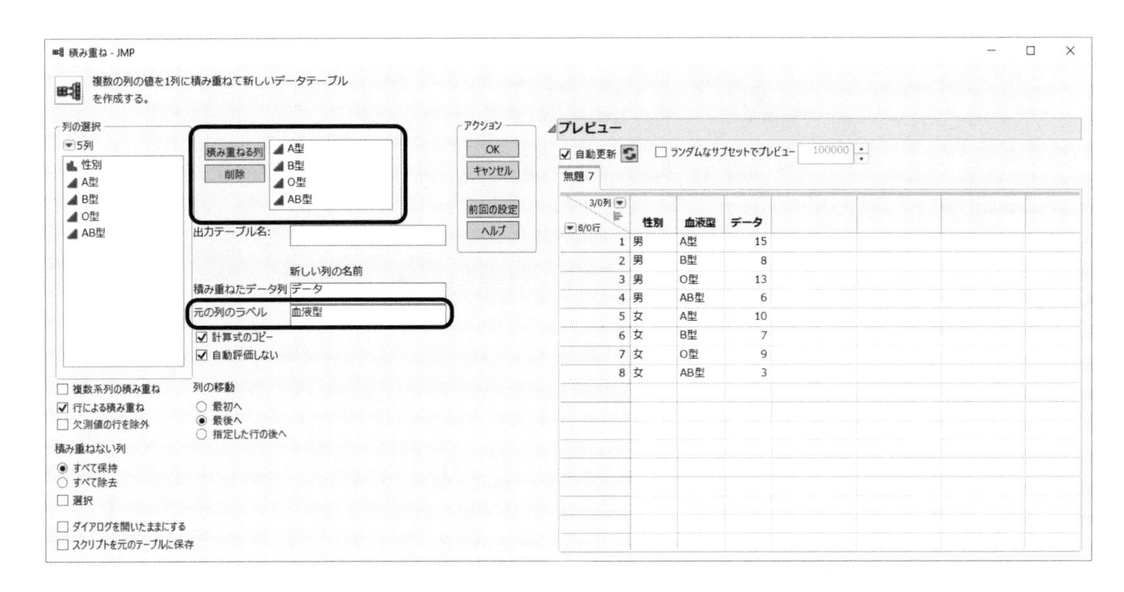

次のようなデータ形式に変更されます。

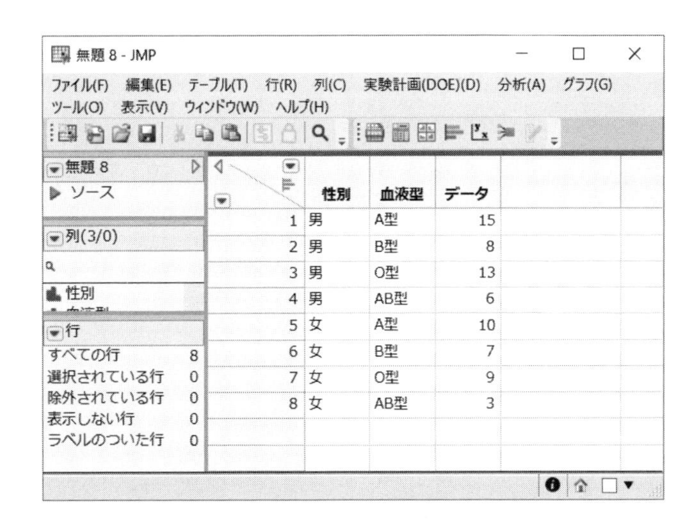

	性別	血液型	データ
1	男	A型	15
2	男	B型	8
3	男	O型	13
4	男	AB型	6
5	女	A型	10
6	女	B型	7
7	女	O型	9
8	女	AB型	3

§2 JMPの機能

▶▶JMPによる視覚的なデータの分析を実現する

2-1 ◉ グラフの紹介

■JMPのグラフ機能

さまざまなグラフが装備されているJMPは、データや分析結果を視覚化する機能が優れています。

以下に、[グラフ] プラットフォームの一覧と、よく使用する機能を示します。

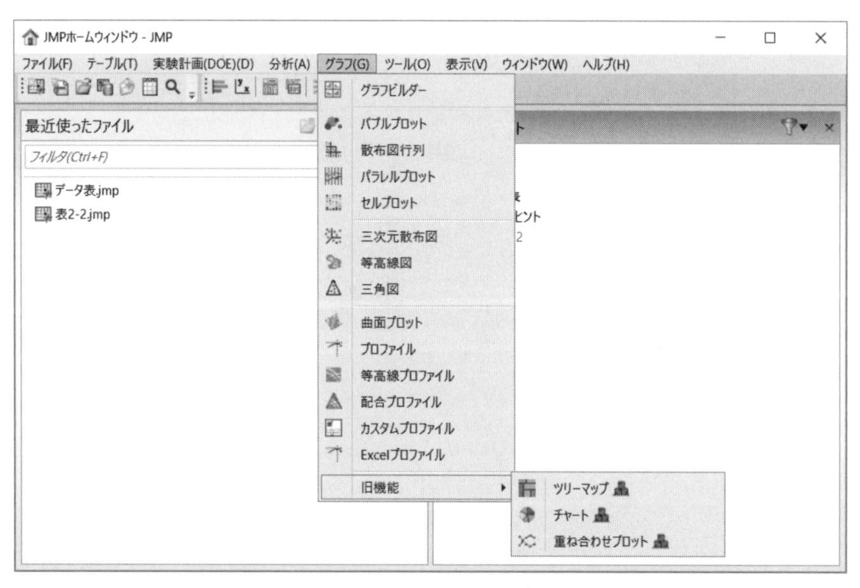

図2.8 [グラフ] プラットフォーム一覧

［ グラフビルダー ］は、グラフの縦軸、横軸、度数の設定を自分で実行しながら、自由にグラフを作成する機能です。作成できるグラフの種類には、モザイク図、円グラフ、棒グラフ、折れ線グラフ、面グラフ、計算式のプロット、回帰直線などがあります。

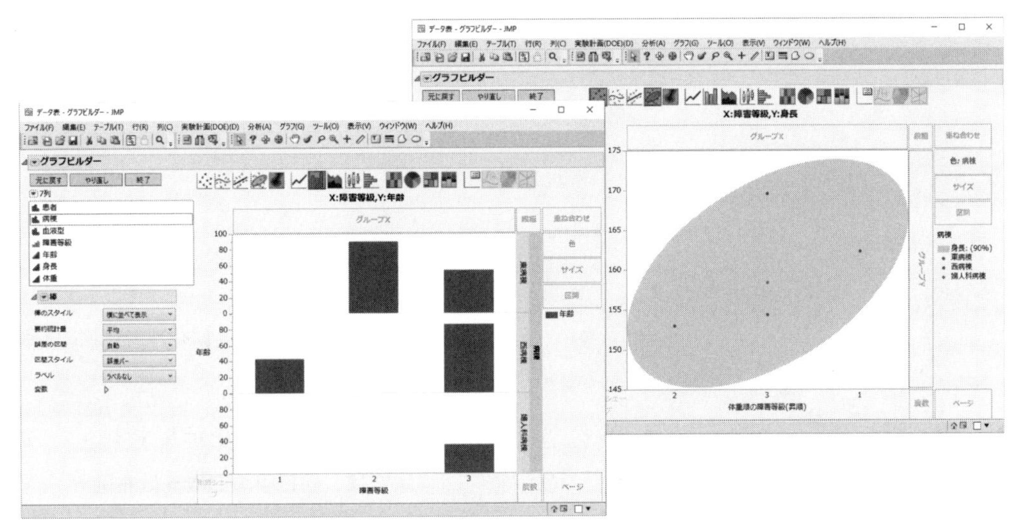

図 2.9 ［ グラフビルダー ］のグラフ例

［ チャート ］は、選択した変数の要約統計量を、棒グラフ、折れ線グラフ、円グラフ、点グラフで表すことができる機能です。単純な合計値だけでなく、平均値や標準偏差なども表すことができます。

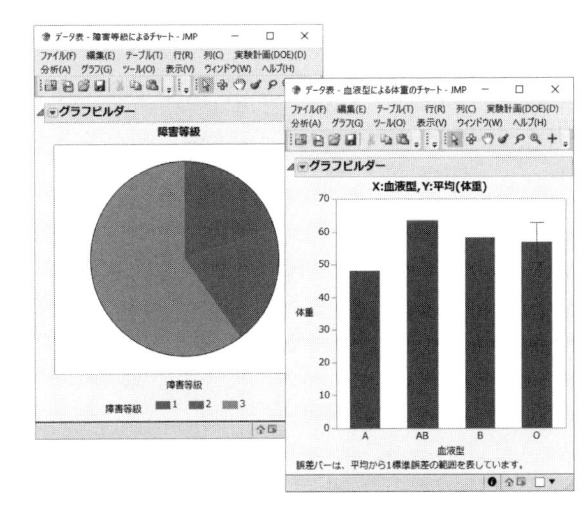

図 2.10 ［ チャート ］のグラフ例

［ 三次元散布図 ］は、三次元の散布図を作成でき、回転させることもできます。

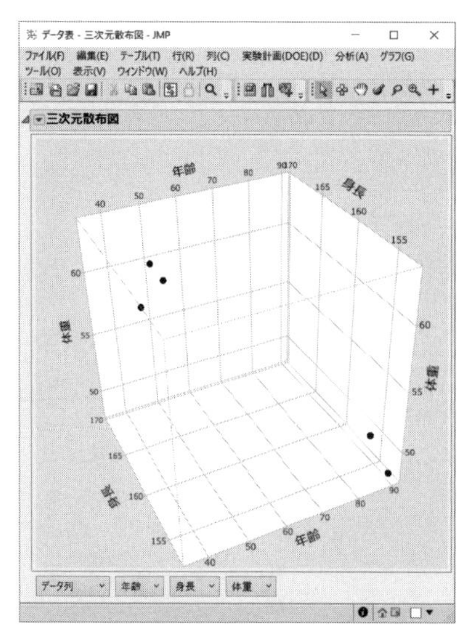

図 2.11　回転前の三次元散布図

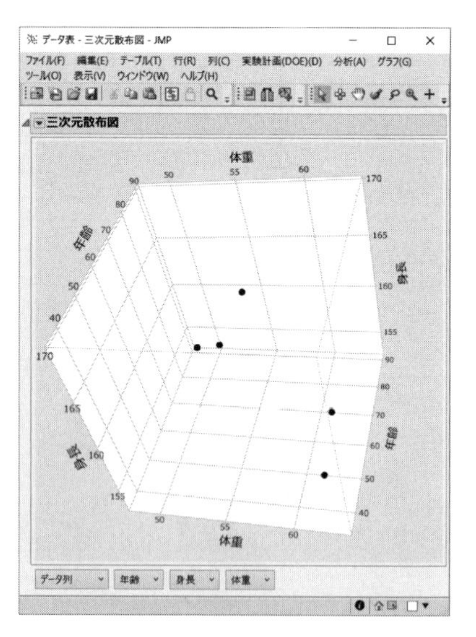

図 2.12　回転後の三次元散布図

［ バブルプロット ］は、散布図にプロットされる点の大きさを度数の大きさに応じて表示させたものです。順序尺度のデータに適用することが多くあります。

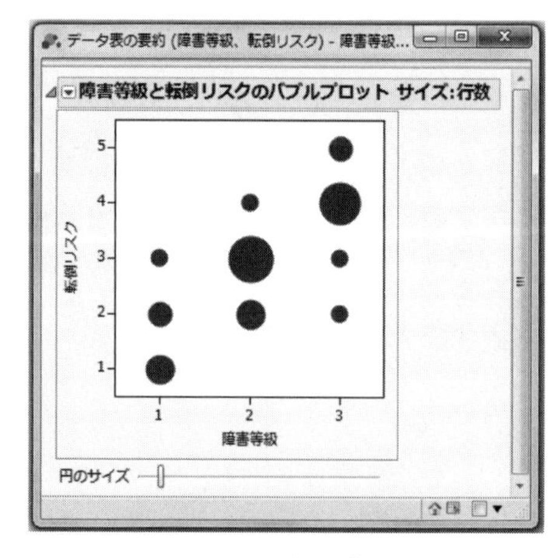

図 2.13　バブルプロット

■JMP のグラフ

視覚的な分析を重視している JMP には、多くのグラフが用意されています。その中の一部を紹介しましょう。

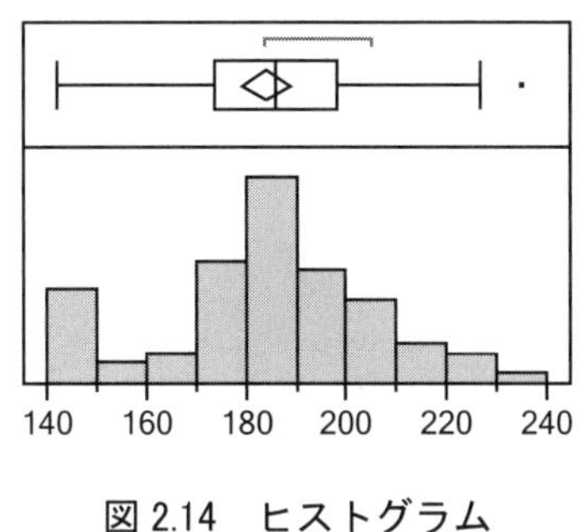

図 2.14　ヒストグラム

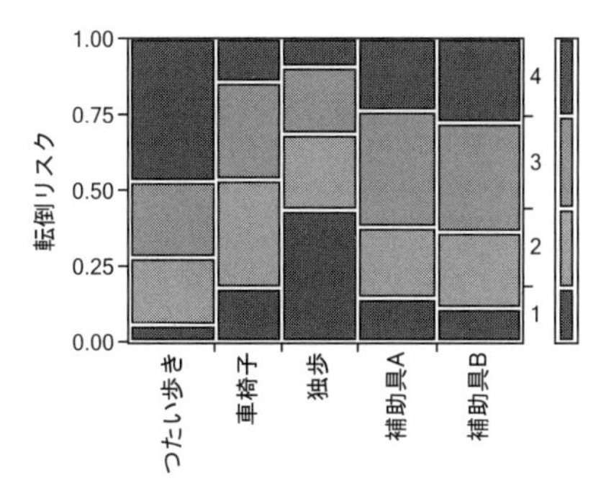

図 2.15　モザイク図

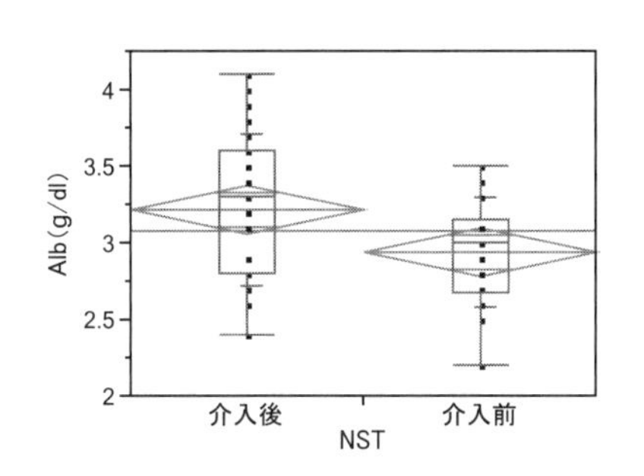

図 2.16　ドットプロット

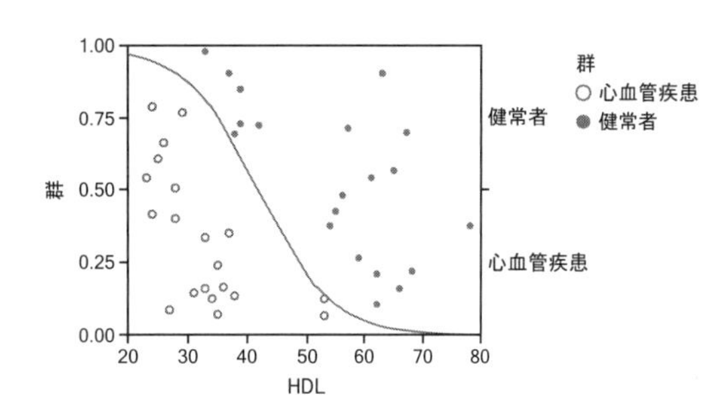

図 2.17　ロジスティック曲線

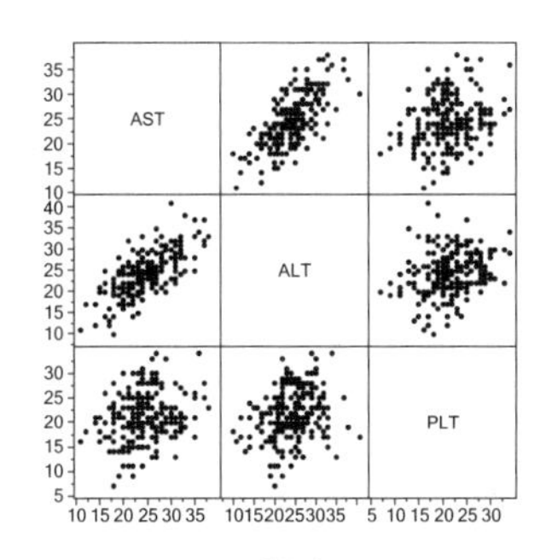

図 2.18　散布図行列

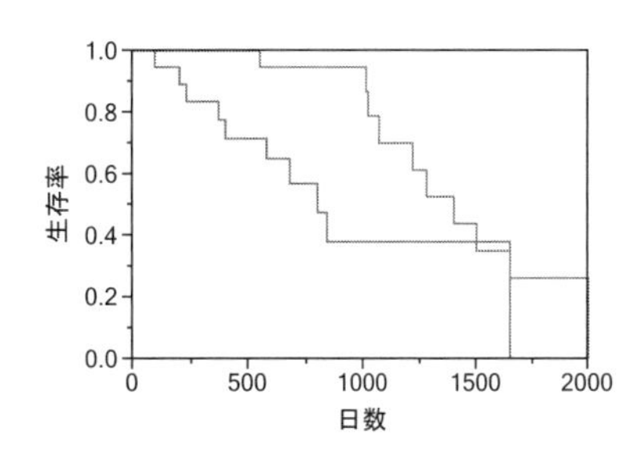

図 2.19　カプラン・マイヤーの生存曲線

2-2 ◉ 分析機能の紹介

■JMP の分析機能

JMP には、データを分析するための機能が多数搭載されています。以下に、[分析] プラットフォームの一覧を示します。

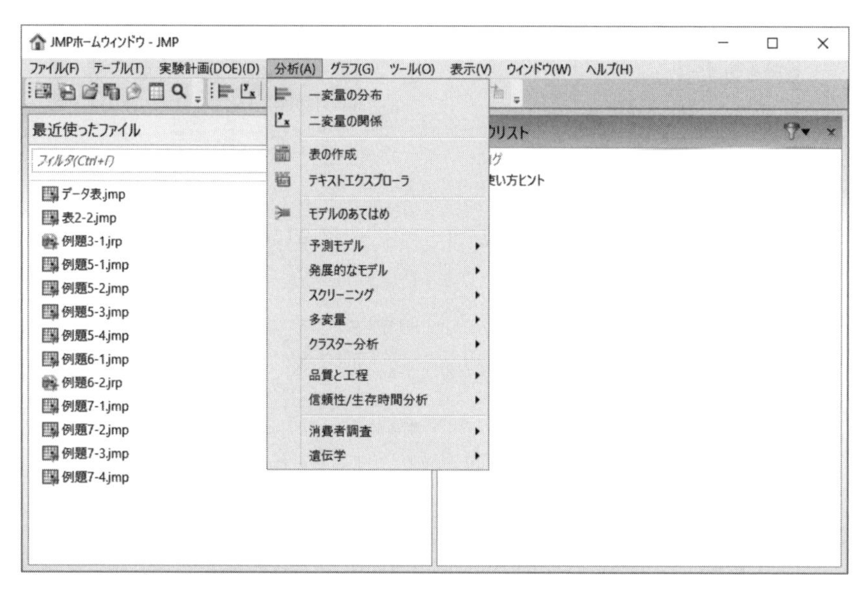

図 2.20 [分析] プラットフォーム一覧

[分析] プラットフォームには分析手法は表示されておらず、分析の目的を選択するようになっています。ここでは、医療でよく使われる手法の [分析] プラットフォームの機能を紹介します。

[一変量の分布] は、1 つの変数の基本統計量やグラフを表示する機能です。データの尺度に応じて、棒グラフやヒストグラム、箱ひげ図などが作成されます。

［ 二変量の関係 ］は、2 つの変数間の関係を分析する機能です。選択したデータの尺度によって分析手法が自動的に適用されます。なお、このプラットフォームには、適用される手法が次のような図で表示されます。

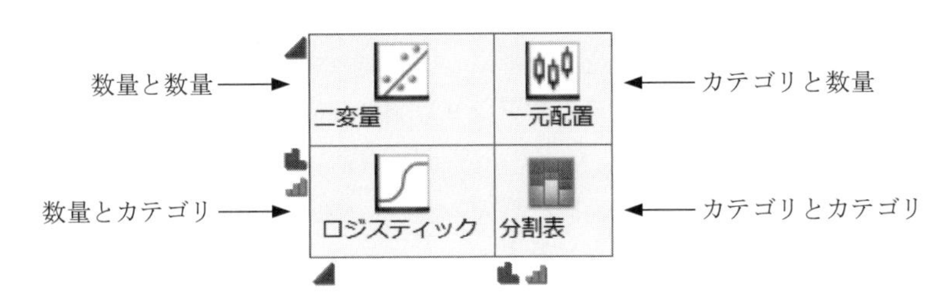

図 2.21　データの尺度の組合せによる分析手法

［ モデルのあてはめ ］には、標準最小 2 乗、ステップワイズ、MANOVA、分散分析、ロジスティック、比例ハザード、生存時間（パラメトリック）、一般化線形モデルなどの手法があります。

［ 予測モデル ］には、ニューラルネットワーク、パーティション分析（決定木）の手法があります。

［ 発展的なモデル ］には、非線形回帰、対応のあるペアなどの手法があります。

［ 多変量 ］では、複数の変数間の関係を分析します。このプラットフォームには、多変量の相関、主成分分析、因子分析、判別分析、PLS 回帰、項目分析などの手法があります。

［ クラスター分析 ］では、似ている人や物を分類します。このプラットフォームには、階層クラスター分析、K Means クラスター分析、正規混合、変数のクラスタリングなどの手法があります。

［ 信頼性/生存時間分析 ］では、生存時間と信頼性を分析します。このプラットフォームには、寿命の一変量、寿命の二変量、生存時間分析、生存時間（パラメトリック）の当てはめ、比例ハザードの当てはめなどの手法があります。

このように、JMP には多くのグラフや分析機能が搭載されています。

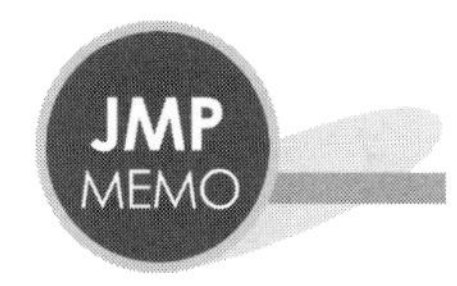

データの読み込み形式のオプション

データテーブルの作成において、Excel ファイルを読み込むときに、[Excel ファイルの 1 行目を常にラベルとする] を選択することで、データの読み込み形式を変更することができます。

通常、[形式を識別] となっていますが、どんなデータでも常に 1 行目を変数名として扱いたいときは [常に] にチェックを入れ、逆に、どんなデータでも 1 行目をデータとして扱いたいときには [しない] にチェックを入れます。

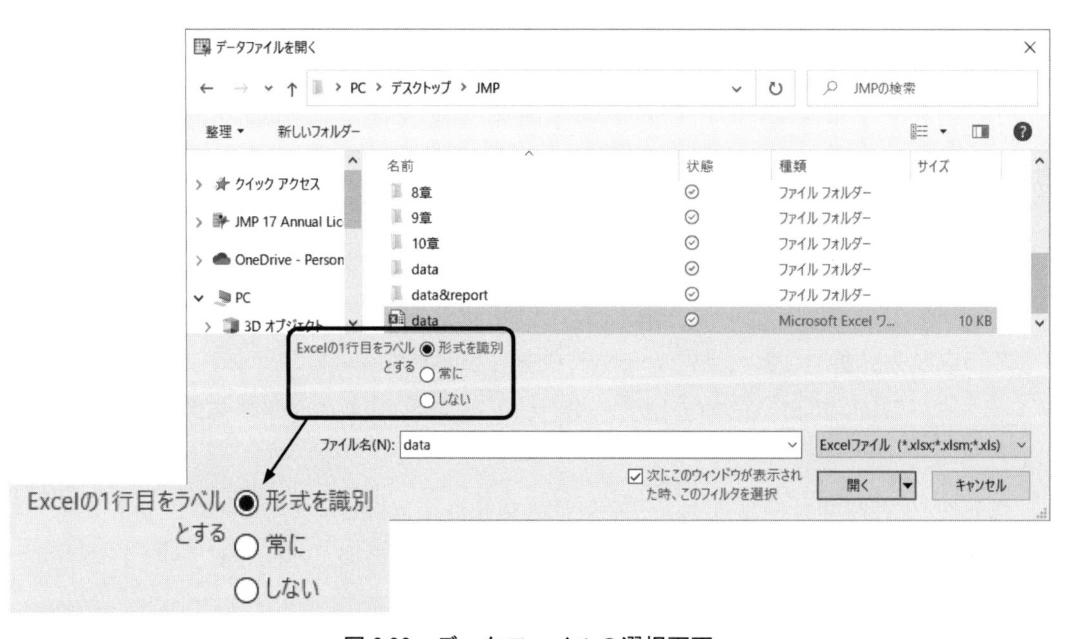

図 2.22　データファイルの選択画面

第3章

データの要約

データから何らかの知見を引き出すためには、個々のデータをまとめる必要があります。
データのまとめ方には、平均値などを使う数値的なまとめ方と、グラフを使う視覚的なまとめ方があります。どのような数値を使ってまとめるとよいか、どのようなグラフで視覚に訴えるとよいかを解説します。

§1 数量データのまとめ方

▶▶ 平均値や標準偏差とグラフによるデータの整理

1-1 ◉ 数量データの要約

例題 3-1

ある会社で社員の健康診断を実施した結果、次のようなデータが得られた。以下のデータは社員 100 人分の総コレステロール（TC）値（mg/dl）である。

表 3.1　データ表

総コレステロール（TC）値（mg/dl）									
140	169	185	186	192	176	215	160	213	205
188	195	145	170	215	180	160	198	200	198
193	205	140	165	217	180	154	187	188	185
168	174	194	148	185	140	148	203	200	174
227	201	142	185	143	141	143	135	188	187
198	143	220	170	176	155	183	157	202	173
235	133	201	178	185	187	186	143	200	157
222	163	185	154	177	157	184	170	195	187
199	145	178	150	158	177	178	185	159	177
152	175	186	188	195	140	143	199	194	154

このデータを要約してグラフ化しなさい。

■数量データの数値的要約と視覚的要約

データのまとめ方には、数値的要約と視覚的要約の2つの方法があり、数量データの場合、データの中心位置やばらつきを把握することを目的としています。数量データを数値的に要約するには、平均値や標準偏差などの統計量を求めます。一方、視覚的に要約するには、ヒストグラムや箱ひげ図などのグラフを作成して、データの分布、中心位置、ばらつきの大きさを把握します。

■数値的要約の結果

例題3−1を数値的に要約すると、次のような結果が得られます。

【1】分位点

分位点は、全データの何%がその点以下に含まれているかを示しています。

表3.2　分位点

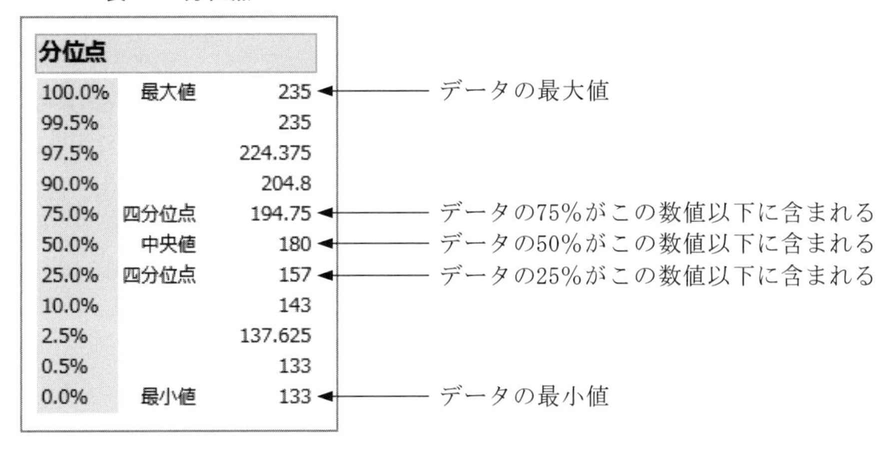

分位点		
100.0%	最大値	235
99.5%		235
97.5%		224.375
90.0%		204.8
75.0%	四分位点	194.75
50.0%	中央値	180
25.0%	四分位点	157
10.0%		143
2.5%		137.625
0.5%		133
0.0%	最小値	133

このデータの場合、分位点から次のことがわかります。

- ・TC値の最大値は235 mg/dlで、最小値は133 mg/dlである
- ・社員の75%は、TC値が194.75 mg/dl以下である
- ・社員の50%は、TC値が180 mg/dl以下である
- ・社員の25%は、TC値が157 mg/dl以下である

【2】要約統計量

要約統計量として、平均値、標準偏差、標準誤差、信頼区間などが表示されます。

表 3.3　要約統計量

要約統計量	
平均	177.38
標準偏差	23.545692
平均の標準誤差	2.3545692
平均の上側95%	182.05198
平均の下側95%	172.70802
N	100
分散	554.3996
歪度	-0.006859
尖度	-0.665358
変動係数	13.274152
欠測値 N	0
修正平方和	54885.56

◇平均

平均値は、中央値と同様にデータの中心位置を示す統計量で、データの合計をデータの個数で割った値です。

n 個のデータがあるとき、個々のデータを $x_1, x_2, \cdots, x_n$ と表すと、平均値は次のように計算されます。

$$\bar{x} = \frac{1}{n}(x_1 + x_2 + \cdots + x_n)$$

（注）n はデータの数です。JMP では大文字 N で表示されます。

TC 値の平均値は 177.38（mg/dl）であることがわかります。

平均値を見ることで、データの中心位置がわかりますが、中央値と違って、すべてのデータを合計しているので、データに外れ値（飛び離れた値）がある場合は、中央値よりも平均値のほうが、その外れ値の影響を受けやすくなります。

◇修正平方和（偏差平方和）

修正平方和は、データのばらつきの大きさ示す統計量で、個々のデータの平均値との差（これを偏差という）の 2 乗した値で、一般的には偏差平方和と呼ばれています。

個々のデータを x_i とすると、偏差平方和 S は次のように計算します。

$$S = \sum_{i=1}^{n} (x_i - \overline{x})^2$$

TC 値の偏差平方和は 54885.56 であることがわかります。

偏差平方和は 2 乗の和なので、データの数が多くなると、偏差平方和の値も大きくなります。したがって、データの数が異なるグループのばらつきを比較するのに使えません。

◇分散

分散は、データのばらつきの大きさ示す統計量で、偏差平方和を平均化した値です。分散 V は次のように計算します。

$$V = \frac{S}{n - 1}$$

TC 値の分散は 554.3996 となっています。

分散は偏差平方和をデータの数で調整した形になっているので、データ数に依存することはありませんが、分散の単位はデータの単位を 2 乗したものになっていて、ばらつきの大きさを平均値と同じ単位で議論することができません。

◇標準偏差

標準偏差は、データのばらつきの大きさ示す統計量で、分散の平方根をとった値です。標準偏差 s は次のように計算します。

$$s = \sqrt{V}$$

TC 値の標準偏差は、23.54 となっています。

この数値から、この例題のTC値のデータは、平均値177.38（mg/dl）± 23.54（mg/dl）におおよそ70%のデータが含まれていると考えることができます。

標準偏差は、平均値と同じ単位で議論することができます。しかし、「身長」と「体重」のように、測定単位が異なるデータのばらつきの大きさを比較するのに使うことはできません。

◇変動係数

変動係数は、データのばらつきの大きさを示す統計量で、標準偏差を平均値で割って100をかけた（%表示した）値です。変動係数は次のように計算します。

$$\frac{s}{\bar{x}} \times 100$$

TC値の変動係数は、13.27であることがわかります。

変動係数は単位を持たないので、測定単位や平均値が大きく異なるデータのばらつきの大きさの比較に利用することができます。

◇標準誤差

平均の標準誤差とは、母平均（真の平均）を推定するときの誤差を示す統計量で、標準偏差をデータ数の平方根で割った値です。標準誤差は次のように計算します。

$$\frac{s}{\sqrt{n}}$$

TC値の標準誤差は、2.35であることがわかります。

標準誤差から、TC値の平均は、データをとるたびに ±2.35（mg/dl）ほど、ばらつくと考えることができます。

◇平均の上側 95%と平均の下側 95%（95%信頼限界）

95%信頼限界は、上側限界と下側限界で挟まれた区間が母平均（真の平均）を 95%の確率で含むことを意味し、実務的には母平均を推定したときの存在範囲を示す統計量と考えられます。

TC 値の母平均の 95%信頼限界の上限は 182.05、下限は 172.70 です。したがって、母平均は 95%の確率で 172.70～182.05（mg/dl）の間に含まれると推定できます。

■視覚的要約の結果

例題 3－1 のデータを視覚的に要約するためのグラフを以下に示します。

【1】ヒストグラム

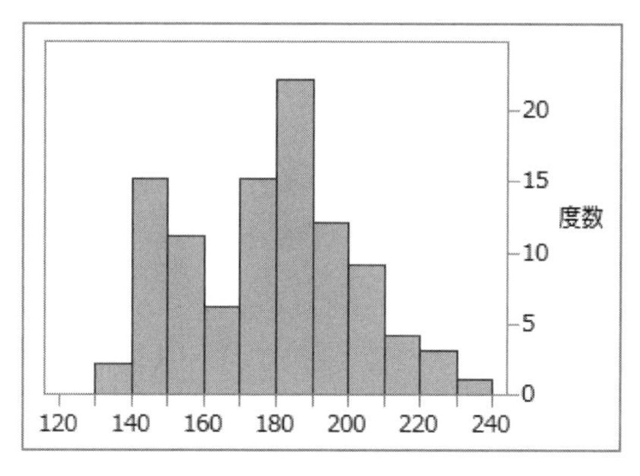

図 3.1　TC 値のヒストグラム

ヒストグラムは、横軸にデータ区間、縦軸に度数（データの個数）をとった棒グラフで、数量データを視覚化するときに利用します。連続尺度のデータのときに使うので、棒グラフのように棒と棒の間を空けないのが特徴です。

ヒストグラムを見ることで、データの中心位置、ばらつきの状態、分布の形、外れ値（飛び離れた値）の有無を発見することができます。

ヒストグラムは、その形からデータの分布状態を読み取ることができます。以下に、よく見られるヒストグラムの形を示します。

◇正規分布しているヒストグラム

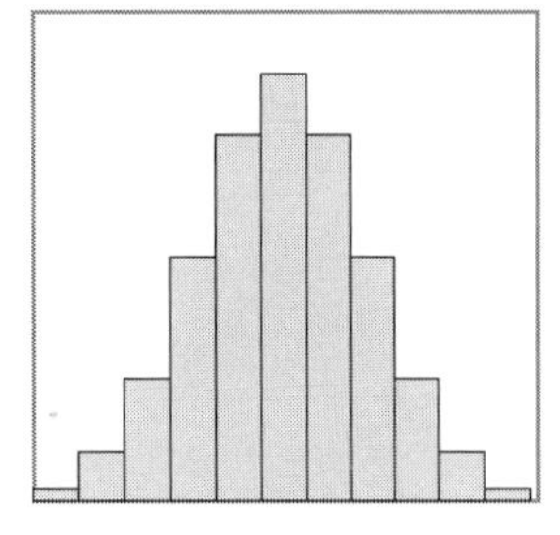

図 3.2　正規分布の形

中心付近の棒が最も高く、中心から離れるほど棒は低くなり、最も高い棒を中心に左右対称となります。このような形を正規分布といいます。

◇右に裾を引いているヒストグラム

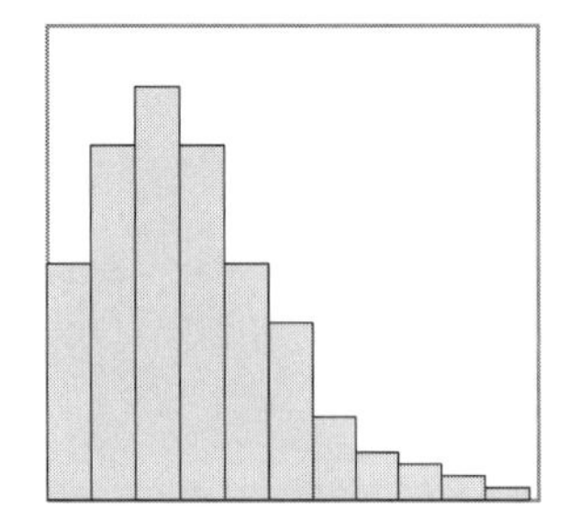

図 3.3　右に裾を引いている形

最も高い棒が分布の中央よりも左側にあり、右側に向かって棒は徐々に低くなります。もともとそのような分布をする性質のデータか、または、実験の関係で、ある値より小さな値を取らないようなデータを集めたときに現れます。

◇外れ値が存在するヒストグラム

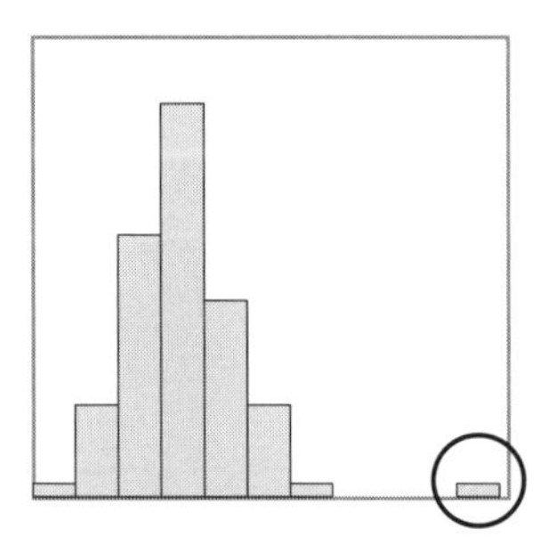

図 3.4　外れ値がある形

外れ値（飛び離れた値）が分布の端にあります。データに外れ値が存在するときに現れます。

◇ふた山になるヒストグラム

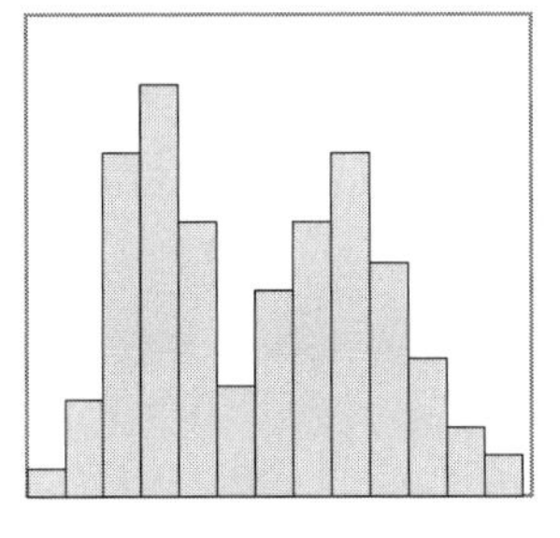

図 3.5　ふた山の形

分布の中心付近から右側と左側にそれぞれ高い棒があり、2 つの山があるように見えます。異質な 2 つの群のデータを分けずにヒストグラムを作成したときに現れます。

◇高原の形になるヒストグラム

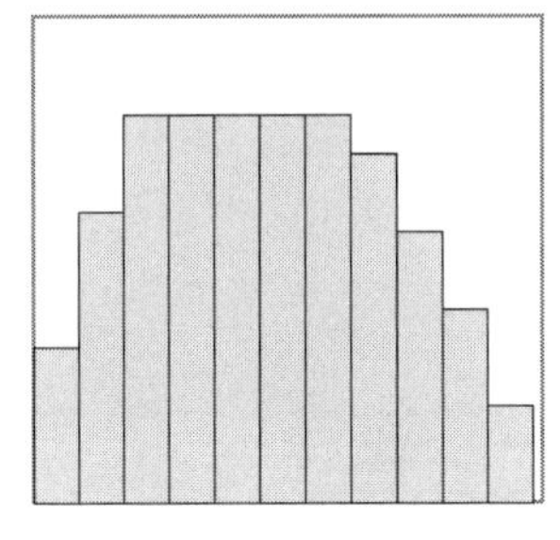

図 3.6　高原の形

どの区間の棒の高さもほぼ同じになり、高原のような形に見えます。異質な 3 つ以上の群のデータを分けずにヒストグラムを作成したときに現れます。

図 3.1 の TC 値のヒストグラムを見ると、一般的な正規分布の形にも見えますが、ふた山の形にも見えるので、異質な 2 つの群のデータが混在している可能性も否定することができません。

【2】箱ひげ図

箱ひげ図により、分布の歪みや外れ値の有無を把握することができます。

箱ひげ図には、最小値、25%（4 分位点）、中央値、75%（4 分位点）、最大値、平均値、データの 50%が含まれる 1 番短い範囲が示されています。

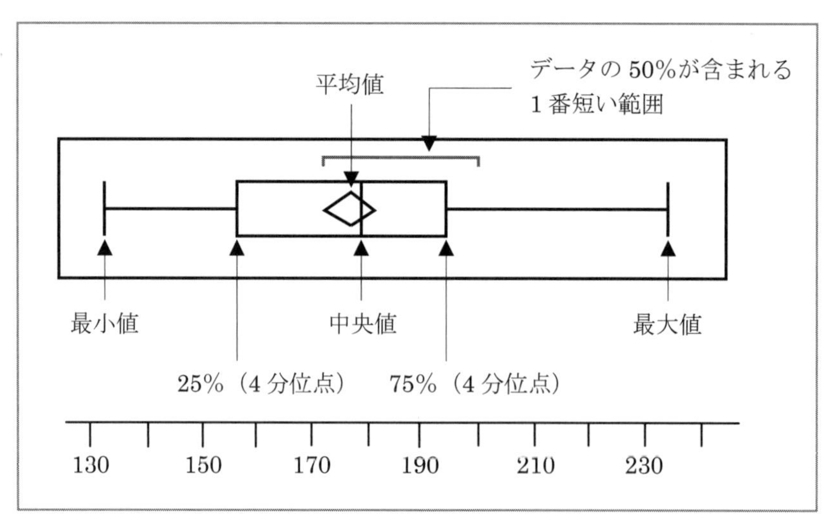

図 3.7　TC 値の箱ひげ図

◇正規分布の箱ひげ図

データが正規分布の状態にあるとき、箱ひげ図の中央値と平均値は一致し、中央値が箱の真ん中に位置します。正規分布のときの箱ひげ図を右に示します。

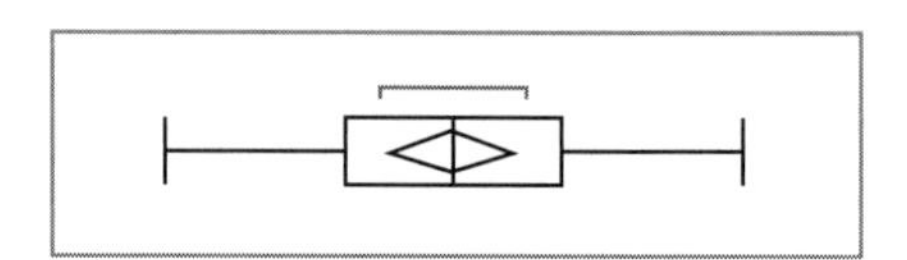

図 3.8　正規分布の箱ひげ図

◇外れ値のある箱ひげ図

外れ値とは、飛び離れた値のことです。外れ値が発生する原因としては、測定ミスや記録ミスが考えられるので、外れ値が発生したときには、原因を調査する必要があります。

データに外れ値があるときは、箱ひげ図の外側にその値が表示されます。

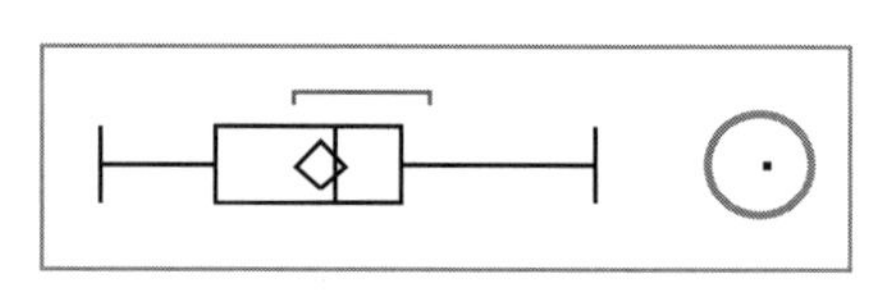

図 3.9　外れ値のある箱ひげ図

例題3－1のTC値の場合、箱ひげ図に外れ値は表示されていません。

【3】累積確率プロット

累積確率プロットは、横軸にデータの値、縦軸にデータの累積比率をとった折れ線グラフで、ある値以下のデータが、全データの何%を含んでいるかを見ることができます。

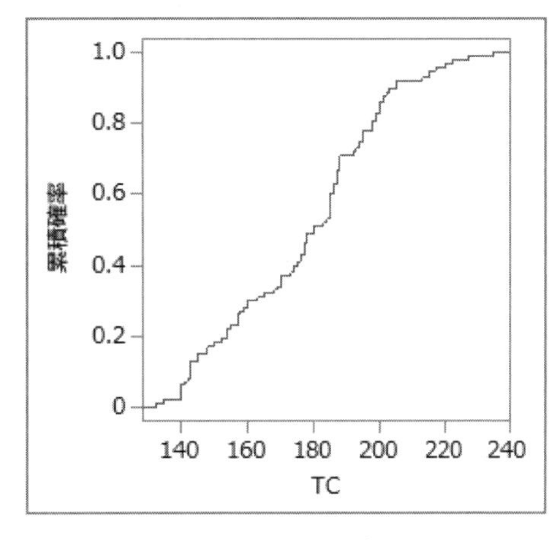

図 3.10　累積確率プロット

【4】正規分位点プロット

正規分位点プロットはデータが正規分布しているかどうかを視覚的に検討することができるグラフです。全データが95%信頼区間の内側にプロットされていれば、正規分布に従っているとみることができます。

図3.11を見ると、データが95%信頼区間の境界線付近に集中している所もあり、正規分布かどうかを判断するのは難しいところです。データが正規分布に従っているかどうかの判断は、正規分位点プロット、ヒストグラム、箱ひげ図に加えて、適合度検定や歪度、尖度なども考慮して総合的に判定します。

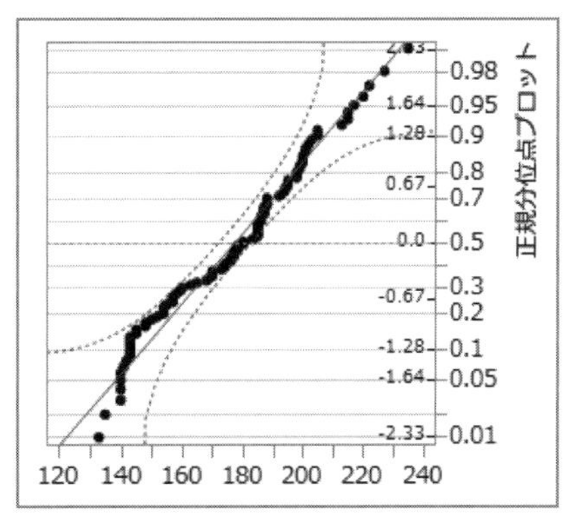

図 3.11　正規分位点プロット

【5】正規分布の適合度検定

データが正規分布に適合しているかどうかを検定する手法として Shapiro-Wilk（シャピロ・ウィルク）の W 検定があります。

表 3.4　Shapiro-Wilk の W 検定

適合度検定

	W	p値(Prob<W)
Shapiro-Wilk	0.9713011	0.0278*

	A^2	シミュレーション p値
Anderson-Darling	0.9591062	0.0172*

注: Ho = 正規分布からのデータ。 p値が小さい場合はHoを棄却。

このデータの場合、検定における p 値は 0.0278 と有意水準 0.05 より小さいので、正規分布とはいえないという結論になります。

JMP では、正規分布かどうかの検定として、標本サイズ n が

2000 以下であるときは Shapiro-Wilk の W 検定

2000 より大きいときは KSL（Kolmogorov-Smirnov-Lilliefors）の検定

が適用されます。

■歪度と尖度

ヒストグラムを見ることで、分布がどのような形をしているかを把握することができますが、形を数値で表現したものとして、歪度（わいど）と尖度（せんど）があります。

歪度は、左右非対称で、大きい方（右）に裾を引いているときには+、小さい方（左）に裾を引いてるときには－となります。

尖度は、中心が尖っていて、裾が長いときには+、平坦で裾が短いときには－となります。

正規分布のときには、歪度も尖度も 0 となります。ただし、実際のデータで、ちょうど 0 になることは、まずないでしょう。

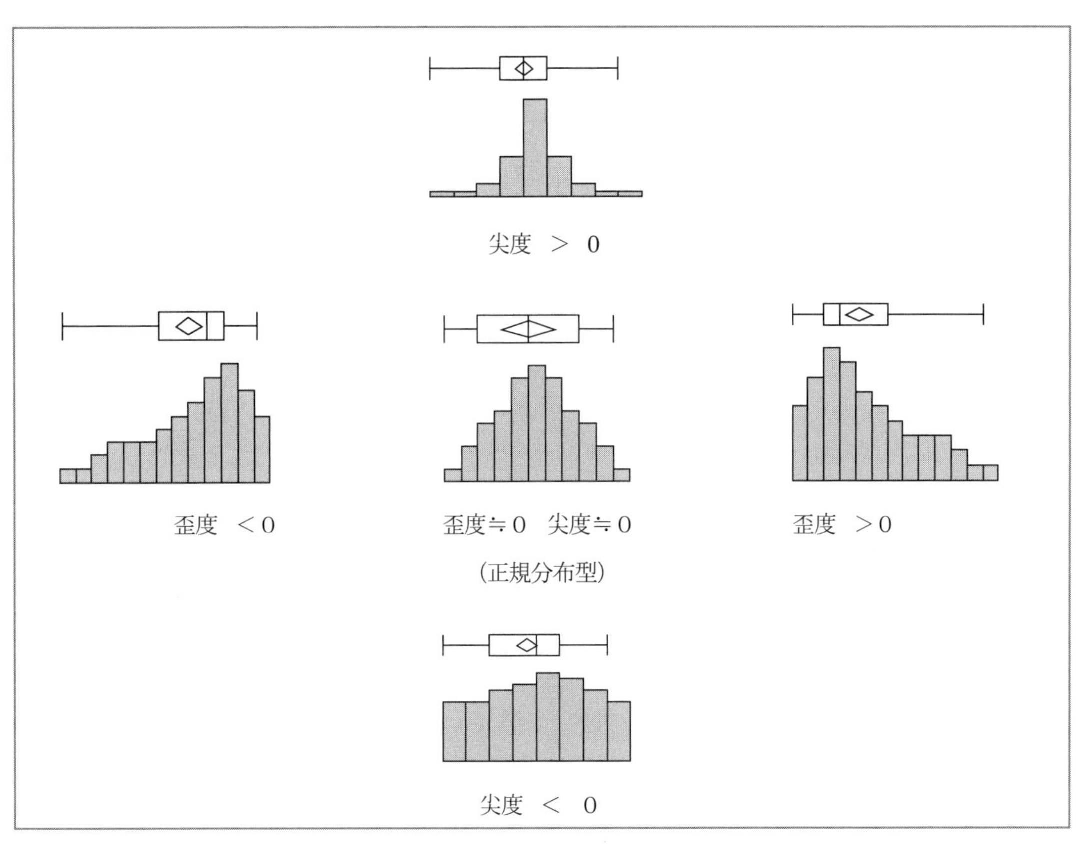

図 3.12　ヒストグラムと歪度・尖度

表 3.5　要約統計量

要約統計量	
平均	177.38
標準偏差	23.545692
平均の標準誤差	2.3545692
平均の上側95%	182.05198
平均の下側95%	172.70802
N	100
分散	554.3996
歪度	-0.006859
尖度	-0.665358
変動係数	13.274152
欠測値 N	0
修正平方和	54885.56

例題 3−1 のデータの歪度と尖度は、右の表 3.5 のようになります。

【JMP の手順】

手順 1　データの入力

次のようにデータを入力します。

例題3-1 - JMP

ファイル(F)　編集(E)　テーブル(T)　行(R)　列(C)　実験計画(DOE)(D)　分析(A)　グラフ(G)　ツール(O)　表示(V)　ウィンドウ(W)　ヘルプ(H)

例題3-1

列(1/0)

TC

行

すべての行　100
選択されている行　0
除外されている行　0
表示しない行　0
ラベルのついた行　0

	TC
1	140
2	188
3	193
4	168
5	227
6	198
7	235
8	222
9	199
10	152
11	169
12	195

手順 2　分析プラットフォームの選択

メニューから［ 分析 ］>［ 一変量の分布 ］と選択します。

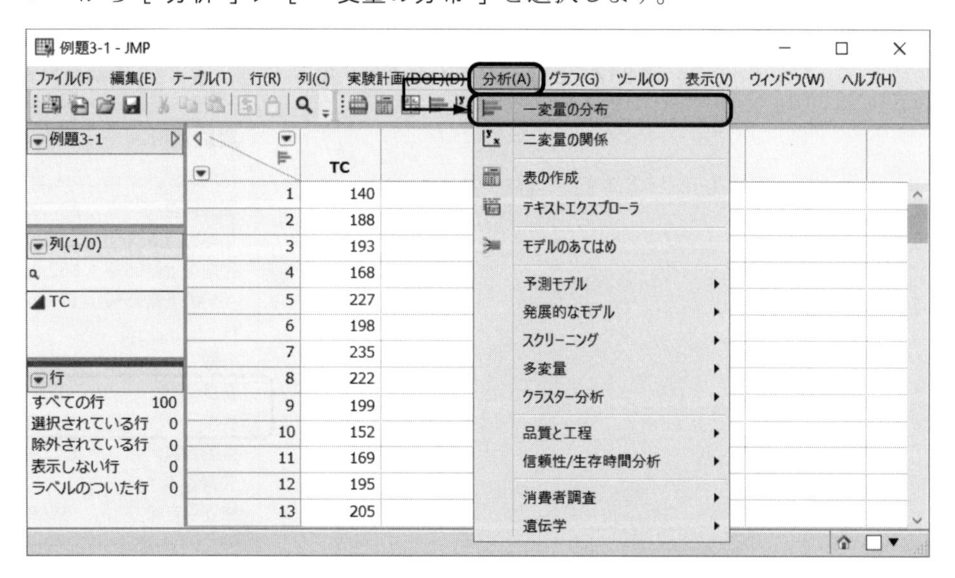

［ 一変量の分布 ］ウィンドウが現れるので、

［ Y, 列 ］→「 TC 」

と設定して［ OK ］をクリックします。

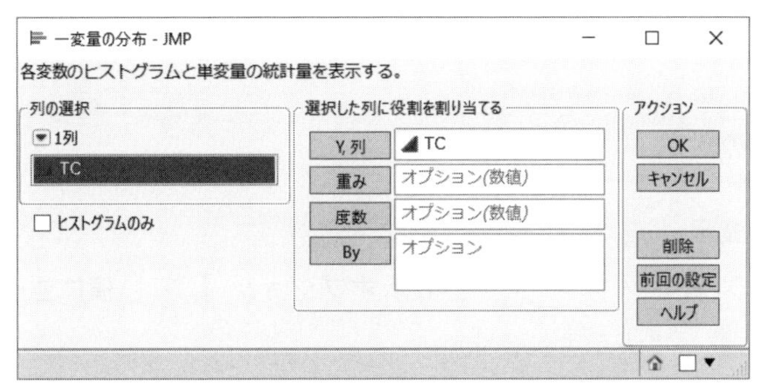

すると、右のような分析レポートが表示されます。

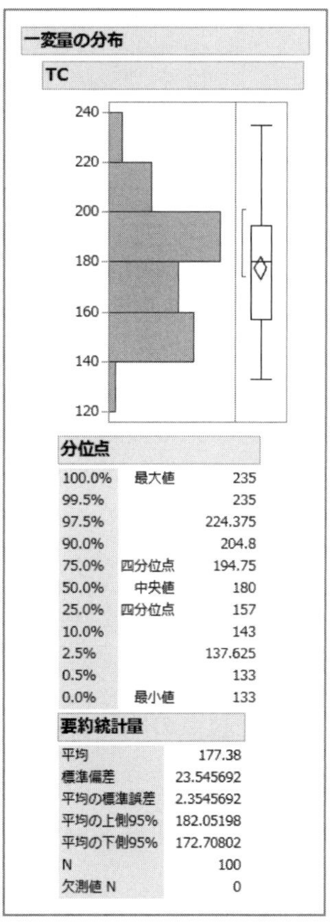

■オプションメニューの活用

レポートタイトルの横にある▼ボタンをクリックしたり、グラフを右クリックしたりすると、グラフや分析のオプションメニューが表示されます。ここからメニューを選択して分析を深めていきます。

(1) 分析レポートの設定

① レポートを横に表示

[TC]レポートの▼をクリックし、[表示オプション] > [横に並べる] と選択すると、レポートが横に並べて表示されます。

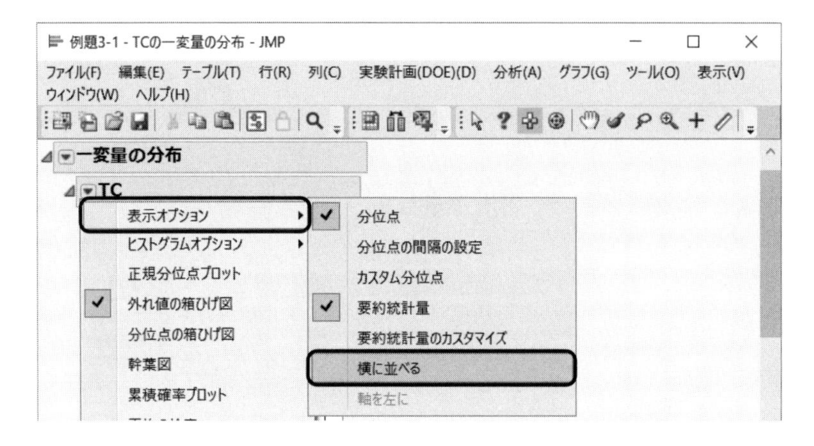

② 分位点の表示設定

[TC]レポートの▼をクリックし、[表示オプション] > [分位点の間隔の設定]を選択します。

[分位点の間隔] ウィンドウが現れるので、

[分位点の間隔の設定] → 「 0.1 」
(設定したい間隔)

と設定して [OK] をクリックすると、設定した間隔で分位点が表示されます。

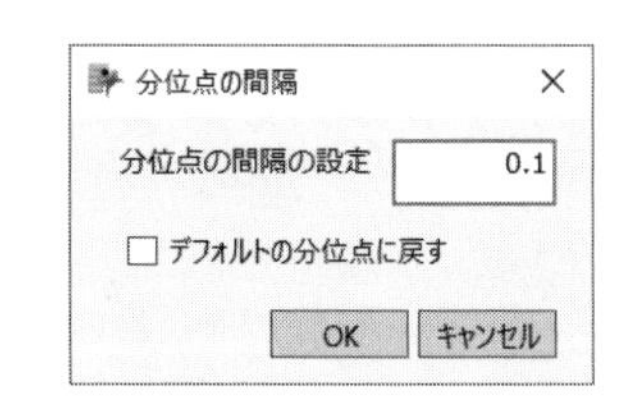

（デフォルト設定）

分位点		
100.0%	最大値	235
99.5%		235
97.5%		224.375
90.0%		204.8
75.0%	四分位点	194.75
50.0%	中央値	180
25.0%	四分位点	157
10.0%		143
2.5%		137.625
0.5%		133
0.0%	最小値	133

（0.1 間隔設定）

分位点		
100%	最大値	235
90%		204.8
80%		198
70%		188
60%		185.6
50%	中央値	180
40%		174.4
30%		160.9
20%		154
10%		143
0%	最小値	133

③ 要約統計量の表示設定

[TC]レポートの▼をクリックし、[表示オプション] > [要約統計量のカスタマイズ] を選択します。

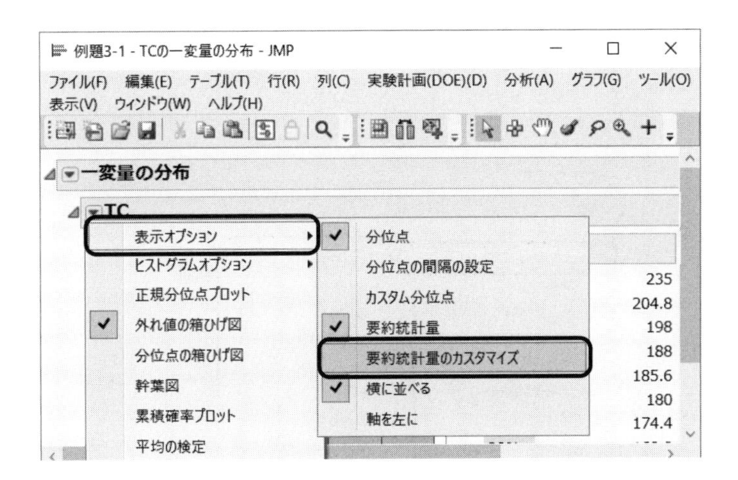

[要約統計量のカスタマイズ] ウィンドウが現れ、ここで表示したい統計量を選択します。ここでは、[分散]、[歪度]、[尖度]、[変動係数]、[修正平方和] を追加選択して、[OK] をクリックすると、[要約統計量] レポートに統計量が追加されます。

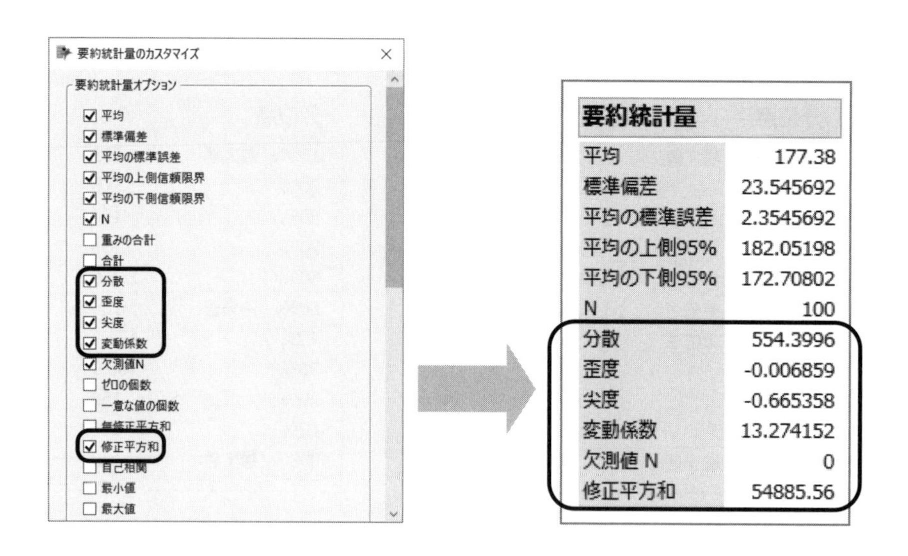

（2）ヒストグラムの設定

［ TC ］レポートの▼をクリックし、［ ヒストグラムオプション ］と選択すると、ヒストグラムの設定を行うオプションメニューが表示されます。

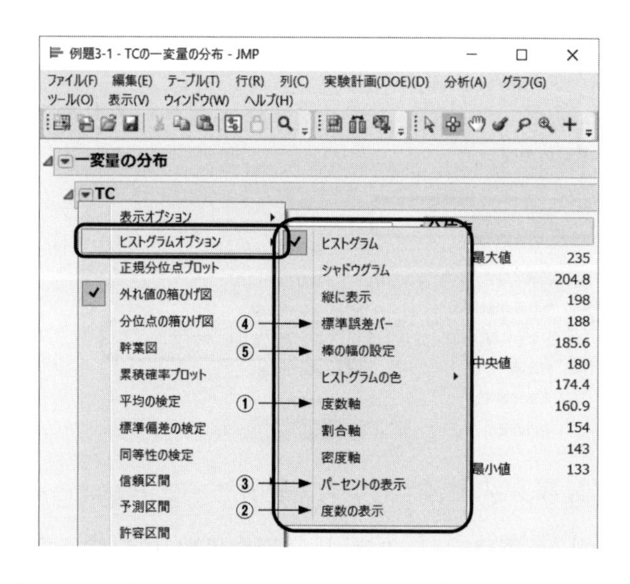

ヒストグラムオプションから、ヒストグラムの設定を変更することができます。

① 度数軸

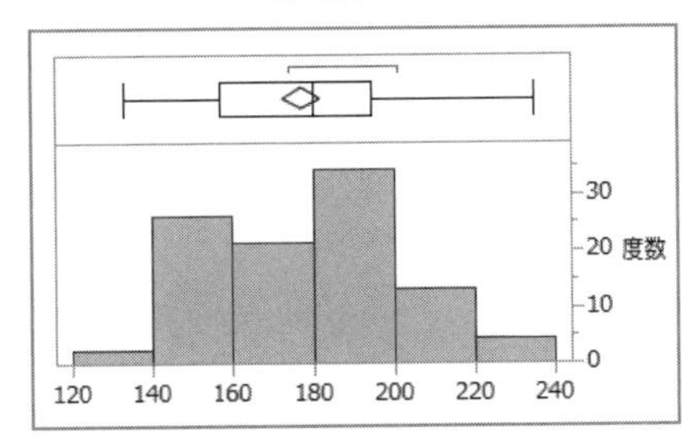

② 度数の表示

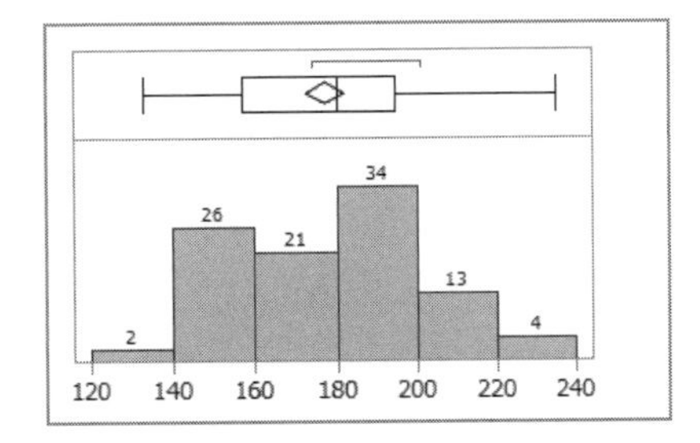

③ パーセントの表示

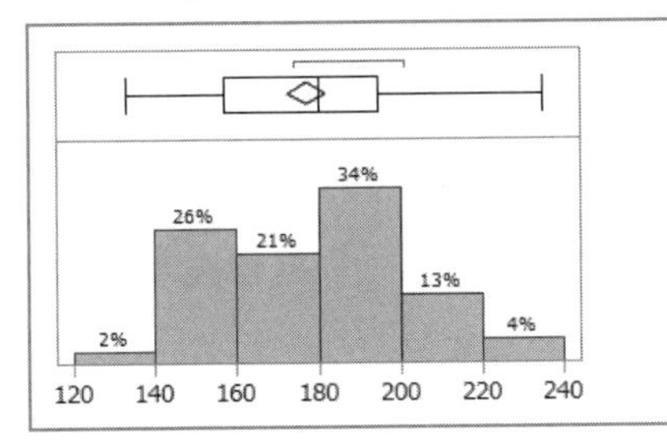

④ 標準誤差バー

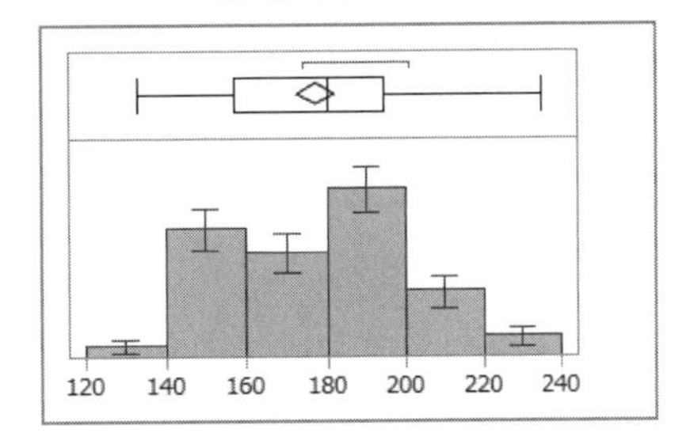

⑤ 棒の幅の設定

棒の数は､｢データの数の平方根の値｣を目安にすると良いと言われています。この例題では、100個のデータがありますから、棒の数は10本程度が良いでしょう。JMPでは、棒の幅を調整することで、棒の数を変更することができます。

［ 棒の幅の設定 ］を選択すると､［ 棒の幅の設定 ］ウィンドウが現れます。

［ 棒の幅 ］→「 10 」と設定して［ OK ］をクリックすると、ヒストグラムの棒の幅と数が変更されます。

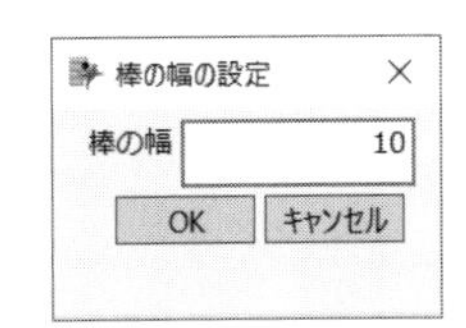

(注)　$$棒の幅 = \frac{最大値 - 最小値}{棒の数} = \frac{235 - 133}{10}$$

$$= 10.2 \to 10$$

（3）グラフサイズの変更

ヒストグラムのサイズを変更します。ヒストグラムを右クリックし、オプションメニューから［ サイズ/スケール ］>［ フレームサイズ ］と選択します。

右のようなウィンドウが現れるので、[左右]（横）と [上下]（縦）のサイズを設定します。

ここでは、

[左右] →「 200 」

[上下] →「 200 」

と設定して [OK] をクリックすると、正方形のワク内でヒストグラムが表示されます。

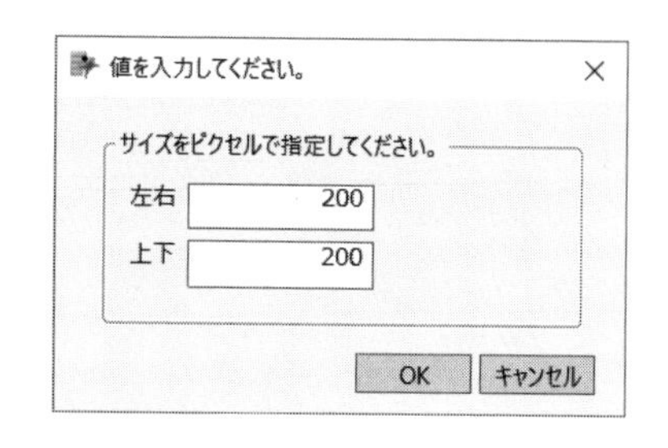

（4）分析オプションの選択

① 正規分位プロットと累積確率

[TC] レポートの ▼ をクリックし、[正規分位点プロット]、[累積確率プロット] をそれぞれ選択すると、図 3.10、図 3.11 の結果が追加されます。

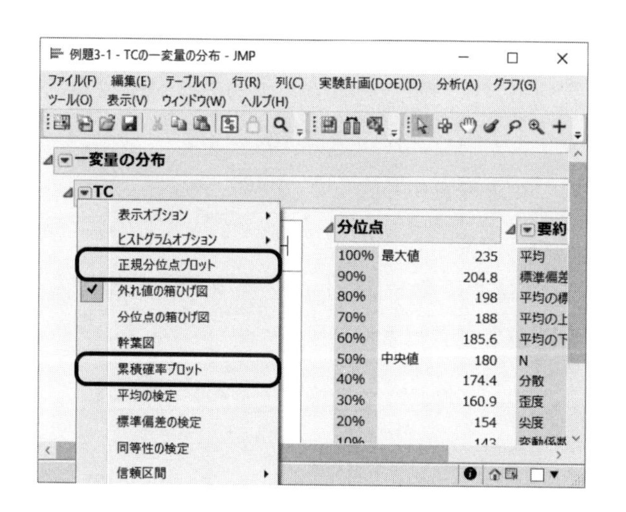

② 適合度検定

[TC] レポートの ▼ をクリックし、[連続分布のあてはめ] > [正規のあてはめ] を選択すると、[正規のあてはめ] レポートが表示されます。

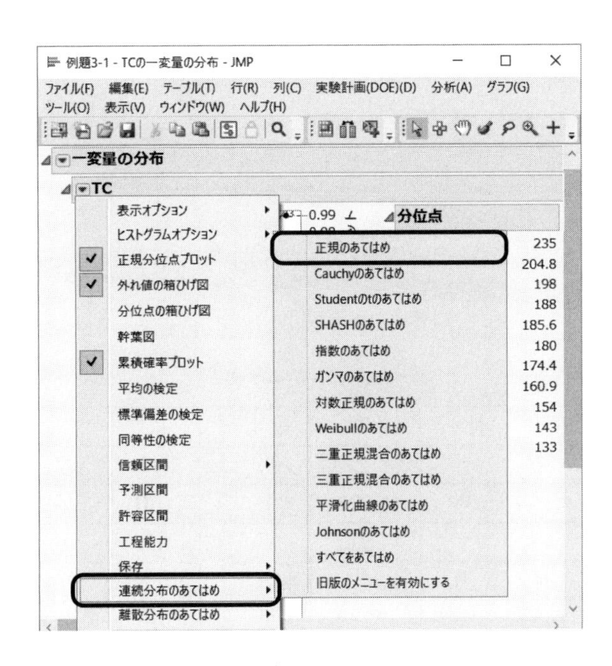

次に、[正規のあてはめ] レポートの▼をクリックし、[適合度] を選択すると、表3.4 の結果が得られます。

以上の操作を行うと、最終的に次のようなレイアウトのレポートになります。

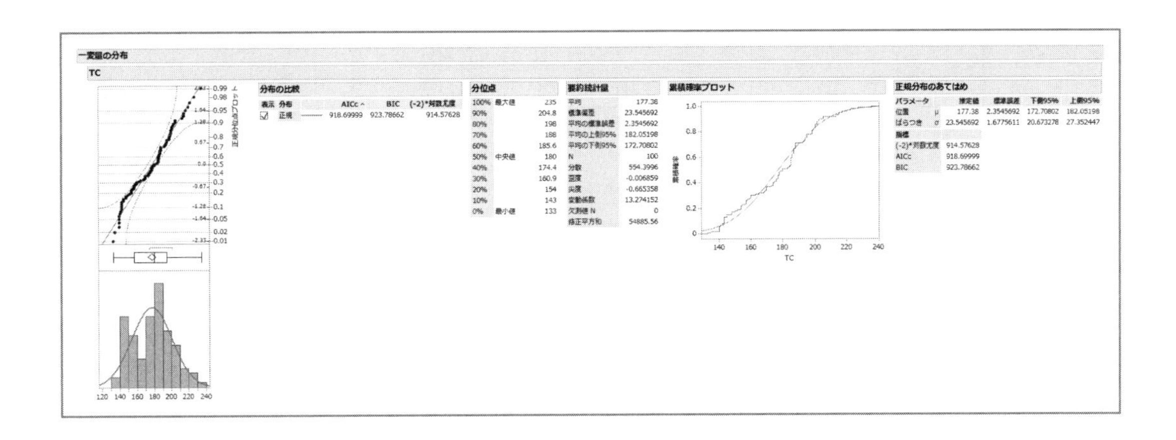

1-2 ◉ 数量データの層別

例題 3-2

例題 3−1 の総コレステロール（TC）値に性別の情報を加えたのが、次のデータである。

表 3.6　データ表

TC	性別	TC	性別	TC	性別	TC	性別	TC	性別
140	女	185	男	192	男	215	男	213	男
188	男	145	男	215	男	160	女	200	男
193	男	140	女	217	男	154	女	188	男
168	男	194	男	185	男	148	男	200	男
227	男	142	男	143	男	143	男	188	男
198	男	220	男	176	男	183	男	202	男
235	男	201	男	185	男	186	男	200	男
222	男	185	男	177	男	184	男	195	男
199	男	178	男	158	女	178	男	159	女
152	男	186	男	195	男	143	男	194	男
169	女	186	男	176	女	160	男	205	男
195	男	170	男	180	男	198	男	198	男
205	男	165	男	180	男	187	男	185	男
174	男	148	男	140	女	203	男	174	男
201	男	185	男	141	女	135	女	187	男
143	男	170	男	155	女	157	女	173	男
133	女	178	男	187	男	143	男	157	女
163	女	154	女	157	男	170	男	187	男
145	男	150	女	177	男	185	男	177	男
175	男	188	男	140	女	199	男	154	女

このデータを男女で層別して要約しなさい。

■層別

データをある条件や要因(層)ごとに分類して要約することを層別といいます。異質なデータが混在している状態で分析を進めると、データから得られる情報を見誤る可能性があるため、目的に応じた層別を実施する必要があります。層別は、以下のような目的で行われます。

1) 層ごとの解析結果を比較したい
2) 層ごとにデータを解析したい

層を比較することが主目的となる解析では、層ごとに得られたグラフや表を並べて、視覚的に比較しやすくすることが重要です。

(層別の例) ・体重を男女で層別する
・食事の嗜好を世代で層別する
・平均寿命を地域で層別する
・来院患者数を曜日で層別する　など

例題 3－2 のデータを層別すると、次ページのような結果になります。
男性と女性の統計量やグラフを比べてみると

・男性の TC 値は女性に比べて、平均値で約 30 mg/dl ほど高い
・標準偏差やヒストグラムから、男性は女性に比べて TC 値のばらつきが大きい
・箱ひげ図から、男性には外れ値が存在している

ことが確認できます。

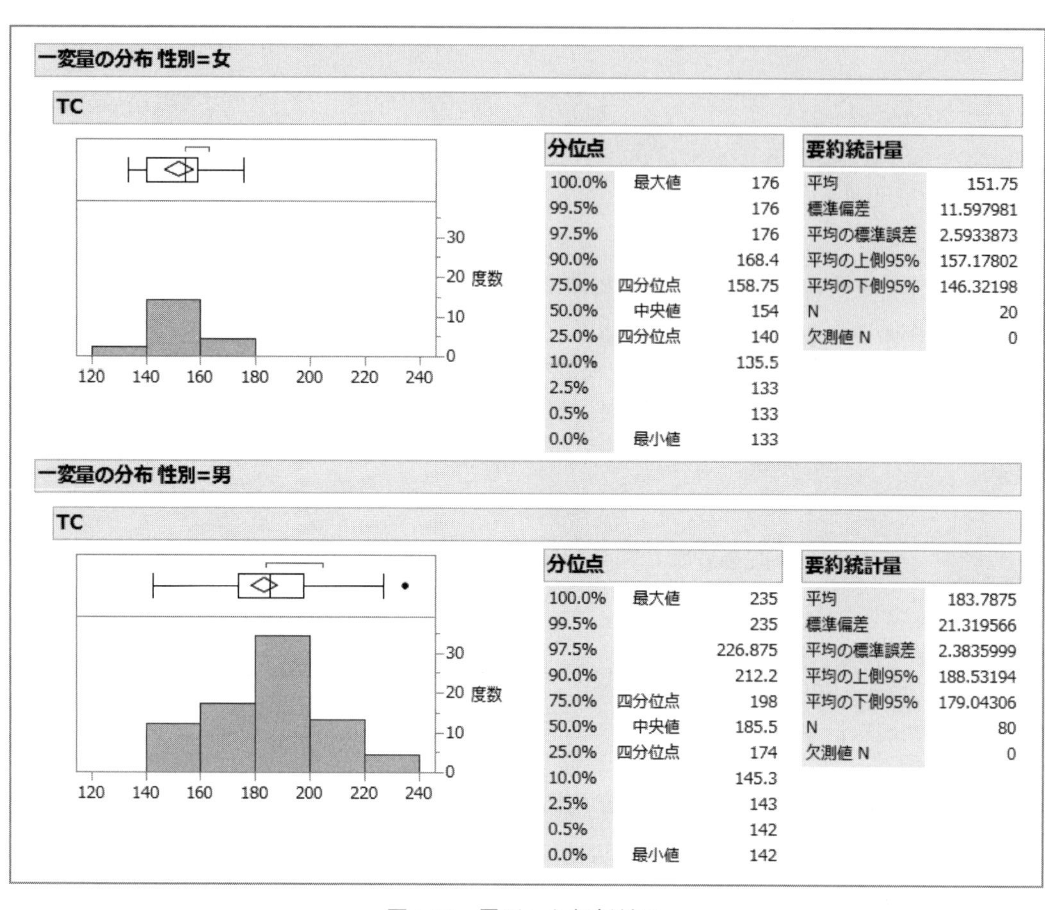

一変量の分布 性別=女

TC

分位点

100.0%	最大値	176
99.5%		176
97.5%		176
90.0%		168.4
75.0%	四分位点	158.75
50.0%	中央値	154
25.0%	四分位点	140
10.0%		135.5
2.5%		133
0.5%		133
0.0%	最小値	133

要約統計量

平均	151.75
標準偏差	11.597981
平均の標準誤差	2.5933873
平均の上側95%	157.17802
平均の下側95%	146.32198
N	20
欠測値 N	0

一変量の分布 性別=男

TC

分位点

100.0%	最大値	235
99.5%		235
97.5%		226.875
90.0%		212.2
75.0%	四分位点	198
50.0%	中央値	185.5
25.0%	四分位点	174
10.0%		145.3
2.5%		143
0.5%		142
0.0%	最小値	142

要約統計量

平均	183.7875
標準偏差	21.319566
平均の標準誤差	2.3835999
平均の上側95%	188.53194
平均の下側95%	179.04306
N	80
欠測値 N	0

図 3.13　層別した解析結果

【JMPの手順】

手順1 データの入力

次のようにデータを入力します。

	TC	性別
1	140	女
2	188	男
3	193	男
4	168	男
5	227	男
6	198	男
7	235	男
8	222	男
9	199	男
10	152	男
11	169	女

手順2 分析プラットフォームの選択

メニューから［ 分析 ］>［ 一変量の分布 ］と選択します。

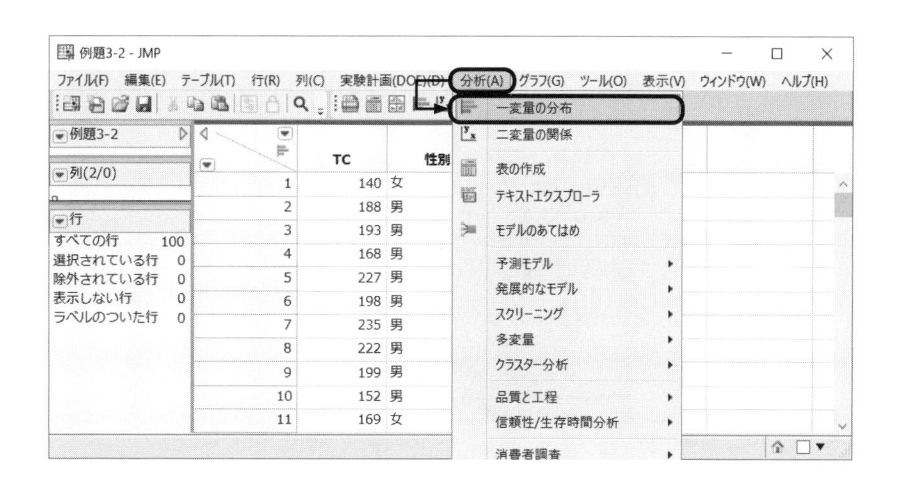

［ 一変量の分布 ］プラットフォームが現れるので、

［ Y, 列 ］→「 TC 」

［ By ］　→「 性別 」（層別したい変数）

と設定して、［ OK ］をクリックすると、分析レポートが表示されます。

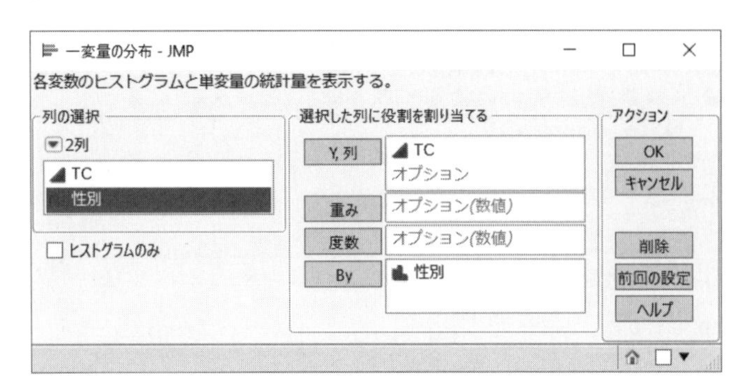

手順 3 レイアウトの変更

この時点では、男女を比較しにくいレイアウトになっています。そこで、比較しやすいように、レポートのレイアウトを変更します。

① レポートを積み重ねて表示

［ 一変量の分布性別＝女 ］レポートの ▼ をクリックし、［ 積み重ねて表示 ］を選択すると、性別のレポートが横向きになり、それぞれ上下に配置されます。

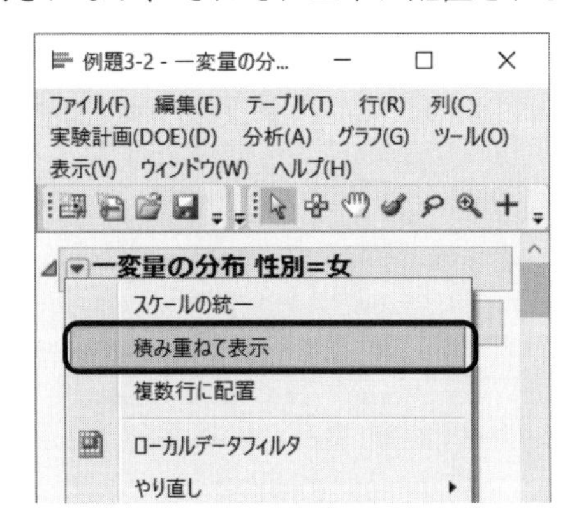

② グラフ横軸のスケールの統一

2つのグラフを比較しやすいように、グラフ横軸のスケールを統一させます。

［ 一変量の分布性別＝女 ］レポートの▼をクリックし、［ スケールの統一 ］を選択します。

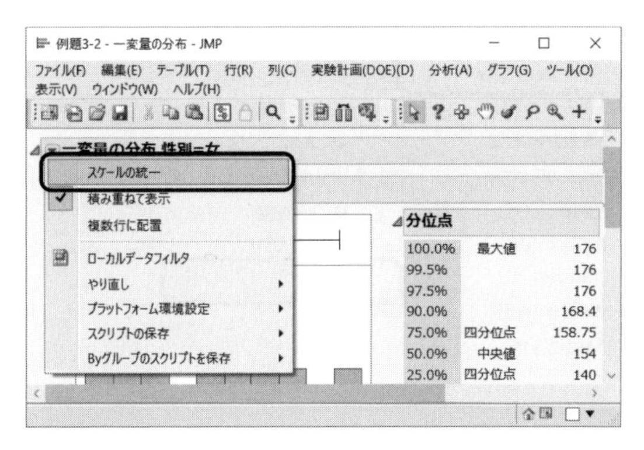

次に、［ 一変量の分布性別＝男 ］レポートの▼をクリックし、［ スケールの統一 ］を選択します。

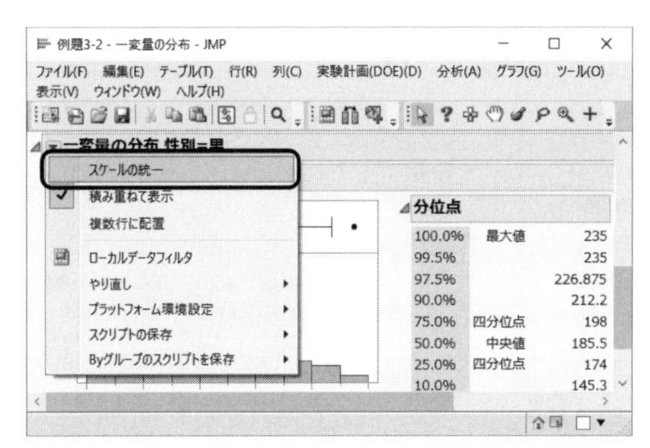

以上の操作を実行すると、レポートが積み重なり、グラフ横軸のスケールが統一されます。

③ グラフ縦軸のスケールの統一

まずは、度数軸を表示させます。［ 一変量の分布性別＝女 ］レポートの中の［ TC ］レポートの▼をクリックし、［ ヒストグラムオプション ］＞［ 度数軸 ］を選択します。

［ 一変量の分布性別＝男 ］レポートにも同様の手順を行います。

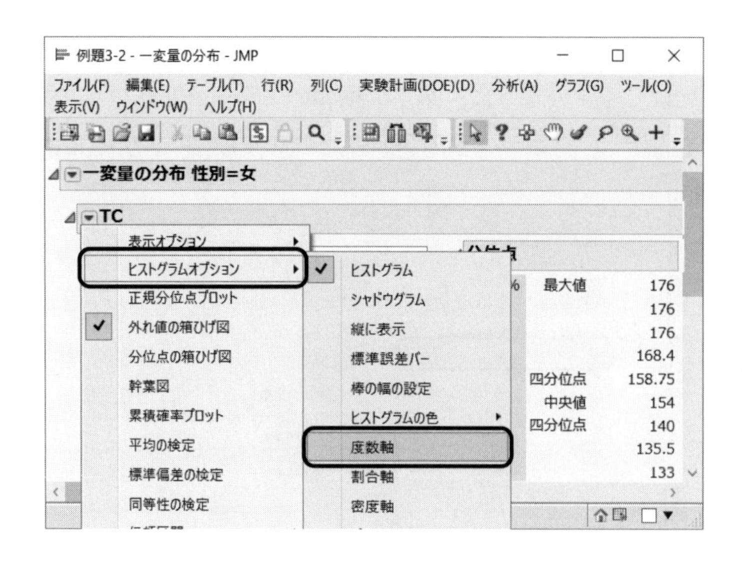

度数軸が表示されたら、度数軸のスケールの大きい方のレポート（ここでは、[一変量の分布性別＝男] レポート）の度数軸を右クリックし、オプションメニューから [編集] > [軸の設定をコピー] と選択します。

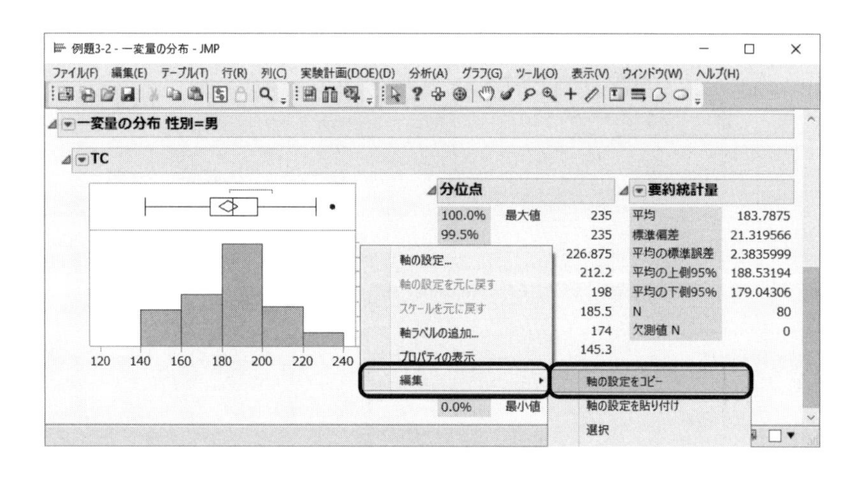

次に、度数軸のスケールの小さい方のレポート（ここでは、[一変量の分布性別＝女] レポート）の度数軸を右クリックし、オプションメニューから [編集] > [軸の設定を貼り付け] と選択すると、両レポートの軸の設定が統一されます。

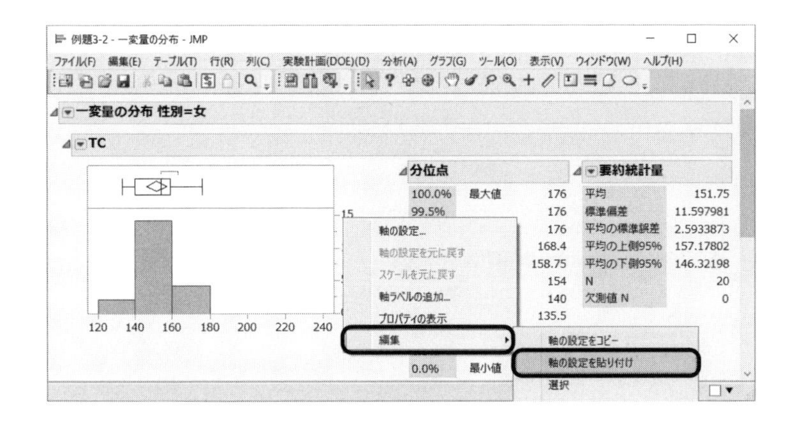

■グラフの選択機能を利用した層別の方法

次に紹介する方法でも、層の比較をすることができます。

手順 1 データの入力 （例題 3−2 と同様）

手順 2 分析プラットフォームの選択

メニューから［ 分析 ］＞［ 一変量の分布 ］と選択します。

［ 一変量の分布 ］プラットフォームが現れるので、

［ Y, 列 ］→「 TC 」「 性別 」

と設定して［ OK ］をクリックします。

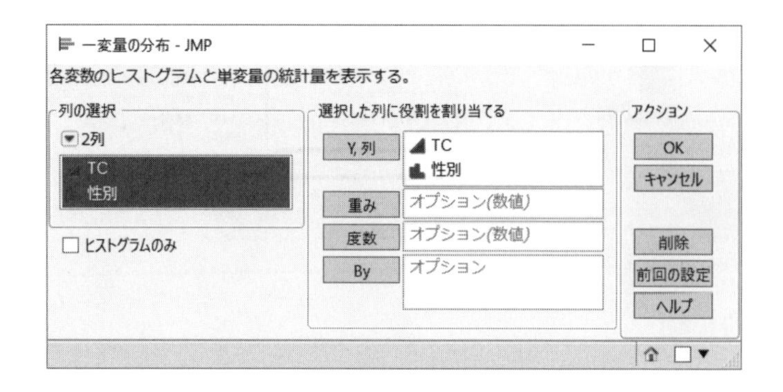

次のような分析レポートが表示されます（※積み重ねて表示）。

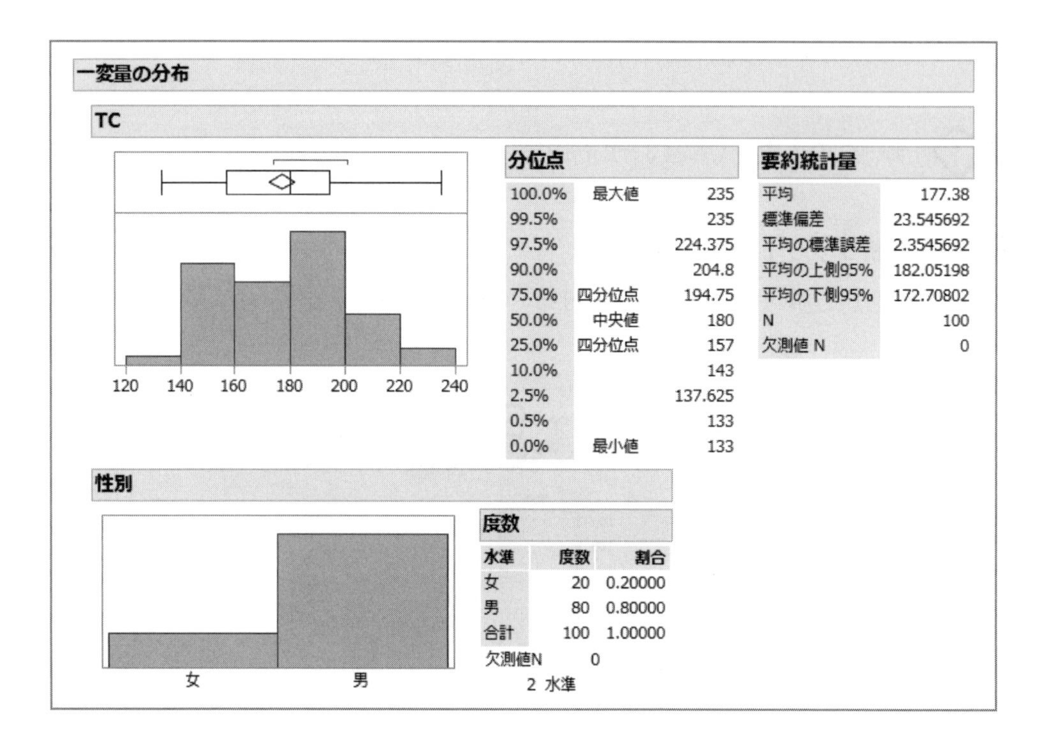

分位点

100.0%	最大値	235
99.5%		235
97.5%		224.375
90.0%		204.8
75.0%	四分位点	194.75
50.0%	中央値	180
25.0%	四分位点	157
10.0%		143
2.5%		137.625
0.5%		133
0.0%	最小値	133

要約統計量

平均	177.38
標準偏差	23.545692
平均の標準誤差	2.3545692
平均の上側95%	182.05198
平均の下側95%	172.70802
N	100
欠測値 N	0

度数

水準	度数	割合
女	20	0.20000
男	80	0.80000
合計	100	1.00000

欠測値N 0

性別の棒グラフにおける女性または男性の部分をクリックすると、TC 値のヒストグラムが性別べつに色分けされ、男女を比較することができます。

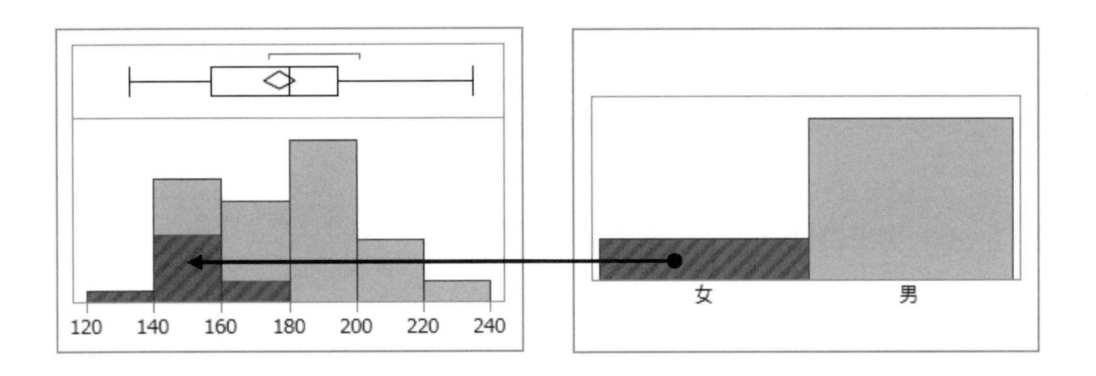

幹葉図

連続尺度のデータを視覚化するためのグラフとして、ヒストグラムと箱ひげ図を紹介しましたが、その他に、幹葉図と呼ばれるグラフもあります。幹葉図は、データを幹と葉で表現し、葉の数がデータの個数を表すので、ヒストグラムを横形にしたものと似た形になります。

［ TC ］レポートの▼をクリックし、［ 幹葉図 ］を選択します。

幹	葉	度数
23	5	1
22	027	3
21	3557	4
20	000112355	9
19	234455588899	12
18	0034555555566677778888	22
17	000344566777888	15
16	003589	6
15	02444577789	11
14	000012333335588	15
13	35	2

13|3は133を表す

図 3.14 「TC 値」の幹葉図

§2 カテゴリデータのまとめ方

▶▶ 度数や割合の集計とグラフによるデータの整理

2-1 ◉ カテゴリデータの要約

例題 3-3

次のデータは、ある病院の入院患者 154 人の食事形態のデータである。

表 3.7 データ表

食事形態				
普通食	カロリー制限食	カロリー制限食	普通食	カロリー制限食
嚥下食	カロリー制限食	軟菜食	嚥下食	塩分制限食
普通食	普通食	塩分制限食	嚥下食	カロリー制限食
普通食	軟菜食	塩分制限食	普通食	カロリー制限食
普通食	軟菜食	軟菜食	普通食	カロリー制限食
普通食	軟菜食	軟菜食	普通食	嚥下食
軟菜食	嚥下食	軟菜食	軟菜食	塩分制限食
普通食	嚥下食	軟菜食	普通食	塩分制限食
普通食	軟菜食	嚥下食	普通食	カロリー制限食
普通食	軟菜食	カロリー制限食	普通食	普通食
カロリー制限食	軟菜食	嚥下食	カロリー制限食	普通食
軟菜食	軟菜食	嚥下食	カロリー制限食	塩分制限食
塩分制限食	軟菜食	嚥下食	軟菜食	塩分制限食
普通食	普通食	軟菜食	軟菜食	塩分制限食
カロリー制限食	軟菜食	軟菜食	軟菜食	塩分制限食
カロリー制限食	軟菜食	軟菜食	嚥下食	軟菜食
カロリー制限食	軟菜食	カロリー制限食	嚥下食	カロリー制限食
カロリー制限食	塩分制限食	カロリー制限食	普通食	カロリー制限食
嚥下食	嚥下食	カロリー制限食	カロリー制限食	普通食
普通食	塩分制限食	普通食	カロリー制限食	カロリー制限食
普通食	軟菜食	普通食	軟菜食	軟菜食

表 3.7 の続き

食事形態				
普通食	普通食	軟菜食	塩分制限食	軟菜食
カロリー制限食	軟菜食	軟菜食	軟菜食	軟菜食
カロリー制限食	カロリー制限食	軟菜食	カロリー制限食	軟菜食
普通食	カロリー制限食	軟菜食	カロリー制限食	塩分制限食
普通食	嚥下食	軟菜食	嚥下食	カロリー制限食
普通食	軟菜食	軟菜食	嚥下食	普通食
普通食	軟菜食	軟菜食	塩分制限食	普通食
塩分制限食	塩分制限食	軟菜食	カロリー制限食	軟菜食
塩分制限食	塩分制限食	軟菜食	カロリー制限食	軟菜食
塩分制限食	塩分制限食	普通食	塩分制限食	

このデータを集計してグラフ化しなさい。

■カテゴリデータの数値的要約と視覚的要約

データのまとめ方には、数値的要約と視覚的要約の 2 つの方法があり、カテゴリデータの場合、データの度数や割合を把握することを目的としています。

カテゴリデータを数値的に要約するには、度数や割合などの統計量を求め、視覚的に要約するには、棒グラフやモザイク図などのグラフを作成して、あるカテゴリに属するものがどれだけあるのか、それは、全体の何%に相当するかを把握します。

■数値的要約の結果

この例題を数値的に要約すると、右のような度数分布表が得られます。

度数分布表には、カテゴリ別の度数や割合が表示されます。

水準　　：カテゴリの種類

度数　　：データ数

割合　　：データ数の割合

欠測値 N：無回答の数

表 3.8　度数分布表

度数

水準	度数	割合
嚥下食	17	0.11039
塩分制限食	22	0.14286
カロリー制限食	33	0.21429
普通食	35	0.22727
軟菜食	47	0.30519
合計	154	1.00000

欠測値N　0

5 水準

■視覚的要約の結果

この例題のデータを視覚的に要約するためのグラフを以下に示します。

【1】棒グラフ

棒グラフは度数を棒の長さで表したグラフで、カテゴリごとの度数を視覚的に把握することができます。また、カテゴリデータに適用するので、棒と棒の間は離して表示するのが一般的です。

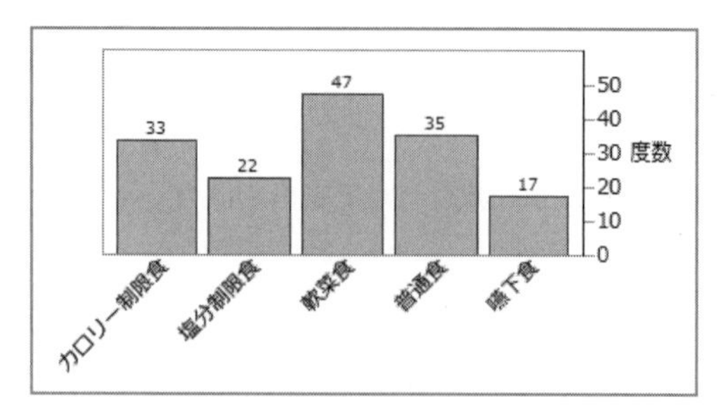

図 3.15 「食事形態」の棒グラフ

【2】モザイク図

モザイク図は、積み重ね棒グラフを横にしたもので、カテゴリごとの割合を視覚的に把握することができます。なお、モザイク図は本来、クロス集計表のグラフ化に使われるものです。

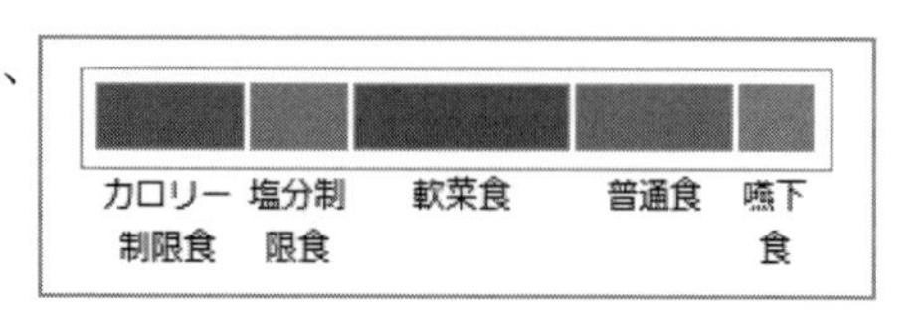

図 3.16 「食事形態」のモザイク図

度数分布表とグラフから、次のことが読み取れます。

- 軟菜食を食べている患者は 47 人と最も多く、全体の 30.5%となっている。
- 嚥下食を食べている患者は 17 人と最も少なく、全体の 11.0%となっている。

【JMP の手順】

手順 1 データの入力

次のようにデータを入力します。

例題3-3 - JMP

ファイル(F) 編集(E) テーブル(T) 行(R) 列(C) 実験計画(DOE)(D) 分析(A) グラフ(G) ツール(O) 表示(V) ウィンドウ(W) ヘルプ(H)

例題3-3

列(1/0)

食事形態

行

すべての行	154
選択されている行	0
除外されている行	0
表示しない行	0
ラベルのついた行	0

	食事形態
1	普通食
2	嚥下食
3	普通食
4	普通食
5	普通食
6	普通食
7	軟菜食
8	普通食
9	普通食
10	普通食

手順 2 分析プラットフォームの選択

メニューから、[分析] > [一変量の分布] と選択します。

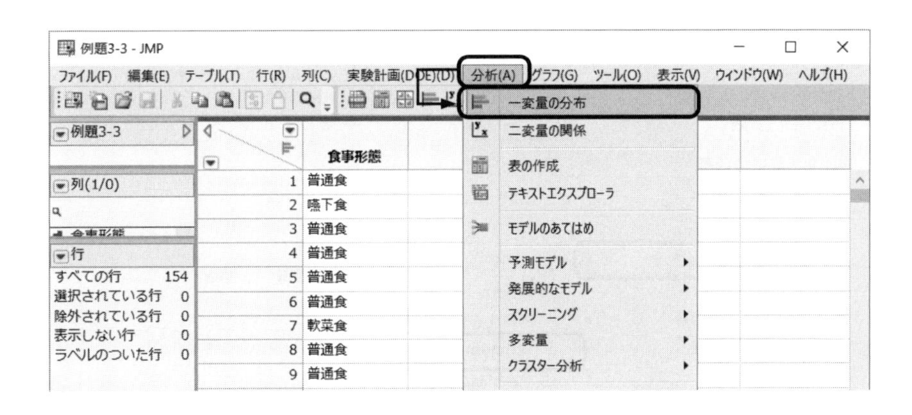

[一変量の分布] ウィンドウが現れるので、

[Y, 列] →「 食事形態 」

と設定して [OK] をクリックします。

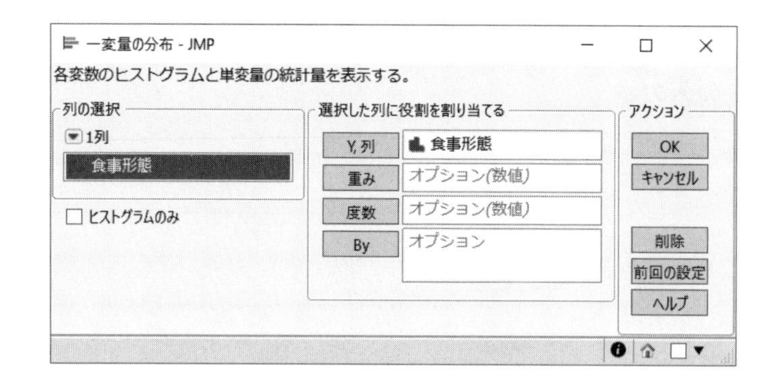

分析レポートが表示されるので、レポートを横に表示させると、表 3.8、図 3.15 の棒グラフが得られます。

手順 3 棒グラフのレイアウト変更

棒グラフのレイアウトを変更します。[食事形態] レポートの ▼ をクリックし、[ヒストグラムオプション] > [棒の間を離す]、[度数軸]、[度数の表示] とそれぞれ選択すると、図 3.15 と同様のレイアウトに変更されます。

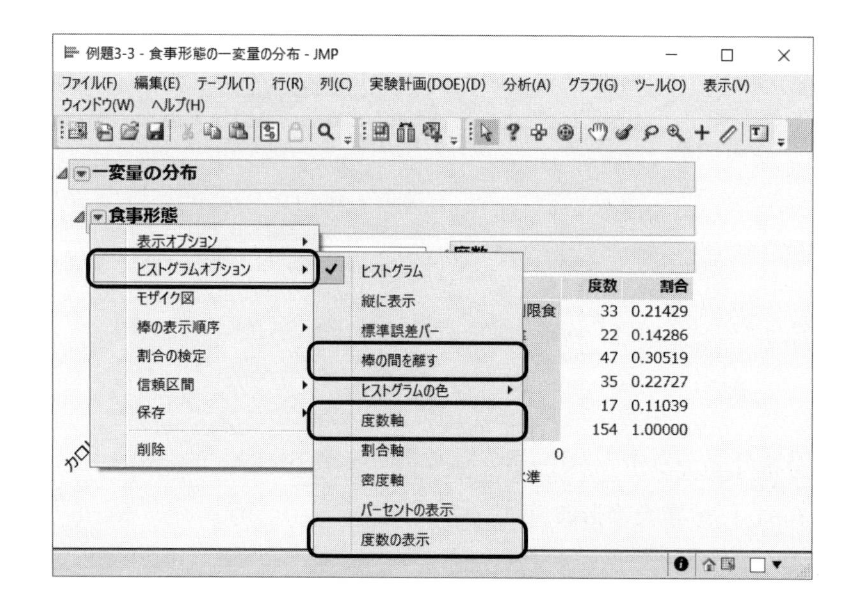

手順 4 分析オプションの選択

[食事形態] レポートの ▼ をクリックし、[モザイク図] と選択すると、図 3.16 の結果が得られます。

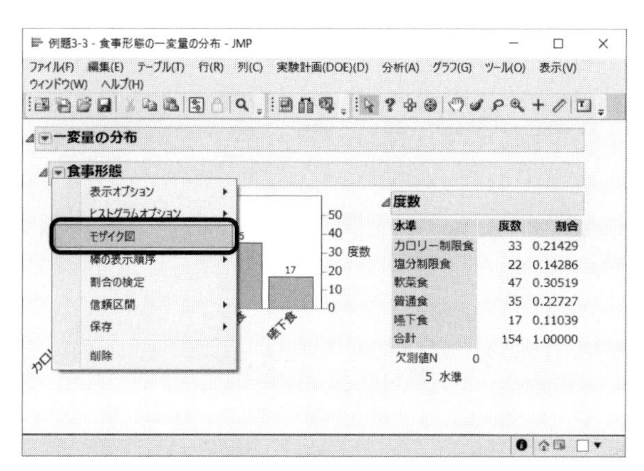

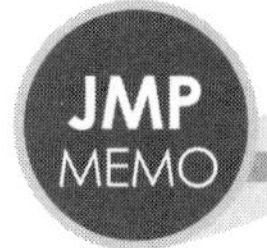

グラフの並べ替え

カテゴリ数が多いときは、グラフを度数順に並べ替えるとデータが読み取りやすくなります。この例題の場合、[食事形態] レポートの ▼ をクリックし、[棒の表示順序] から並び替える方法を選択します。

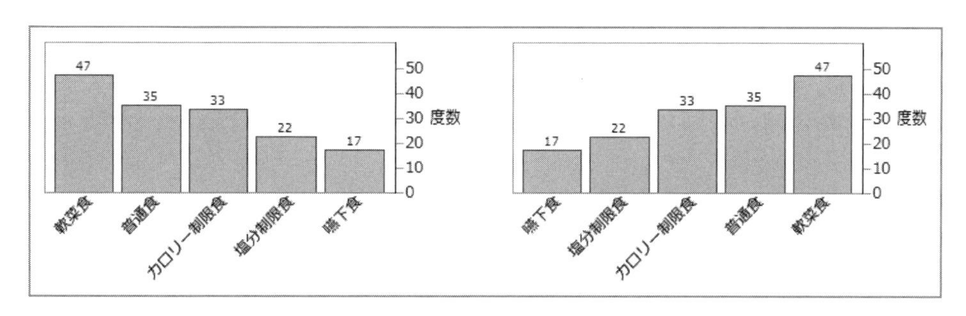

図 3.17　度数順に並べ替えた棒グラフ

2-2 ◉ 順序尺度のデータ処理

例題 3-4

次のデータは、ある病院の入院患者 166 人の転倒リスクのデータである。転倒リスクは 4 段階で評価され、数値が大きいほど転倒リスクが高いことを意味している。

1：転倒リスクは低い　　2：転倒リスクはやや低い

3：転倒リスクはやや高い　　4：転倒リスクは高い

表 3.9　データ表

転倒リスク						
2	1	4	3	1	4	4
3	3	4	3	3	1	3
3	2	4	3	2	3	3
3	2	4	4	1	1	2
1	3	3	2	2	3	4
1	4	3	1	2	2	4
1	4	3	3	4	3	2
3	4	4	4	4	3	3
3	2	2	4	4	2	4
1	2	4	3	4	1	3
2	4	2	2	2	4	2
2	4	3	2	2	4	3
1	3	3	3	3	4	4
1	3	1	1	1	2	4
4	2	1	4	2	2	4
3	2	1	4	1	3	2
2	2	1	4	2	3	4
2	2	3	2	3	3	4
2	1	3	3	4	3	4
1	1	3	1	2	3	2
1	3	3	4	4	3	2
3	3	3	1	1	2	2
3	2	2	1	3	4	
2	4	1	1	3	4	

このデータを集計して要約しなさい。

■要約結果

この例題をまとめると、次のような結果が得られます。

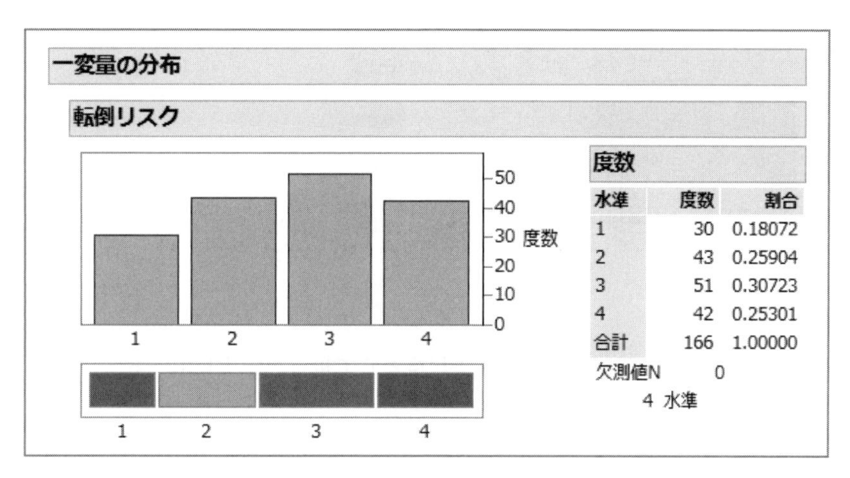

度数

水準	度数	割合
1	30	0.18072
2	43	0.25904
3	51	0.30723
4	42	0.25301
合計	166	1.00000

欠測値N 0
4 水準

図 3.18　転倒リスクの分析レポート

度数分布表とグラフから、次のことが読み取れます。

・転倒リスク 3（やや高い）が 51 人と最も多く、全体の 30.7%となっている。
・転倒リスク 1（低い）が 30 人と最も少なく、全体の 18.0%となっている。

このデータは転倒リスクの高さを表している順序尺度のデータですが、尺度を連続尺度に変更することで、次のページの図 3.19 のように数量データとしてまとめることもできます。

数量データとして扱うと、平均値や標準偏差を求めることができます。この例題のように、順序尺度を連続尺度として扱うことは、実務のときにはよく見られる方法ですが、この方法は、1～4 の評点が等間隔ということを前提にしているので、統計的な扱いには注意が必要です。

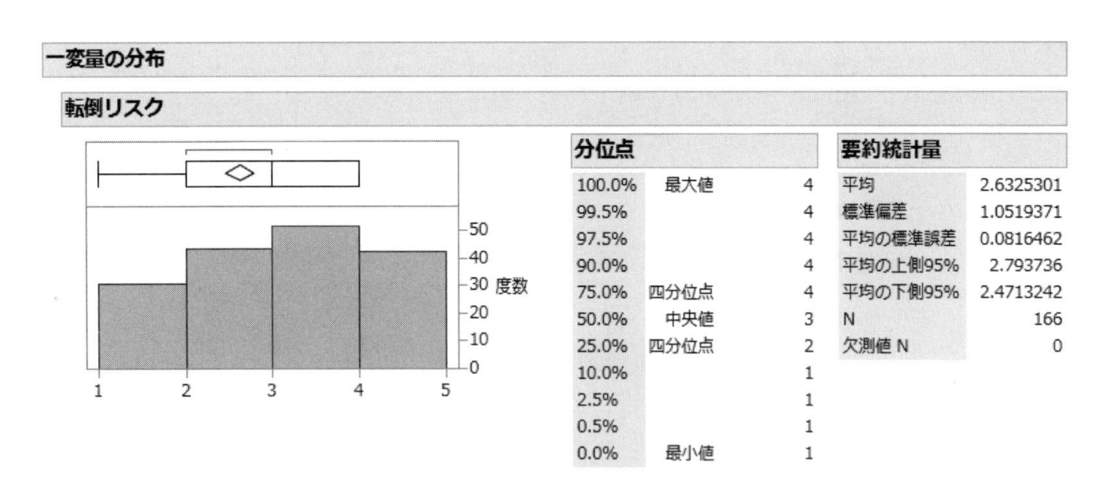

分位点

100.0%	最大値	4
99.5%		4
97.5%		4
90.0%		4
75.0%	四分位点	4
50.0%	中央値	3
25.0%	四分位点	2
10.0%		1
2.5%		1
0.5%		1
0.0%	最小値	1

要約統計量

平均	2.6325301
標準偏差	1.0519371
平均の標準誤差	0.0816462
平均の上側95%	2.793736
平均の下側95%	2.4713242
N	166
欠測値 N	0

図 3.19　転倒リスクを連続尺度として扱った分析レポート

【JMP の手順】

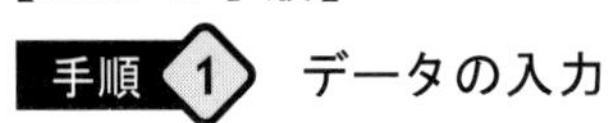

データの入力

次のようにデータを入力します。このとき、データの尺度は順序尺度に設定します。

例題3-4 - JMP

ファイル(F)　編集(E)　テーブル(T)　行(R)　列(C)　実験計画(DOE)(D)　分析(A)　グラフ(G)　ツール(O)　表示(V)　ウィンドウ(W)　ヘルプ(H)

例題3-4

列(1/0)

転倒リスク

行

すべての行 166
選択されている行 0
除外されている行 0
表示しない行 0
ラベルのついた行 0

	転倒リスク
1	2
2	3
3	3
4	3
5	1
6	1
7	1
8	3
9	3
10	1

手順 2 分析プラットフォームの選択

メニューから、[分析] > [一変量の分布] と選択します。

[一変量の分布] ウィンドウが現れるので、

[Y, 列] →「 転倒リスク 」

と設定して [OK] をクリックすると、分析レポートが表示されます。

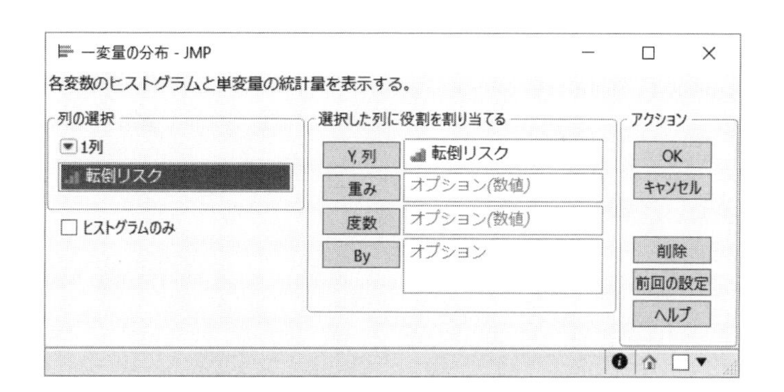

手順 3 分析オプションの選択

[転倒リスク] レポートの ▼ をクリックし、[モザイク図] と選択します。レイアウトを整えると図 3.18 の結果が得られます。

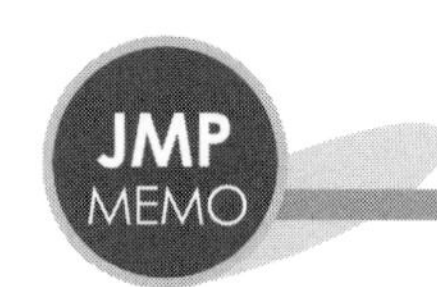

手のひらツールの活用

手のひらツールは、クリックした箇所をドラッグすることで、表示を変えることができます。たとえば、グラフの横軸（縦軸）をクリックして左右（上下）にドラッグすると軸のスケールが変更でき、ヒストグラムをクリックして上下にドラッグすると、棒の数（棒の幅）を変更できます。また、プロット内をクリックしてドラッグすると、両方の軸のスケールを変更することができます。

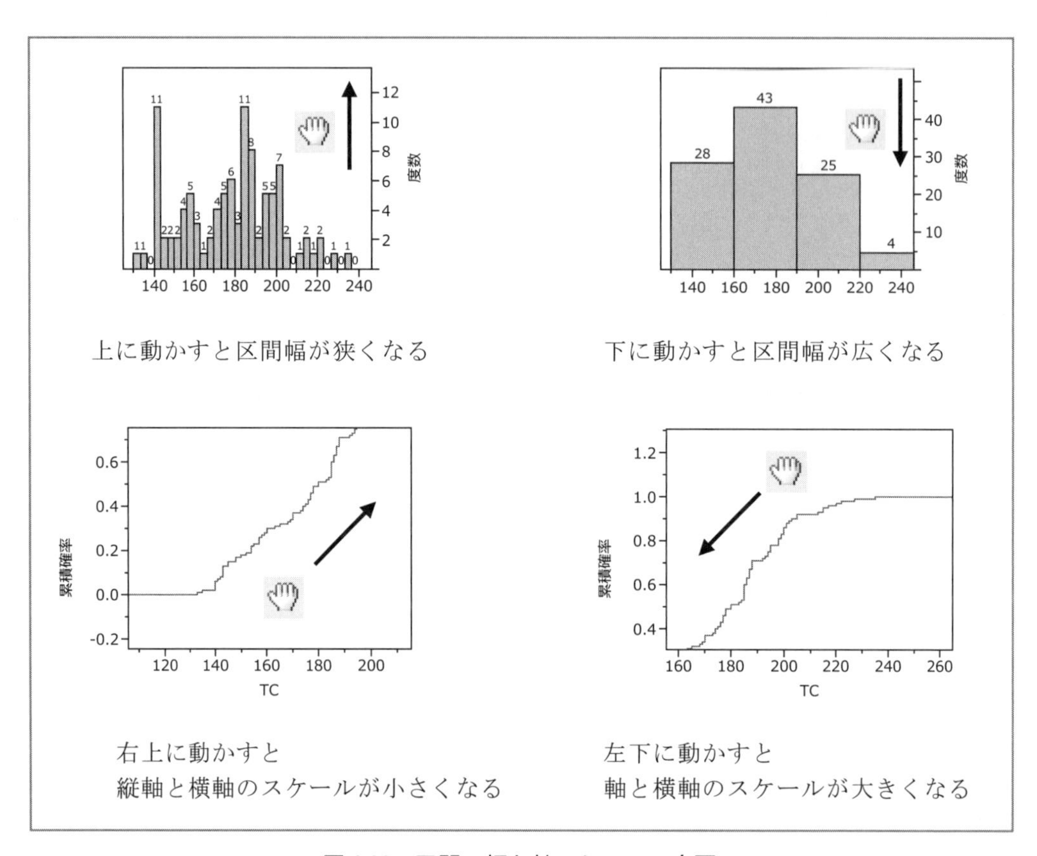

図 3.20　区間の幅と軸スケールの変更

第4章

平均値の比較

複数の興味ある集団について、研究上の興味あるデータを収集し、その平均値を比較するという場面は、統計解析の場でよく見られる状況です。平均値は単純に比較するだけでなく、比較することで生じた違いに意味があるかどうかを判定する必要があります。このために使われる仮説検定と呼ばれる統計的方法を解説します。

§1 2つの平均値を比較する

▶▶ 平均値の差が意味のある差かどうかを判定する

1-1 ◉ t 検定の実際

例題 4-1

50 歳代男性の中から飲酒の習慣がない人（飲酒する日が週に 1 日以下）を 20 人、飲酒の習慣がある人（飲酒する日が週に 5 日以上）を 10 人、合計 30 人をランダムに選び、収縮期血圧を測定した結果が次のデータ表である。

表 4.1　データ表

飲酒なし		飲酒あり
130	128	128
128	126	152
158	133	135
121	136	154
139	149	165
145	114	142
138	119	144
127	130	143
126	140	131
118	124	146

飲酒なしの群と飲酒ありの群で、血圧の平均に差があるといえるか検定せよ。

■ 2つの平均値の比較

飲酒なしの群をA群、飲酒ありの群をB群とします。この例題におけるA群とB群の合計30人は、互いに何の関係もない2つの群で、このような2つの群を、独立した2つの標本と呼んでいます。2つの独立した標本における平均値の差が統計的に意味のあるものかどうかを判定する（＝2つの母平均に差があるかどうかを判定する）ための統計的方法が t 検定です。

検定では、検証したい仮説を2つ立てるのがルールです。

この例題で検定しようとしている仮説は、次のように表されます。

帰無仮説 H_0 : $\mu_A = \mu_B$

対立仮説 H_1 : $\mu_A \neq \mu_B$

対立仮説が ≠ で表現される仮説を両側仮説と呼んでいます。

■解析結果

この例題に t 検定を適用すると次のような結果が得られます。

【1】 データのグラフ化

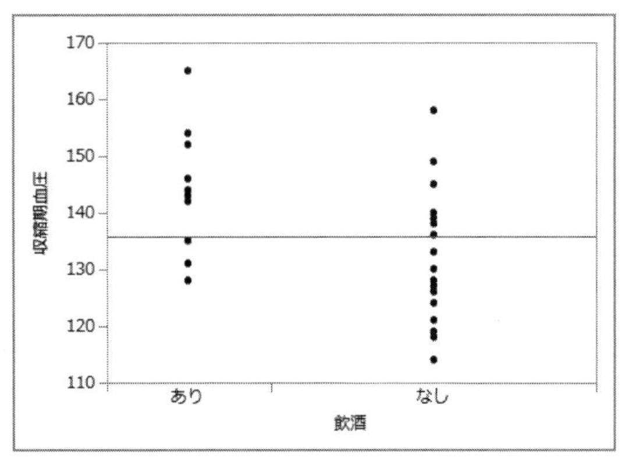

図 4.1 ドットプロット

・ドットプロットからは、特に外れ値は見当たらない。
・2群のばらつきは、ほぼ同じ程度と見られる。

【2】 *t* 検定の結果

① ひし形付きドットプロット

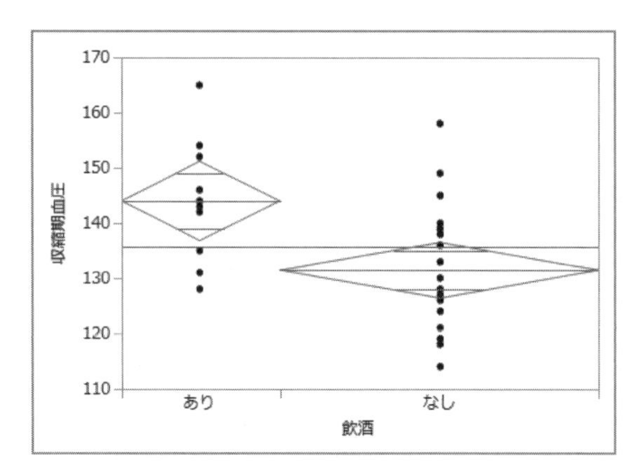

図 4.2　ひし形付きドットプロット

各ひし形の中央の直線は各グループの平均値を示します。ひし形の縦の長さ（ひし形の上下の点）が、各グループの母平均の 95% 信頼区間を表します。ひし形の高さは、データ数の平方根の逆数に比例します。

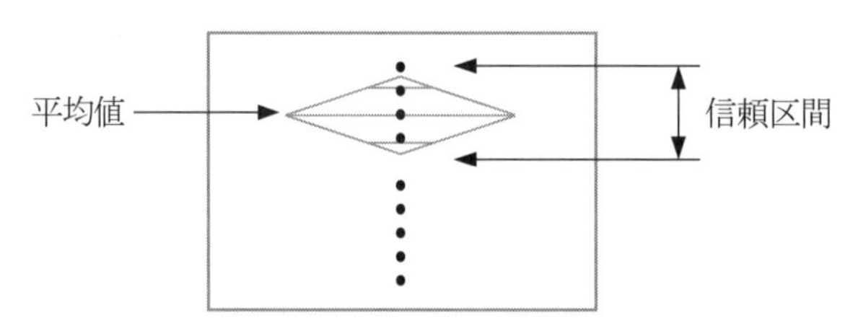

図 4.3　平均値と信頼区間

グループの平均値を示す線から上下に離れた位置に引かれている線はオーバーラップマークです。各グループのデータ数が等しいとき、ひし形の上下のオーバーラップマークが 2 つとも別のひし形のオーバラップマークを超えていない場合は、2 群の平均値の差は有意でないことを示します。

② 2群の母分散が等しいと仮定したとき

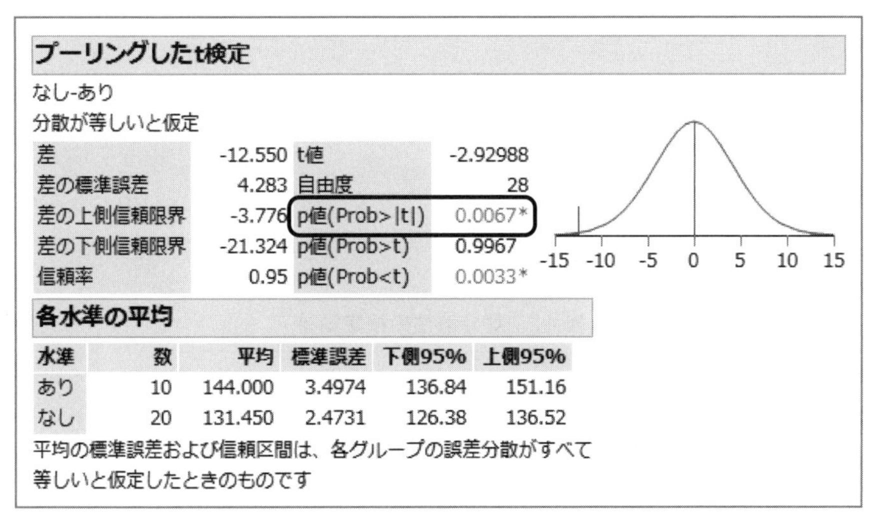

プーリングしたt検定

なし-あり

分散が等しいと仮定

差	-12.550	t値	-2.92988
差の標準誤差	4.283	自由度	28
差の上側信頼限界	-3.776	p値(Prob>|t|)	0.0067*
差の下側信頼限界	-21.324	p値(Prob>t)	0.9967
信頼率	0.95	p値(Prob<t)	0.0033*

各水準の平均

水準	数	平均	標準誤差	下側95%	上側95%
あり	10	144.000	3.4974	136.84	151.16
なし	20	131.450	2.4731	126.38	136.52

平均の標準誤差および信頼区間は、各グループの誤差分散がすべて等しいと仮定したときのものです

図 4.4　分散が等しいと仮定した t 検定

- p 値 $= 0.0067 < 0.05$ であるから、2群の母平均には差があるといえる。
- 母平均の差の 95%信頼区間は 3.77〜21.32
- 飲酒なしの群の母平均の 95%信頼区間は 126.38〜136.52
- 飲酒ありの群の母平均の 95%信頼区間は 136.84〜151.16

③ 2群の母分散が等しくないと仮定したとき

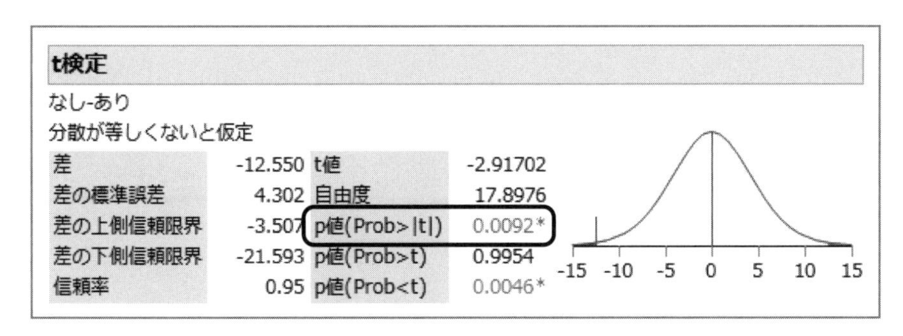

t検定

なし-あり

分散が等しくないと仮定

差	-12.550	t値	-2.91702
差の標準誤差	4.302	自由度	17.8976
差の上側信頼限界	-3.507	p値(Prob>|t|)	0.0092*
差の下側信頼限界	-21.593	p値(Prob>t)	0.9954
信頼率	0.95	p値(Prob<t)	0.0046*

図 4.5　分散が等しくないと仮定した t 検定

・p 値 $= 0.0092 < 0.05$ であるから、2 群の母平均には差があるといえる。

・母平均の差の 95%信頼区間は 3.50〜21.59

【3】 等分散性の検定

母分散が等しいと仮定するのがよいか、等しくないと仮定するのがよいかは、データの背景にある知識や、グラフなどから判断します。一方で、母分散が等しいかどうかの検定も存在します。等分散性の検定と呼ばれる方法で、その結果を次に示します。

表 4.2　等分散性の検定結果

検定	F値	分子自由度	分母自由度	p値
O'Brien[.5]	0.0021	1	28	0.9641
Brown-Forsythe	0.0028	1	28	0.9579
Levene	0.0287	1	28	0.8667
Bartlett	0.0019	1	.	0.9652
両側F検定	1.0258	9	19	0.9103

よく使われる方法は Levene の検定と F 検定です。各 p 値は 0.8667、0.9103 で、どちらも有意水準 0.05 より大きく、有意ではありません。すなわち、どちらの検定においても 2 群の母分散に違いは認められません。

【JMP の手順】

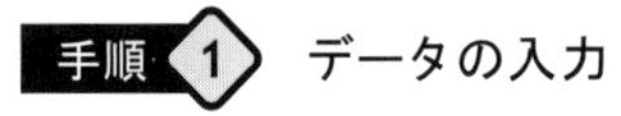
データの入力

次のようにデータを入力します。

例題4-1 - JMP

ファイル(F)　編集(E)　テーブル(T)　行(R)　列(C)　実験計画(DOE)(D)　分析(A)　グラフ(G)　ツール(O)　表示(V)　ウィンドウ(W)　ヘルプ(H)

例題4-1

列(2/0)

収縮期血圧

	収縮期血圧	飲酒
1	130	なし
2	128	なし
3	158	なし
4	121	なし

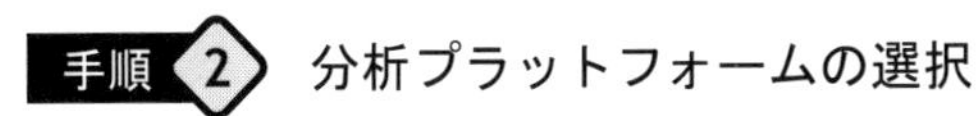

手順2 分析プラットフォームの選択

メニューから［ 分析 ］＞［ 二変量の関係 ］と選択します。

［ 二変量の関係 ］ウィンドウが現れるので

［ Y, 目的変数 ］→「 収縮期血圧 」

［ X, 説明変数 ］→「 飲酒 」

と設定して［ OK ］をクリックすると、分析レポートが表示されます。

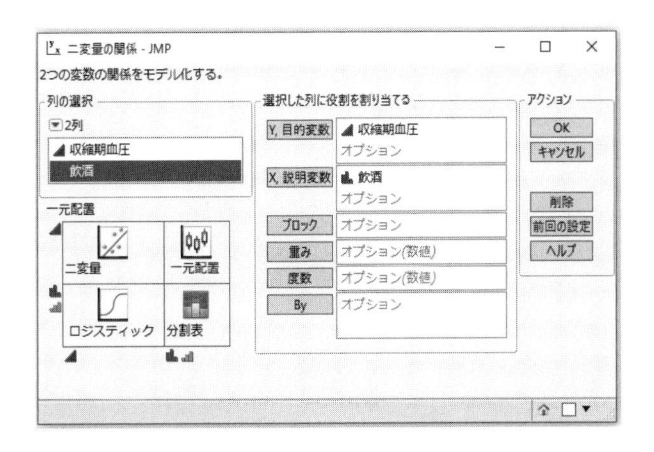

手順 3 分析オプションの選択

［ 飲酒による収縮期血圧の一元配置分析 ］レポートの▼をクリックして、［ 平均/ANOVA/プーリングしたｔ検定 ］、［ 個々の分散を用いたｔ検定 ］、［ 等分散性の検定 ］をそれぞれ選択すると、図 4.2、図 4.4、図 4.5、表 4.2 のレポート結果が得られます。

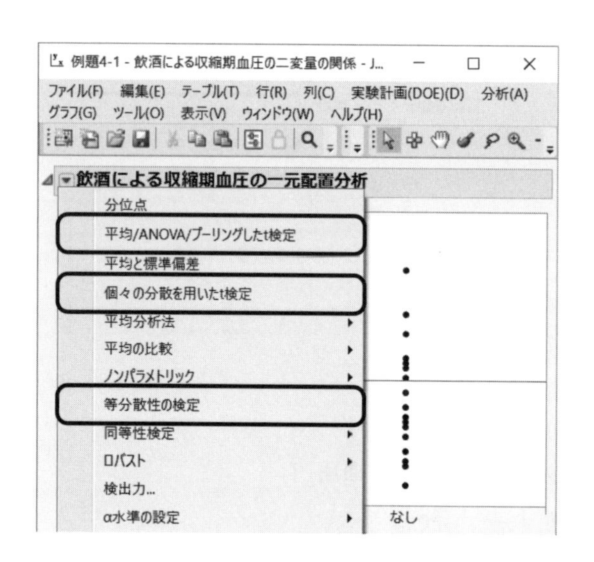

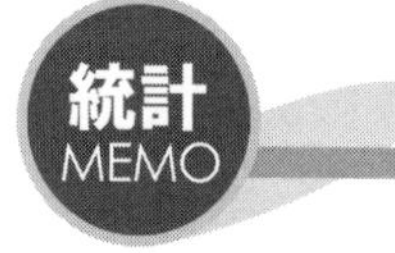

検定に関連する知識

（1）両側仮説と片側仮説

本例題は対立仮説が $\mu_A \neq \mu_B$ という両側仮説となっているので、p 値は両側検定のところを読み取ります。両側仮説の場合、p 値（Prob > |t|）と表示されます。対立仮説が $\mu_A > \mu_B$ の片側仮説のときには、p 値（Prob > t）の値、$\mu_A < \mu_B$ の片側仮説のときには、p 値（Prob < t）の値を読み取ります。

対立仮説 H_1 : $\mu_A \neq \mu_B$ のとき　p 値 = p 値（Prob > |t|）

対立仮説 H_1 : $\mu_A > \mu_B$ のとき　p 値 = p 値（Prob > t）

対立仮説 H_1 : $\mu_A < \mu_B$ のとき　p 値 = p 値（Prob < t）

（2）等分散性の仮定

母分散が等しくないと仮定したときの結果は、実際には母分散が等しいという状況においても適用することができます。したがって、“等しくないと仮定したとき”というのは、“等しいとも等しくないとも仮定しないとき”と解釈するとよいでしょう。

（3）正規性の仮定と正規分位点プロット

t 検定はデータが正規分布に従っていることを前提とした手法です。データの数が少ないときには正規分布の確認は不可能ですが、右に示したような正規分位点プロットによって、視覚的におおよその検証をすることはできます。正規分位点プロット上の点の散らばりが直線的であれば、正規分布と見ます。

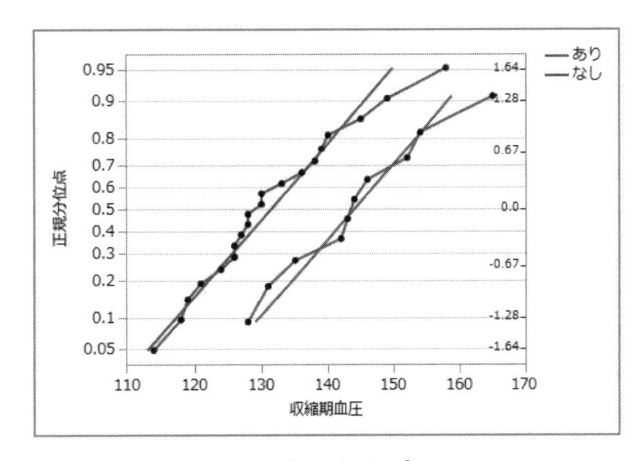

図 4.6　正規分位点プロット

正規分位点プロットを表示する手順：

手順①　［ 飲酒による収縮期血圧の一元配置分析 ］レポートの▼をクリック

手順②　［ 正規分位点プロット ］＞［ 実測値-分位点プロット ］

（4）サンプルサイズ（サンプルのデータ数）

本例題は

A 群のサンプルサイズ $n_A = 20$

B 群のサンプルサイズ $n_B = 10$

全体のサンプルサイズ　$n = 30$

となっていますが、検定の検出力（母平均に差があるときに有意となる確率）という観点からは、各群同数ずつ $n_A = n_B = 15$ となるようにデータを収集すべきです。

1-2 ◉ Wilcoxon の順位和検定の実際

■ Wilcoxon の順位和検定

t 検定は、データが正規分布に従っていると仮定できるような状況で用いられます。この仮定が満たされないときには、特定の分布を仮定しないで使うことができるノンパラメトリック検定と呼ばれる方法で処理することになります。2 つの平均値の比較に用いるノンパラメトリック検定は、Wilcoxon の順位和検定です。この検定の考え方は、次に示すように原データを順位値に変換して、その順位値を対象に解析を進めていきます。JMP では、順位値への変換は自動で行われます。

表 4.3　原データと順位データ

（原データ）

飲酒なし		飲酒あり
130	128	128
128	126	152
158	133	135
121	136	154
139	149	165
145	114	142
138	119	144
127	130	143
126	140	131
118	124	146

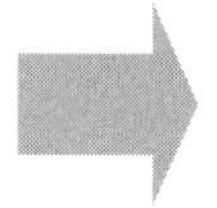

（順位データ）

飲酒なし		飲酒あり
12.5	10	10
10	6.5	27
29	15	16
4	17	28
19	26	30
24	1	21
18	3	23
8	12.5	22
6.5	20	14
2	5	25

順位データの表は、原データを小さい順に順位を付けたものです。順位であるのに、6.5 といった小数点の数値が存在するのは、たとえば、6 位と 7 位が同じ値のときには、同順位（タイと呼ばれる）になり、そのときには、6 と 7 の平均値を割り当てるからです。

1 位から 30 位までの順位の合計は 465 です。飲酒なしと飲酒ありで差がなければ、飲酒なしの順位値の合計は 310、飲酒ありの順位値の合計は 155 となることが期待されます。

一方、実際には飲酒なしの順位値の合計は249、飲酒ありの順位値の合計は216となります。この実際の値と期待される値の差から、検定に必要な統計量が計算されます。

■解析結果

この例題にWilcoxonの順位和検定を適用すると、次のような結果になります。

表4.4　Wilcoxonの順位和検定

Wilcoxon/Kruskal-Wallisの検定(順位和)

水準	度数	スコア和	スコアの期待値	スコア平均	(平均-平均0)/標準偏差0
あり	10	216.000	155.000	21.6000	2.663
なし	20	249.000	310.000	12.4500	-2.663

Wilcoxon 2標本検定（正規近似）

S	Z	p値(Prob>|Z|)
216	2.66342	0.0077*

Kruskal-Wallis検定 (カイ2乗近似)

カイ2乗	自由度	p値(Prob>ChiSq)
7.2116	1	0.0072*

Wilcoxonの順位和検定のp値は0.0077となっていますから、有意水準0.05よりも小さく、有意です。2群の中心位置に差があるといえるという結論になります。

JMPには、2つの平均値の差を比較するt検定に対応するノンパラメトリック検定として、Wilcoxonの順位和検定のほかに、メディアン検定、Van der Waerdenの検定、Kolmogorov-Smirnovの検定があります。

【JMPの手順】

データの入力

手順 2　分析プラットフォームの選択

※手順1～2までは例題4－1の手順と同じです。JMPでは、解析者が数値データを順位データに変換しなくてもWilcoxonの順位和検定を実施することができます。

手順 3 分析オプションの選択

［ 飲酒による収縮期血圧の一元配置分析 ］レポートの▼をクリックし、［ ノンパラメトリック ］＞［ Wilcoxon/Kruskal-Wallis 検定 ］と選択すると、表 4.4 のレポート結果が得られます。

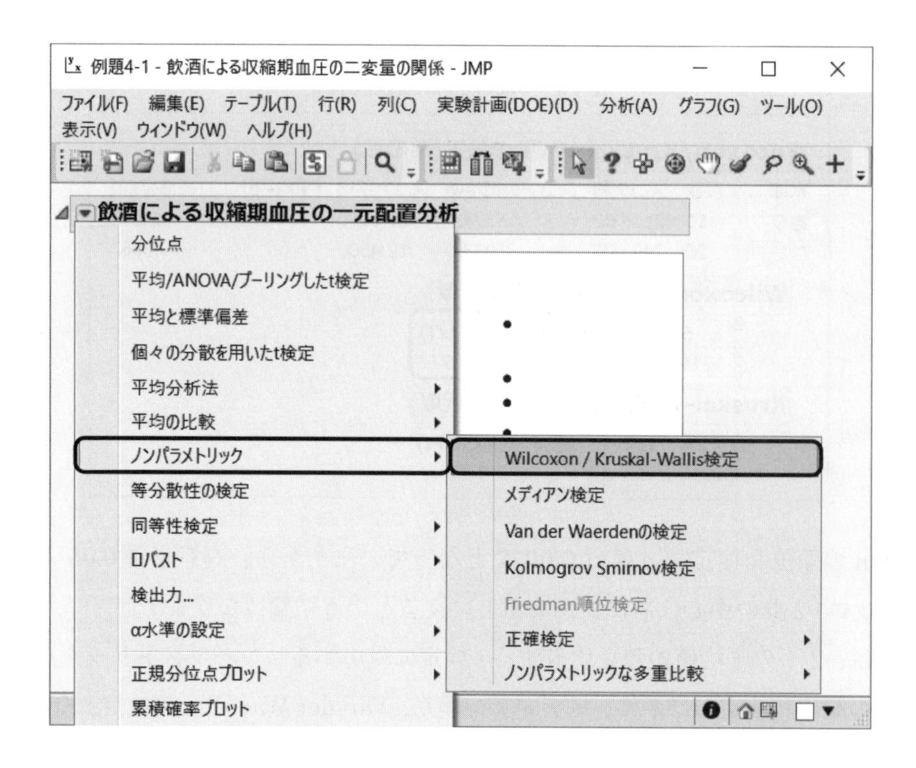

Wilcoxon の順位和検定は、Mann-Whitney 検定という名称で紹介されることもあります。

中央値の違いと順位和検定

t 検定が2つの平均値を比較する検定であるのに対して、Wilcoxon の順位和検定は2つの中央値を比較する検定であるという見方ができますが、厳密には必ずしも中央値の違いを見ているわけではないということを、次の数値例で示すことにしましょう。

AとBの2つの群があり、各群のデータの数は50です。

表 4.5　データ表

A					B				
1	1	5	6	6	1	3	5	6	8
1	2	5	6	6	1	4	5	7	8
1	2	5	6	7	2	4	5	7	9
1	2	5	6	7	2	4	5	8	9
1	2	5	6	7	3	4	5	8	9
1	2	5	6	7	3	4	5	8	9
1	2	5	6	8	3	4	5	8	9
1	3	5	6	8	3	4	5	8	9
1	3	5	6	8	3	4	5	8	9
1	4	5	6	9	3	4	5	8	9

このデータから各群の中央値を求めると、AもBも5となり、中央値の差はまったくありません。しかし、Wilcoxon の順位和検定を適用すると、次のように p 値 $= 0.0456$ となり、有意水準0.05より小さいので有意です。

表 4.6　Wilcoxon の順位和検定

Wilcoxon/Kruskal-Wallisの検定(順位和)

水準	度数	スコア和	スコアの期待値	スコア平均	(平均-平均0)/標準偏差0
A	50	2237.00	2525.00	44.7400	-1.999
B	50	2813.00	2525.00	56.2600	1.999

Wilcoxon 2標本検定 (正規近似)

S	Z	p値(Prob>|Z|)
2813	1.99925	0.0456*

Kruskal-Wallis検定 (カイ2乗近似)

カイ2乗	自由度	p値(Prob>ChiSq)
4.0109	1	0.0452*

この数値例から Wilcoxon の順位和検定は、中央値の違いを見ているというよりも、順位和（スコア和）の違いを見ているということがわかります。

§2 3つ以上の平均値を比較する

▶▶ 複数の平均値を同時に比べて有意差を判定する

2-1 ◉ 分散分析の実際

例題 4-2

実験用マウスに、血糖値を下げる効果がある成分が入った薬品を1日1回30日間摂取させた結果、次のような結果が得られた。測定値は血糖値の減少量（mg/dl）である。

薬品はA、B、C、Dの4種類あり、マウスを60匹用意して、ランダムに15匹ずつ4つのグループに分けて、各グループに1つの薬品を割り当てている。

表 4.7　データ表

A	B	C	D
58	97	55	55
60	81	82	71
59	90	73	52
75	98	76	64
79	80	76	77
75	64	74	70
83	90	76	88
67	76	95	46
52	85	85	68
66	83	67	73
77	90	75	67
71	67	86	73
74	58	75	66
62	85	70	68
75	60	83	83

薬品A、B、C、Dの間には、血糖値の減少量に差があるといえるか検定せよ。

■３つ以上の平均値の比較

この例題はA、B、C、Dの４群の母平均の差を検定する問題です。２群であれば、t 検定を使うことができますが、３つ以上の群の母平均を比較するときには、分散分析が使われます。３つ以上と書きましたが、実際には２群のときにも使うことができ、２群の分散分析の結果は、分散が等しいと仮定したときの t 検定と一致します。

分散分析はデータが正規分布に従っていること、各群のばらつき（母分散）が等しいことを適用の前提条件としています。

この例題で検定しようとしている仮説は、次のように表されます。

帰無仮説 H_0：$\mu_A = \mu_B = \mu_C = \mu_D$

対立仮説 H_1：少なくとも１つ以上の母平均が他の母平均と異なる

■解析結果

この例題に分散分析を適用すると、次のような結果が得られます。

【１】データのグラフ化

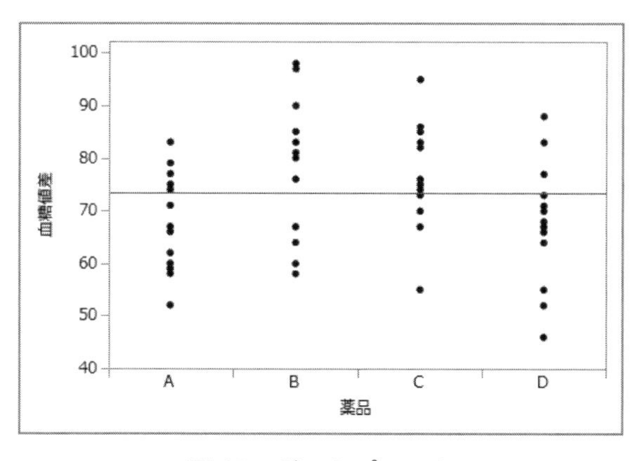

図 4.7　ドットプロット

・ドットプロットからは、外れ値は見当たらない。

・各群のばらつきは、ほぼ同じ程度と見られる。

【2】分散分析の結果

① ひし形付きドットプロット

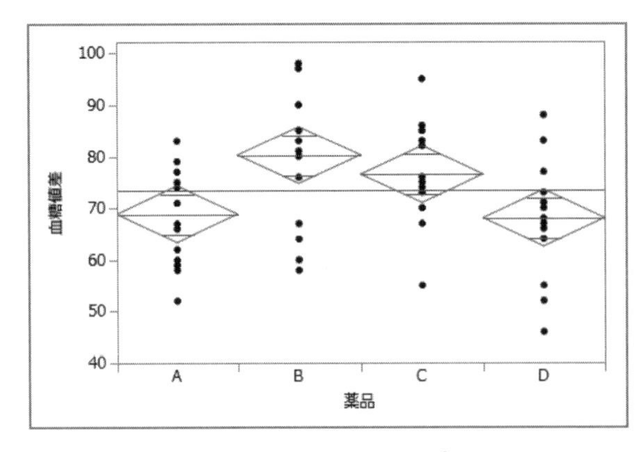

図 4.8　ひし形付きドットプロット

② 分散分析表

表 4.8　分散分析表

分散分析

要因	自由度	平方和	平均平方	F値	p値(Prob>F)
薬品	3	1589.4000	529.800	4.6786	0.0055*
誤差	56	6341.3333	113.238		
全体(修正済み)	59	7930.7333			

③ 各水準の母平均の区間推定

表 4.9　母平均の区間推定

各水準の平均

水準	数	平均	標準誤差	下側95%	上側95%
A	15	68.8667	2.7476	63.363	74.371
B	15	80.2667	2.7476	74.763	85.771
C	15	76.5333	2.7476	71.029	82.037
D	15	68.0667	2.7476	62.563	73.571

平均の標準誤差および信頼区間は、各グループの誤差分散がすべて等しいと仮定したときのものです

・p 値＝ 0.0055 < 0.05 であるから、4 群の母平均には差があるといえる。
・各群の母平均の 95%信頼区間は次のようになっている。

A の母平均の 95%信頼区間は 63.36～74.37

B の母平均の 95%信頼区間は 74.76～85.77

C の母平均の 95%信頼区間は 71.02～82.03

D の母平均の 95%信頼区間は 62.56～73.57

【3】等分散性の検定

分散分析は各群の母分散が等しいという前提で適用される統計的方法なので、この前提条件が成立しているかどうかを確かめる必要があります。これはデータの背景にある知識や、グラフなどから判断します。一方で、母分散が等しいかどうかの検定も存在します。その検定結果を次に示します。

表 4.10　等分散性の検定

検定	F値	分子自由度	分母自由度	p値(Prob>F)
O'Brien[.5]	0.9266	3	56	0.4340
Brown-Forsythe	0.7217	3	56	0.5432
Levene	0.8867	3	56	0.4537
Bartlett	0.7401	3	.	0.5280

よく使われる方法は Levene の検定と Bartlett の検定です。どちらの p 値も有意水準 0.05 よりも大きく、有意ではありません。すなわち、どちらの検定においても、4 群の母分散に違いは認められません。

【4】多重比較

分散分析の結果、4 群の母平均（μ_A、μ_B、μ_C、μ_D）に差があることがわかりました。しかし、分散分析で判明するのはここまでで、どの母平均の間に差があるかということまではわかりません。

分散分析で有意な結果が得られたときに、2 群ずつ取り上げて、どの母平均の間に差があり、どの母平均の間には差がないのかを検定する方法が多重比較です。

さて、このような場合に、2 群ずつ取り上げて A と B、A と C、A と D、B と C、B と D、C と D の組合せで、2 群の母平均の差の検定を行うことが考えられます。すなわち、t 検定を 6 回実施するという方法です。しかし、この方法は個々の検定の有意水準を α（通常 0.05）に設定すると、全体の有意水準を α にすることができません。また、個々の検定が独立にはならないという問題があり、t 検定を複数回実施するのは適切な方法ではありません。そこで考え出されたのが多重比較という方法で、多くの手法が提案されています。この例題では、Tukey の HSD 検定（Tukey's honestly significant difference test）を利用します。この方法は Tukey-Kramer の HSD 検定とも呼ばれています。

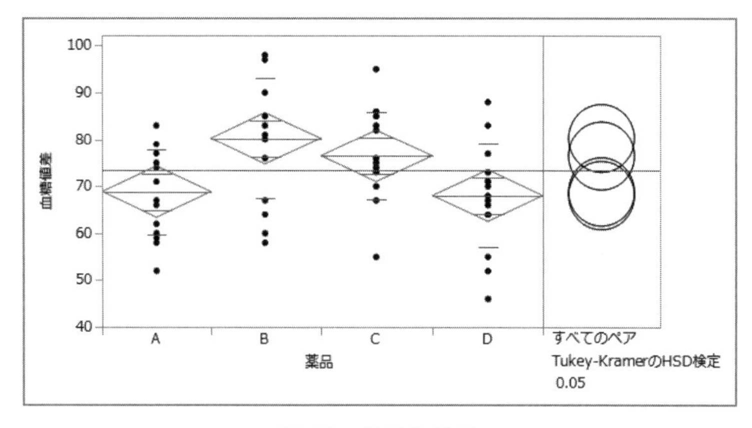

図 4.9　多重比較円

JMP の多重比較機能を実行すると、各群の平均を視覚的に比較することができる比較円プロットが作成されます。比較円は次のような見方をします。

- 比較円が交わらないか、交わりが浅く外側の交角が 90 度以下になる場合は、平均が有意に異なる。
- 比較円が 90 度以上の交角で交わっているか入れ子になっている場合は、平均が有意には異ならない。

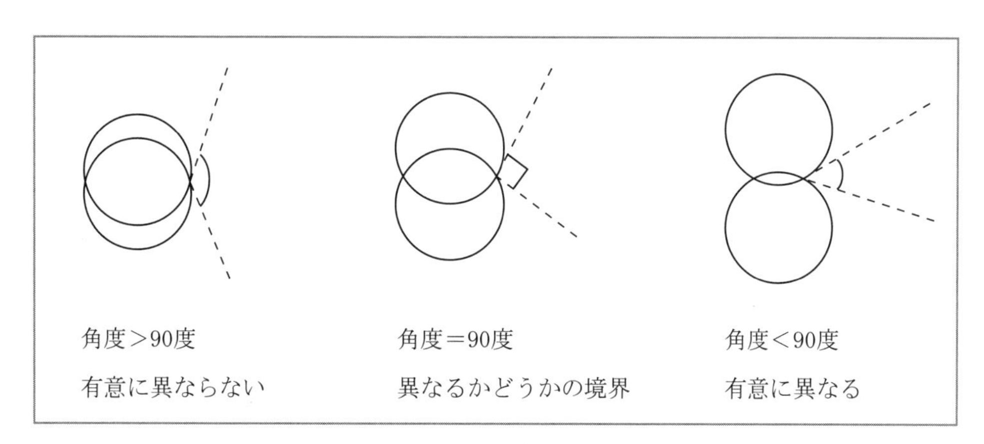

図 4.10　多重比較円の見方

次に示した Tukey-Kramer の LSD 閾値行列は、観測された平均の絶対差から LSD（最小有意差）を引いた値を示します。値が正のとき、差は有意であるとみなされます。

この例題 4−2 の場合、B と D、B と A の母平均に差があることがわかります。

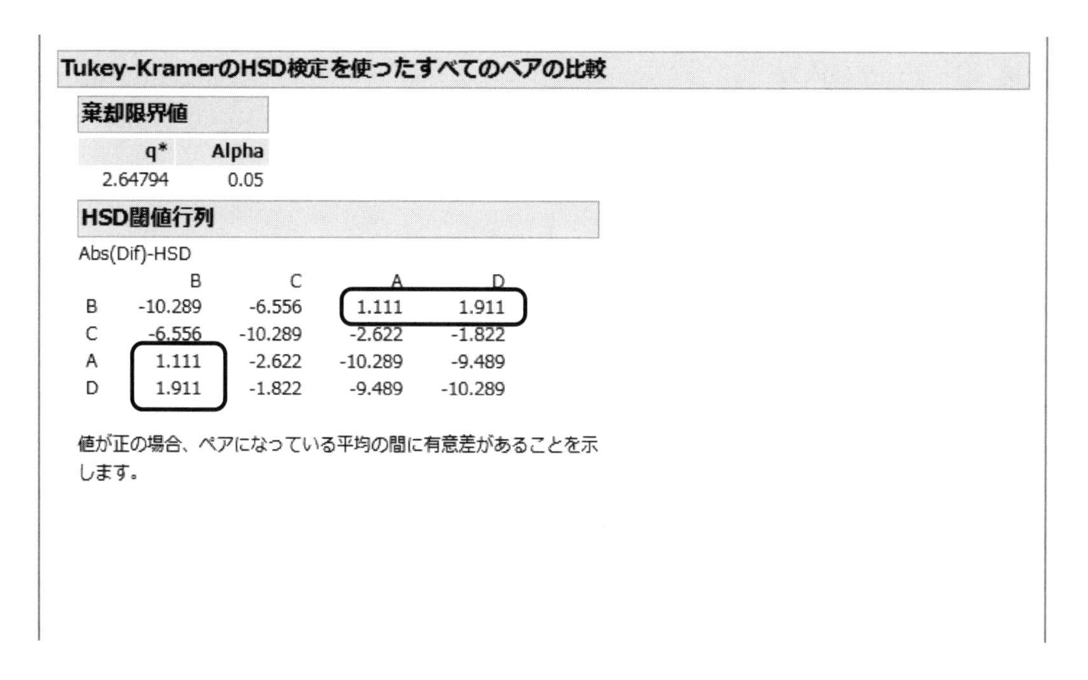

Tukey-KramerのHSD検定を使ったすべてのペアの比較

棄却限界値

q*	Alpha
2.64794	0.05

HSD閾値行列

Abs(Dif)-HSD

	B	C	A	D
B	-10.289	-6.556	1.111	1.911
C	-6.556	-10.289	-2.622	-1.822
A	1.111	-2.622	-10.289	-9.489
D	1.911	-1.822	-9.489	-10.289

値が正の場合、ペアになっている平均の間に有意差があることを示します。

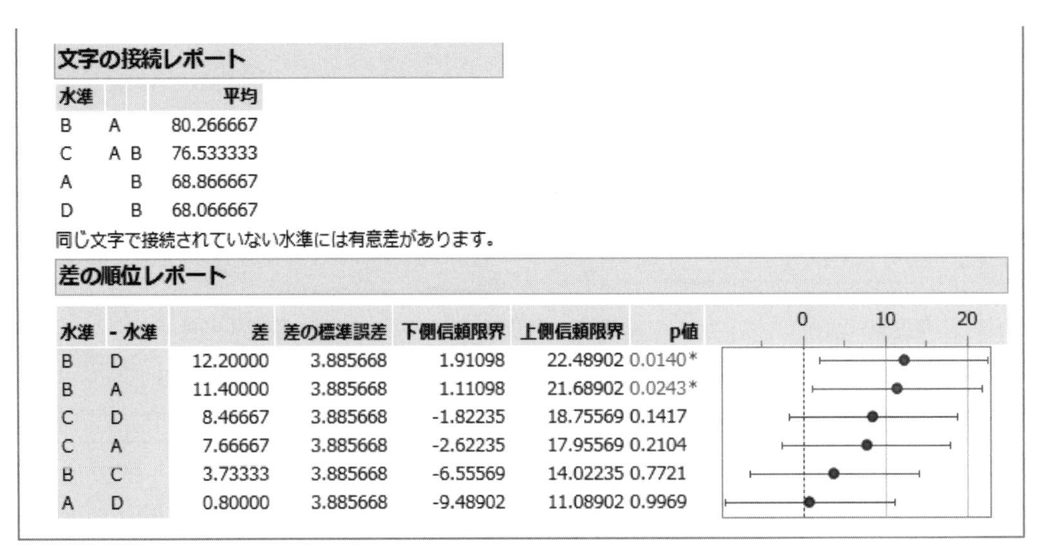

文字の接続レポート

水準			平均
B	A		80.266667
C	A	B	76.533333
A		B	68.866667
D		B	68.066667

同じ文字で接続されていない水準には有意差があります。

差の順位レポート

水準	- 水準	差	差の標準誤差	下側信頼限界	上側信頼限界	p値
B	D	12.20000	3.885668	1.91098	22.48902	0.0140*
B	A	11.40000	3.885668	1.11098	21.68902	0.0243*
C	D	8.46667	3.885668	-1.82235	18.75569	0.1417
C	A	7.66667	3.885668	-2.62235	17.95569	0.2104
B	C	3.73333	3.885668	-6.55569	14.02235	0.7721
A	D	0.80000	3.885668	-9.48902	11.08902	0.9969

図 4.11　Tukey-Kramer の HSD 検定

【JMP の手順】

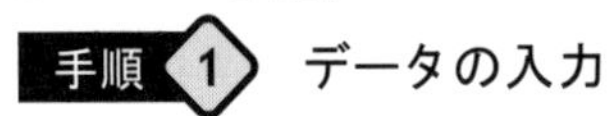

データの入力

次のようにデータを入力します。

例題4-2 - JMP

ファイル(F)　編集(E)　テーブル(T)　行(R)　列(C)　実験計画(DOE)(D)　分析(A)　グラフ(G)　ツール(O)　表示(V)　ウィンドウ(W)　ヘルプ(H)

例題4-2

列(2/0)

血糖値差
薬品

行

すべての行　60
選択されている行
除外されている行
表示しない行　0

	血糖値差	薬品
1	58	A
2	60	A
3	59	A
4	75	A
5	79	A
6	75	A
7	83	A
8	67	A
9	52	A
10	66	A

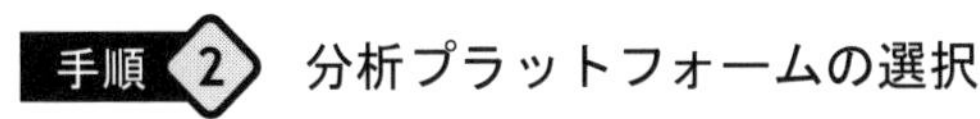

手順 2 分析プラットフォームの選択

メニューから［ 分析 ］>［ 二変量の関係 ］と選択します。

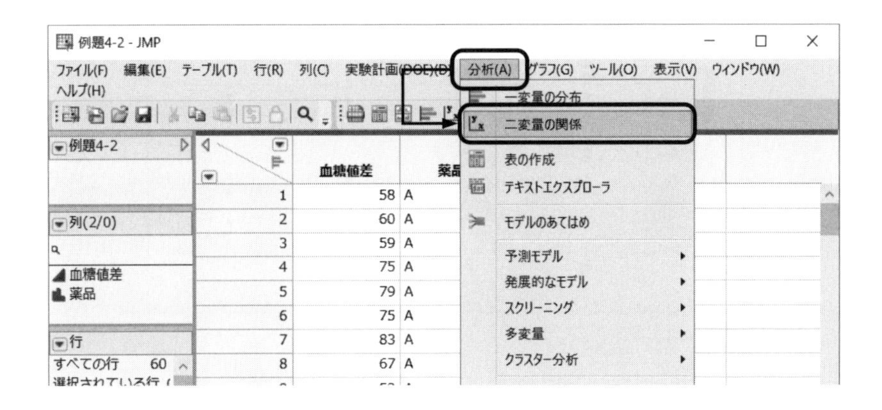

［ 二変量の関係 ］ウィンドウが現れるので

［ Y, 目的変数 ］→「 血糖値差 」

［ X, 説明変数 ］→「 薬品 」

と設定して、［ OK ］をクリックします。

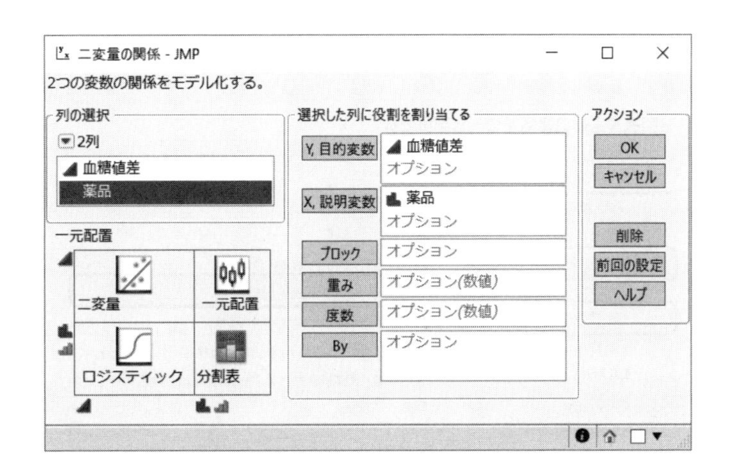

次のような分析レポートが表示されます。

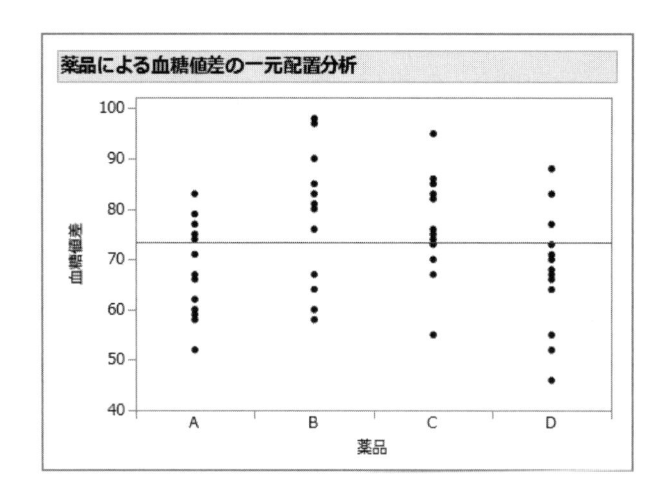

手順 3 分析オプションの選択

［ 薬品による血糖値差の一元配置分析 ］レポートの をクリックし、［ 平均/ANOVA ］、［ 平均の比較 ］＞［ すべてのペア, Tukey の HSD 検定 ］、［ 等分散性の検定 ］とそれぞれ選択すると、図 4.8、表 4.8、表 4.9、表 4.10、図 4.9、図 4.11 のレポート結果が得られます。

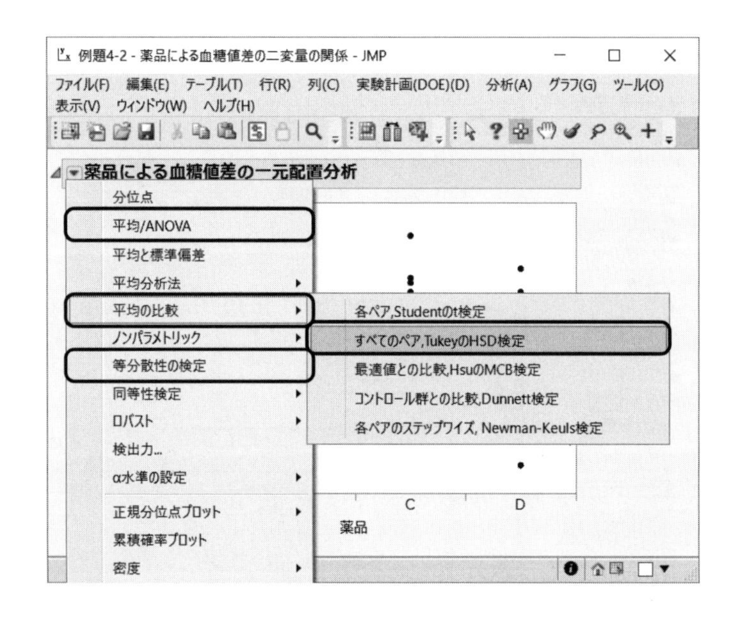

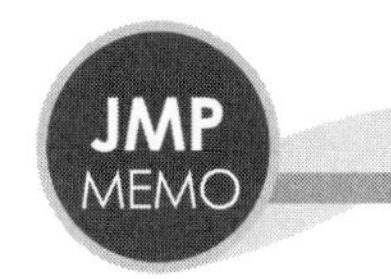

JMPの多重比較

JMPの多重比較には、次の5つの方法が用意されています。

① Studentのt検定：Studentのt検定を使用して、ペアごとの比較を実行する。

② TukeyのHSD検定：すべての2群同士に対しての検定。

③ HsuのMCB検定：平均が未知の最大平均より小さいかどうか、未知の最小平均より大きいかどうかの検定を実行する。

④ Dunnettの検定：特定のコントロール群の平均と異なるかどうかを検定する。

⑤ Newman-Keuls検定：群が3つのときに有効な検定方法。

この結果を表示させるには、レポートの▼をクリックし、[平均の比較] から各手法を選択します。

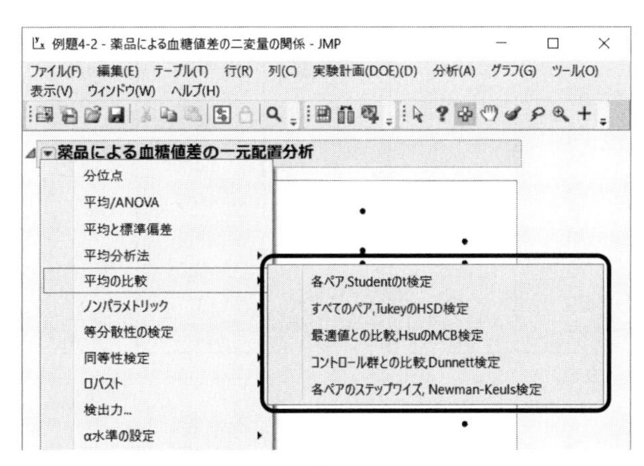

図 4.12　多重比較のメニュー画面

2-2 ◉ Kruskal-Wallis 検定の実際

■Kruskal-Wallis の検定

分散分析は、データが正規分布に従っていると仮定できるような状況で用いられます。この仮定が満たされないときには、ノンパラメトリック検定で処理することになりますが、3つ以上の平均値の比較には、Kruskal-Wallis の検定を用います。

Kruskal-Wallis の検定の考え方は、次のデータ表に示すように、原データを順位値に変換して、その順位値を対象に解析を進めていきます。JMP では、Wilcoxon の順位和検定と同様に、順位値への変換は自動で行われます。

表 4.11　原データと順位データ

（原データ）

A	B	C	D
58	97	55	55
60	81	82	71
59	90	73	52
75	98	76	64
79	80	76	77
75	64	74	70
83	90	76	88
67	76	95	46
52	85	85	68
66	83	67	73
77	90	75	67
71	67	86	73
74	58	75	66
62	85	70	68
75	60	83	83

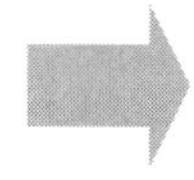

（順位データ）

A	B	C	D
6.5	59	4.5	4.5
9.5	44	45	24.5
8	56	27	2.5
33	60	37.5	12.5
42	43	37.5	40.5
33	12.5	29.5	22.5
47.5	56	37.5	54
17.5	37.5	58	1
2.5	51	51	20.5
14.5	47.5	17.5	27
40.5	56	33	17.5
24.5	17.5	53	27
29.5	6.5	33	14.5
11	51	22.5	20.5
33	9.5	47.5	47.5

1位から60位までの順位の合計は1830で、4つの群に差がなければ、各群の順位値の合計は457.5となることが期待されます。一方、実際には各群の順位値の合計は、Aは352.5、Bは607、Cは534、Dは336.5となります。この実際の値と期待される値の差から、検定に必要な統計量が計算されます。

■解析結果

例題4－2にKruskal-Wallisの検定を適用すると、次のような結果になります。

表4.12　Kruskal-Wallisの検定

Wilcoxon/Kruskal-Wallisの検定(順位和)

水準	度数	スコア和	スコアの期待値	スコア平均	(平均-平均0)/標準偏差0
A	15	352.500	457.500	23.5000	-1.786
B	15	607.000	457.500	40.4667	2.546
C	15	534.000	457.500	35.6000	1.299
D	15	336.500	457.500	22.4333	-2.059

Kruskal-Wallis検定 (カイ2乗近似)

カイ2乗	自由度	p値(Prob>ChiSq)
11.7985	3	0.0081*

Kruskal-Wallisの検定のp値は0.0081となっていますから、有意水準0.05よりも小さく、有意です。つまり、4群の中心位置に差があるといえる、という結論になります。

【JMPの手順】

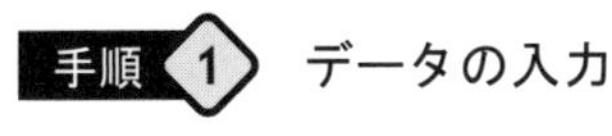
データの入力

手順 2　分析プラットフォームの選択

※手順1～2までは例題4－2の手順と同じです。JMPでは、解析者が数値データを順位データに変換しなくてもKruskal-Wallisの検定を実施することができます。

手順 3 分析オプションの選択

［ 薬品による血糖値差の一元配置分析 ］レポートの▼をクリックし、［ ノンパラメトリック ］＞［ Wilcoxon/Kruskal-Wallis 検定 ］と選択すると、表 4.12 のレポート結果が得られます。

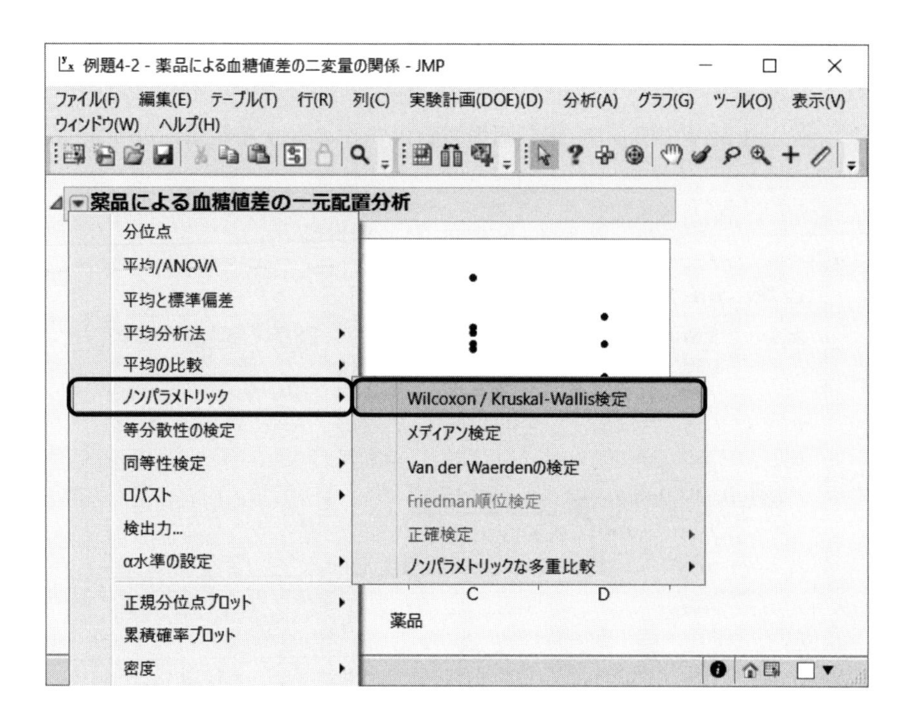

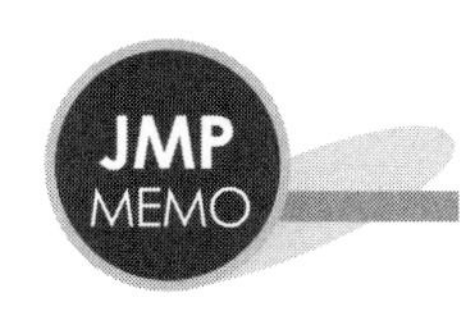

ノンパラメトリック多重比較

多重比較におけるノンパラメトリック検定には、次の方法が用意されています。

① Wilcoxon 検定：ペアごと
② Steel-Dwass 検定：すべてのペア
③ Steel 検定：各群をコントロール群と比較
④ Dunn 検定：Dunn 検定では比較対象のペアにおける順位でなく、すべてのデータを通じた順位が計算に使われる。

この結果を表示させるには、レポートの ▼ をクリックし、[ノンパラメトリック] > [ノンパラメトリックな多重比較] から各手法を選択します。

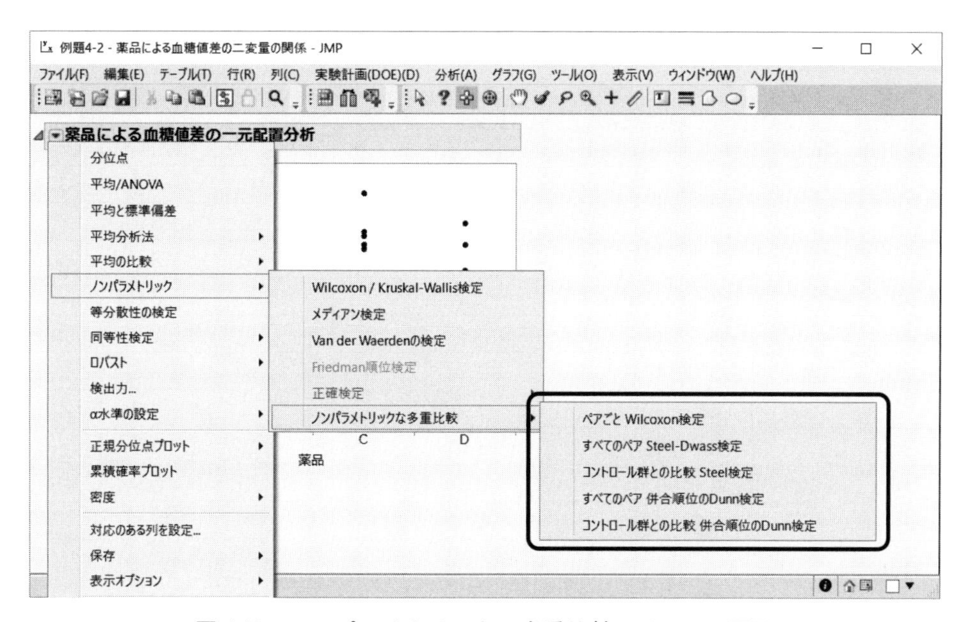

図 4.13　ノンパラメトリックの多重比較のメニュー画面

§3 対応のある標本の平均値を比較する

▶▶ペアになったデータを使って有意差を判定する

3-1 ◉ 対応のある t 検定の実際

例題 4-3

職種を超えて患者の栄養サポートを実施するチームを NST と呼んでいる。今般、ある病院で NST の効果を把握するために、30 人の患者について、NST 介入前と介入後の Alb（アルブミン）値を測定した。

表 4.13　データ表

患者番号	介入前	介入後	患者番号	介入前	介入後	患者番号	介入前	介入後
1	3.4	3.6	11	3.1	2.7	21	3.5	3.8
2	3.5	3.9	12	3.3	3.5	22	3.1	3.3
3	3.0	2.8	13	3.0	2.9	23	3.0	2.8
4	2.8	3.1	14	3.5	3.7	24	3.0	3.4
5	2.2	2.4	15	3.4	3.4	25	2.6	2.6
6	2.6	3.3	16	3.0	3.5	26	2.8	2.8
7	3.0	3.7	17	2.2	3.2	27	2.9	3.3
8	3.0	3.3	18	2.5	3.5	28	2.7	3.6
9	2.6	2.6	19	2.9	2.8	29	3.0	2.9
10	2.5	2.7	20	3.3	3.6	30	2.9	2.4

介入後は介入前よりも Alb 値が改善されている（増加している）といえるか検定せよ。

■対応のあるデータと t 検定

この例題では、NST 介入前と介入後の Alb 値が 30 人の患者から収集されています。介入前と介入後の 30 人は同一人物ですから、Alb 値はペアになっています。このようにペアを作ることができるようなデータを、対応のある標本といい、例題 4−1 で用いた t 検定ではなく、対応のある t 検定で解析します。

この例題 4−3 で検定しようとしている仮説は、次のように表されます。

帰無仮説 H_0 : $\mu_{介入後} - \mu_{介入前} = 0$

対立仮説 H_1 : $\mu_{介入後} - \mu_{介入前} > 0$

対立仮説 H_1 は改善されている（Alb 値が増加）かどうかに興味があるので、片側仮説になります。

■解析結果

【1】データのグラフ化

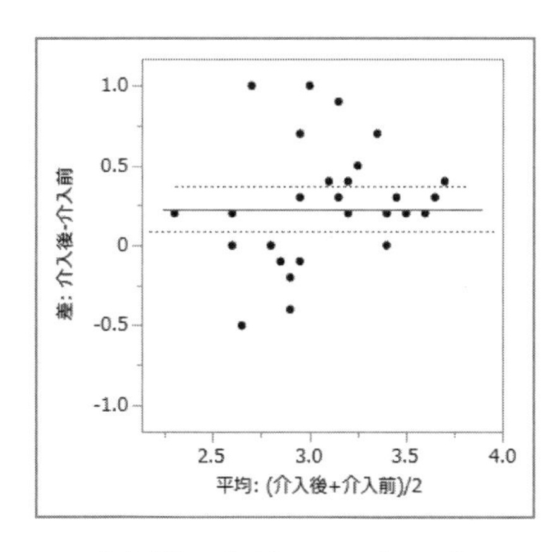

(a) Bland-Altman プロット

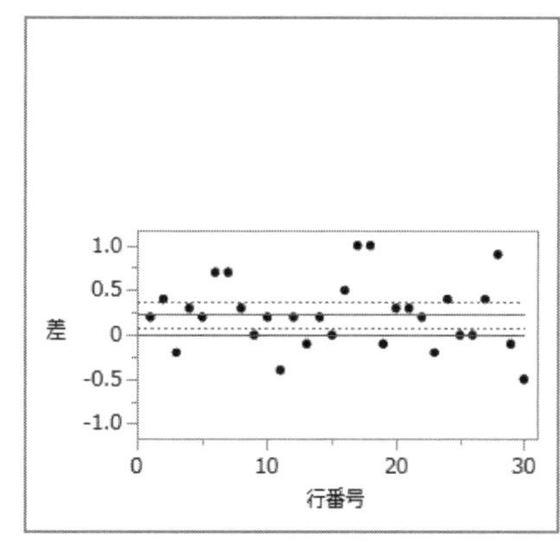

(b) 行ごとの差のプロット

図 4.14　対応のあるデータのグラフ化

横幅に2群の平均値、縦軸に2群の差をとった散布図をBland-Altmanプロットと呼んでいます。

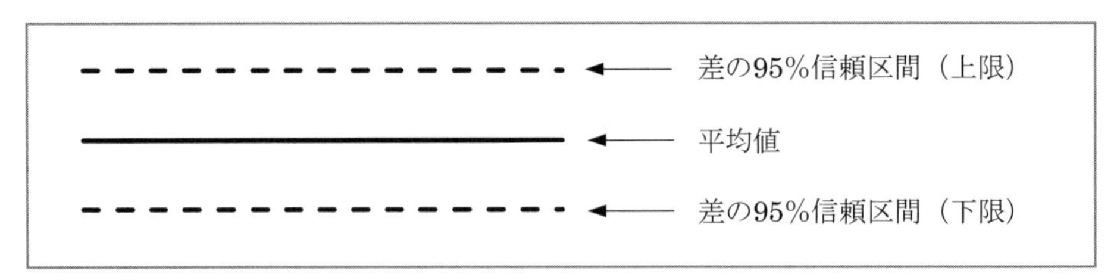

図 4.15 Bland-Altman プロットの見方

太い線が「差の平均値」を示し、その上下に差の95%信頼区間を表す点線が表示されています。0が信頼区間の中に挟まれている場合は、差の平均値が有意水準0.05で、有意でないことを意味します。

【2】対応のある *t* 検定の結果

表 4.14 対応のある *t* 検定

差: 介入後-介入前			
介入後	3.17	t値	3.302372
介入前	2.94333	自由度	29
差の平均	0.22667	p値(Prob>|t|)	0.0026*
標準誤差	0.06864	p値(Prob>t)	0.0013*
上側95%	0.36705	p値(Prob<t)	0.9987
下側95%	0.08629		
N	30		
相関	0.56453		

t 検定の *p* 値は0.0013となっています。有意水準0.05よりも小さいので有意です。したがって、介入後は介入前よりも母平均が大きくなり、改善効果が認められるという結論になります。

【JMPの手順】

手順 1 データの入力

次のようにデータを入力します。

例題4-3 - JMP

ファイル(F) 編集(E) テーブル(T) 行(R) 列(C) 実験計画(DOE)(D) 分析(A) グラフ(G) ツール(O) 表示(V) ウィンドウ(W) ヘルプ(H)

例題4-3

列(2/0)
介入前
介入後

行

	介入前	介入後
1	3.4	3.6
2	3.5	3.9
3	3	2.8
4	2.8	3.1
5	2.2	2.4
6	2.6	3.3
7	3	3.7

手順 2 分析プラットフォームの選択

メニューから［ 分析 ］>［ 発展的なモデル ］>［ 対応のあるペア ］と選択します。

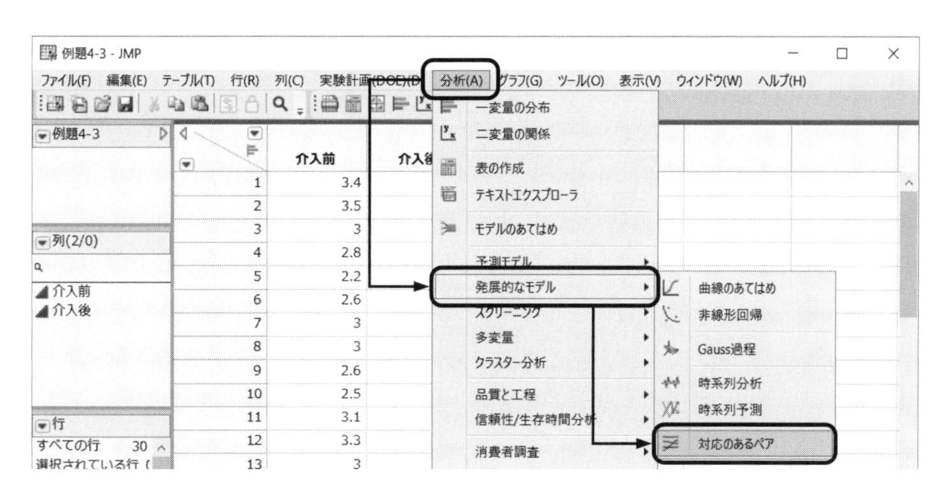

［ 対応のあるペア ］ウィンドウが現れるので、

［ Y, 対応のある応答 ］→「 介入前 」「 介入後 」

と設定して、［ OK ］をクリックします。

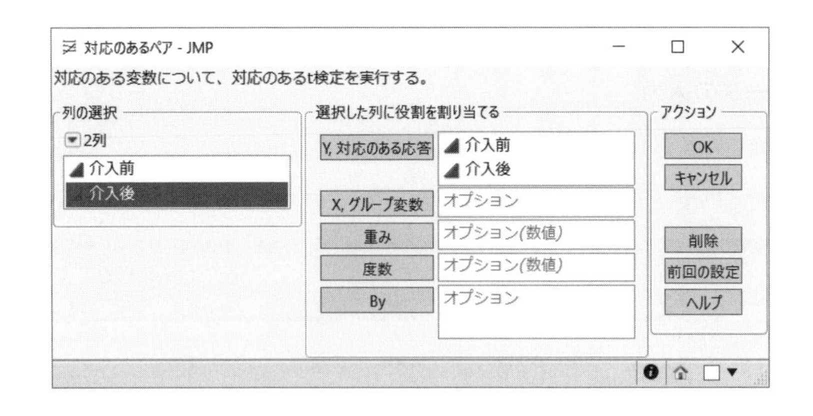

分析レポートが表示され、表 4.14、図 4.14(a) の結果が得られます。

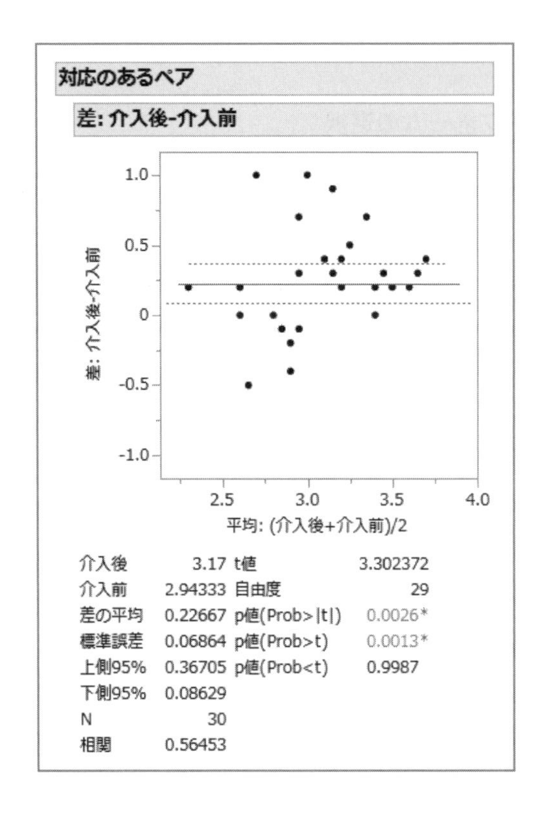

手順 3 分析オプションの選択

［対応のあるペア］レポートの▼をクリックし、［行ごとに差をプロット］を選択すると、図 4.14(b) の結果が得られます。

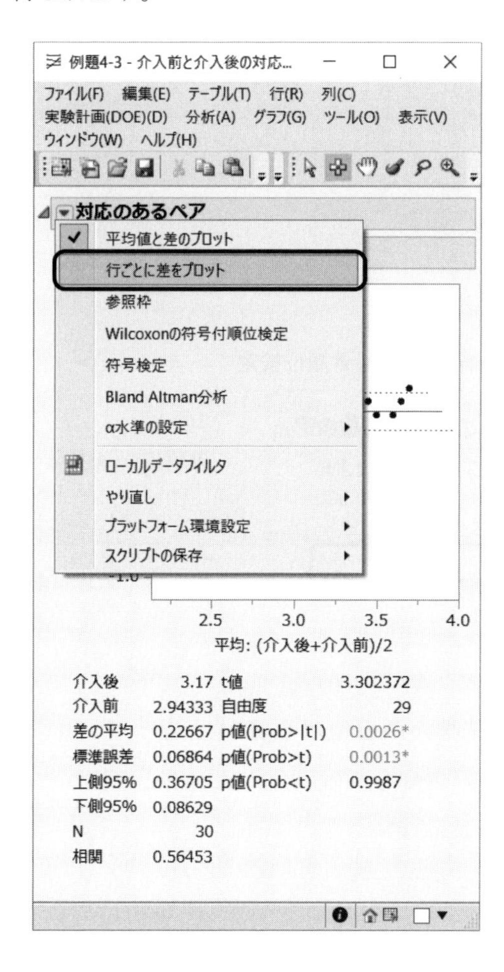

3-2 ◉ Wilcoxonの符号付き順位検定の実際

■Wilcoxonの符号付き順位検定

対応のあるt検定は、データが正規分布に従っていると仮定できるような状況で用いられます。この仮定が満たされないときには、ノンパラメトリック検定で処理することになります。対応のある標本の平均値の比較に用いるノンパラメトリック検定としては、Wilcoxonの符号付き順位検定が適用されます。

■解析結果

表4.15　Wilcoxonの符号付き順位検定

Wilcoxonの符号付順位検定

	介入後-介入前
検定統計量S	140.500
p値(Prob>|S|)	0.0022*
p値(Prob>S)	0.0011*
p値(Prob<S)	0.9989

同順位があるときは、JMPのバージョンによって、あるいは他の統計ソフトとp値が異なることがある。これは同順位の処理方法や正規近似の方法の違いによるものと考えられる。

Wilcoxonの符号付き順位検定のp値は0.0011となっていますから、有意水準0.05よりも小さく、有意です。介入後の中心位置は介入前の中心位置よりも大きい位置にあり、改善効果が認められるという結論になります。

■符号検定

対応のある標本の平均値の比較に用いるノンパラメトリック検定は、Wilcoxonの符号付き順位検定のほかに符号検定があります。

例題4−3の場合、Alb値が、「介入前＞介入後」となる数と、「介入前＜介入後」となる数の割合が同じかどうか（50%ずつかどうか）を検定します。

表 4.16　符号検定

符号検定	
	介入後-介入前
検定統計量M	6.000
p値(Prob ≥ |M|)	0.0290*
p値(Prob ≥ M)	0.0145*
p値(Prob ≤ M)	0.9953

符号検定の p 値は 0.0145 となっていますから、有意水準 0.05 よりも小さく、有意です。

【JMP の手順】

手順 1　データの入力

手順 2　分析プラットフォームの選択

※手順 1〜2 までは例題 4−3 の手順と同じです。

手順 3　分析オプションの選択

［ 対応のあるペア ］レポートの ▼ をクリックし、［ Wilcoxon の符号付順位検定 ］、［ 符号検定 ］をそれぞれ選択すると、表 4.15、表 4.16 のレポート結果が得られます。

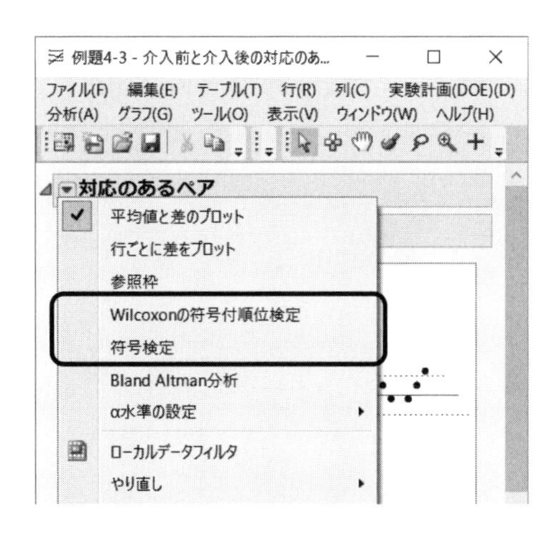

対応のある標本の相関関係

対応のある標本の場合、散布図を作成すると、相関関係や外れ値を視覚的に把握することができます。

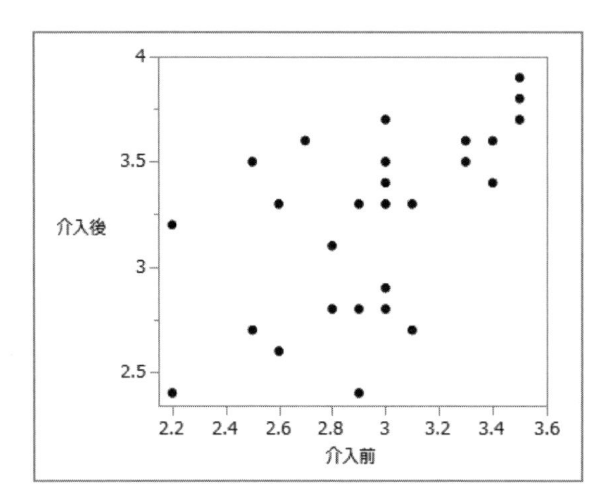

図 4.16　介入前と介入後の散布図

この結果を表示するには、データを入力後、メニューから [分析] > [二変量の関係] と選択します。

[二変量の関係] ウィンドウでは

[Y, 目的変数] →「 介入後 」

[X, 説明変数] →「 介入前 」

と設定して、[OK] をクリックします。

第5章

関係の分析

2つの変数（たとえば、体重と身長）があるときに、変数間にどのような関係があるかを調べることは、予測や判別の問題、あるいは、要因解析の問題において、必ず必要になります。2つの関係を調べる方法は、数量データを扱うのか、カテゴリデータを扱うのかで異なります。この使い分け方も含めて、関係を調べるための方法を紹介します。

§1 2種類の数量データの関係

▶▶数量データを組み合わせて関係性の有無を把握

1-1 ◉ 2変数の関係

体重と身長の関係を調べるといったように、2種類のデータの関係を統計的に解析することを「2つの変数の解析」、あるいは、「二変量解析」という呼び方をします。

2種類のデータが、数量データかカテゴリデータかによって、関係を解析するときの方法を変える必要があります。2種類のデータの組合せを考えると、次のようなパターンに分けることができます。

① 数量データと数量データ

② カテゴリデータとカテゴリデータ

③ 数量データとカテゴリデータ

JMPの［ 二変量の関係 ］では、上記の①から③に対応して、解析手法が自動的に選択されるようになっています。

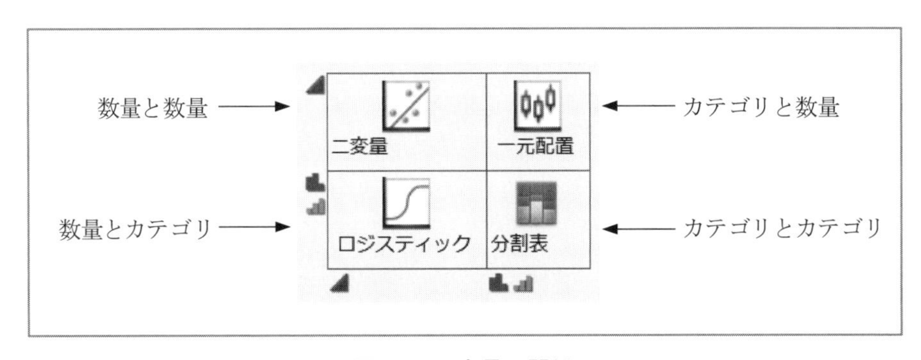

図5.1　二変量の関係

表 5.1　変数の組合せパターンと解析手法

	JMPでの表現		
組合せパターン	Y（結果系）	X（原因系）	JMPの解析手法
数量　と　数量	連続尺度	連続尺度	散布図・相関係数・単回帰分析
カテゴリ　と　カテゴリ	名義尺度	名義尺度	分割表・モザイク図
	名義尺度	順序尺度	
	順序尺度	名義尺度	
	順序尺度	順序尺度	
数量　と　カテゴリ	連続尺度	名義尺度	分散分析
	連続尺度	順序尺度	
	名義尺度	連続尺度	ロジスティック回帰分析（名義）
	順序尺度	連続尺度	ロジスティック回帰分析（順序）

数量データとカテゴリデータの関係を解析するときには、数量データをY（結果系）とするか、X（原因系）とするかで、適用する統計手法が変わることに注意が必要です。

数量データをYとするときには、2つ以上の平均値に差があるかどうかを検討する分散分析（第4章）が使われます。一方、数量データをXとするときには、ロジスティック回帰分析が使われます。これは、数量データを使って、カテゴリデータの値を予測する手法です。

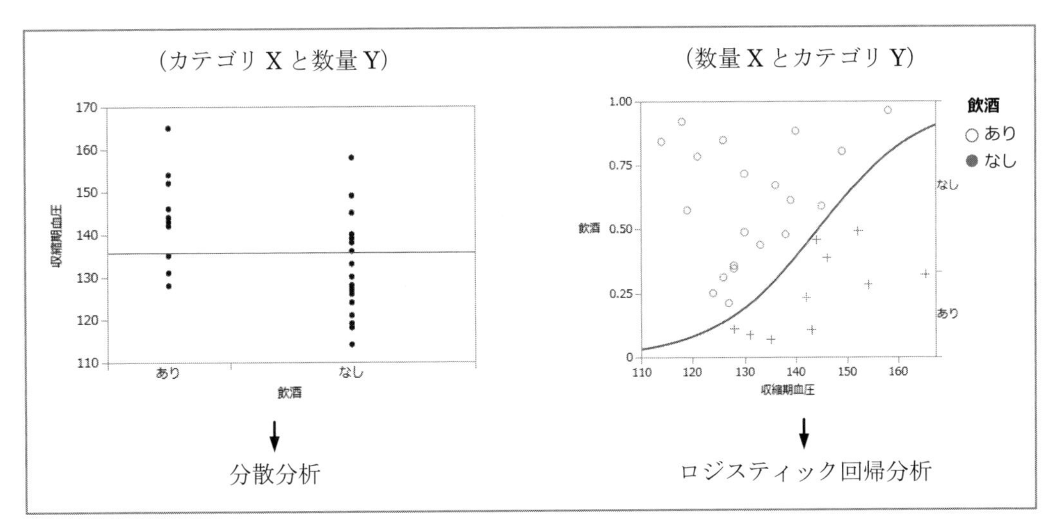

図 5.2　分散分析とロジスティック回帰

1-2 ◉ 相関分析

例題 5-1

50 歳代男性 25 人の腹囲（cm）と中性脂肪値（mg/dl）を測定したデータ表である。腹囲と中性脂肪値の関係を調べよ。

表 5.2　データ表

番号	腹囲	中性脂肪
1	86	156
2	78	120
3	86	156
4	78	150
5	87	144
6	89	152
7	80	120
8	83	160
9	89	151
10	90	167
11	82	131
12	84	151
13	80	137

番号	腹囲	中性脂肪
14	80	138
15	84	127
16	87	133
17	86	155
18	83	126
19	91	140
20	94	150
21	89	139
22	85	138
23	88	156
24	81	151
25	78	113

■相関分析

2 種類の数量データ（連続尺度のデータ）があるとき、一方のデータの変化にともなって、もう一方のデータも変化するような関係を相関関係といいます。一方のデータを x、もう一方のデータを y としたとき、「x が増えると、y も増える」というような関係を正の相関関係、「x が増えると、y は減る」というような関係を負の相関関係、どちらの関係も見られない場合を相関なし、あるいは、無相関といいます。

相関関係を把握するには2つの方法を用います。

① 散布図による視覚的把握

② 相関係数による数値的把握

相関関係の有無を統計的に解析することを相関分析と呼んでいます。

■散布図

相関関係の有無を視覚的に確認するために使われるグラフです。2種類の数量データのうち、一方を横軸に、もう一方を縦軸にとり、対応するデータを1点ずつプロットします。

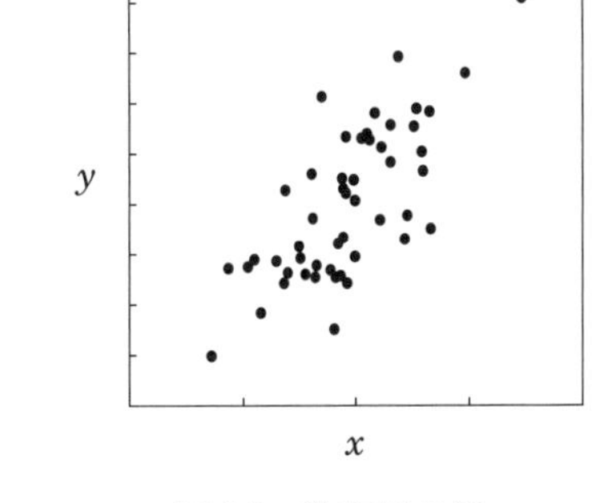

図 5.3 散布図の例

2種類の数量データの間に因果関係（結果と原因の関係）を想定するきには、横軸が原因系のデータ、縦軸が結果系のデータになるように作成します。

・点が右上がりに散らばっている散布図は、正の相関があることを示しています。

・点が右下がりに散らばっている散布図は、負の相関があることを示しています。

・右上がり、右下がりのどちらともいえないときには、無相関を意味しています。

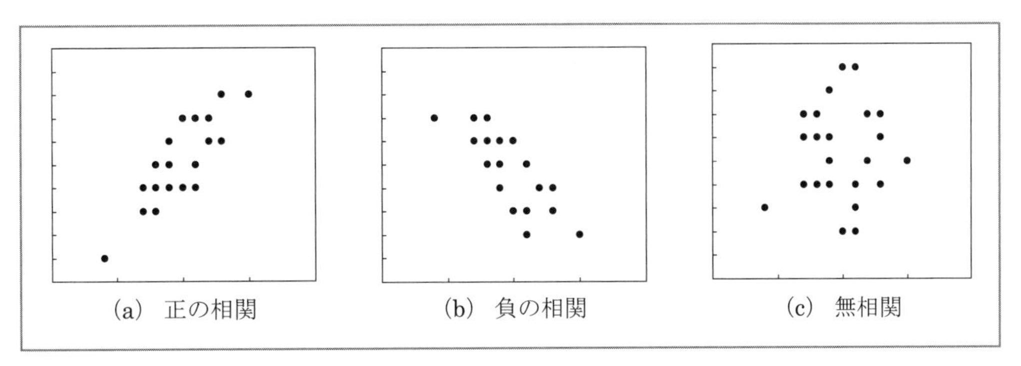

図 5.4 散布図と相関関係

■相関係数

2つの数量データの間に相関関係があるかどうかを数値的に判断するには、相関係数と呼ばれる統計量を使います。相関係数は、通常rという記号で表され、−1から1の間の値になります。

$$-1 \leqq r \leqq 1$$

正の相関があるときには、相関係数の符号は正（＋）となり、負の相関があるときには、負（−）となります。相関関係の強さは、相関係数の絶対値$|r|$または2乗の値r^2で評価します。どちらも1に近いほど相関関係が強いことを意味します。相関関係が存在しないときには、相関係数の値は0に近い値（ちょうど0になることは、ほとんどない）になります。

相関係数の値を評価するときのおおよその目安は、以下のようになります。

$$|r| \geqq 0.7 \rightarrow \text{強い相関あり}$$
$$0.7 > |r| \geqq 0.5 \rightarrow \text{相関あり}$$
$$0.5 > |r| \geqq 0.3 \rightarrow \text{弱い相関あり}$$
$$0.3 > |r| \rightarrow \text{相関なし}$$

■解析結果

【1】散布図

この例題のデータを散布図にすると、右のようになります。

散布図を見ると、腹囲と中性脂肪には、正の相関があることがわかります。

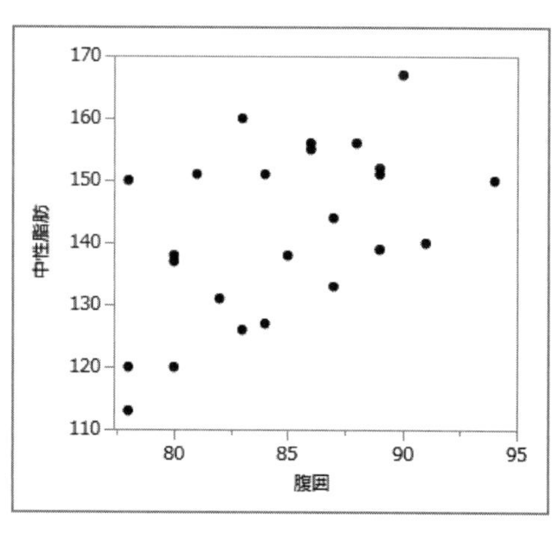

図5.5 「腹囲と中性脂肪」の散布図

【２】相関係数

表 5.3 「腹囲と中性脂肪」の相関係数

二変量正規楕円 P=0.990					
変数	平均	標準偏差	相関	p値	数
腹囲	84.72	4.401894	0.522825	0.0073*	25
中性脂肪	142.44	14.05074			

例題の相関係数は、$r = 0.522825$ となり、腹囲と中性脂肪の間には正の相関があることを示しています。

p 値 $= 0.0073$ となっています。この p 値は無相関の検定における p 値で、仮説は次のように設定されます。

$$\text{帰無仮説 } \mathrm{H}_0 : \rho = 0 \quad \text{（相関なし）}$$

$$\text{対立仮説 } \mathrm{H}_1 : \rho \neq 0 \quad \text{（相関あり）}$$

ρ とは母集団における相関係数で、母相関係数と呼ばれます。

p 値 < 0.05 なので、腹囲と中性脂肪の間には相関が認められるという結論になります。

【３】順位相関係数

数量データを順位値に変換して、順位値同士の相関係数を計算することがあります。これは順位相関係数と呼ばれています。順位相関係数には２種類あり、Spearman の順位相関係数と Kendall の順位相関係数があります。この２つの方法は、計算方式が異なるため結果が一致するとは限りません。

順位相関係数は、次のような状況で使われます。

- 数量データ同士の関係が直線的でないとき
- 数量データに正規分布を仮定できないとき
- 原データが順位値として得られているとき
- 原データが順序尺度として得られているとき

表 5.4 「腹囲と中性脂肪」の順位相関係数

ノンパラメトリック: Spearmanの順位相関係数(ρ)

変数	vs. 変数	Spearmanの順位相関係数(ρ)	p値(Prob>|ρ|)	-.8-.6-.4-.2 0 .2 .4 .6 .8
中性脂肪	腹囲	0.5114	0.0090*	

ノンパラメトリック: Kendallの順位相関係数(τ)

変数	vs. 変数	Kendallの順位相関係数(τ)	p値(Prob>|τ|)	-.8-.6-.4-.2 0 .2 .4 .6 .8
中性脂肪	腹囲	0.3715	0.0118*	

（注）順位相関係数は［ 多変量の相関 ］で求められます。

【JMPの手順】

（1）散布図と相関係数

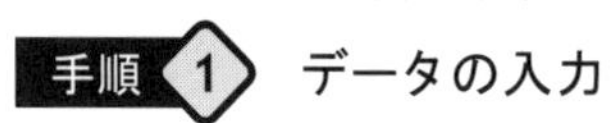

データの入力

次のようにデータを入力します。

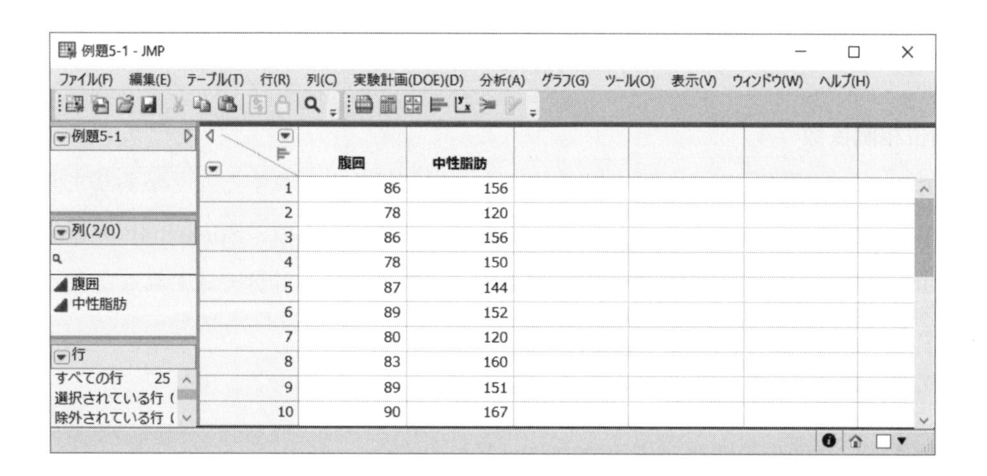

手順 2 分析プラットフォームの選択

メニューから［ 分析 ］>［ 二変量の関係 ］と選択します。

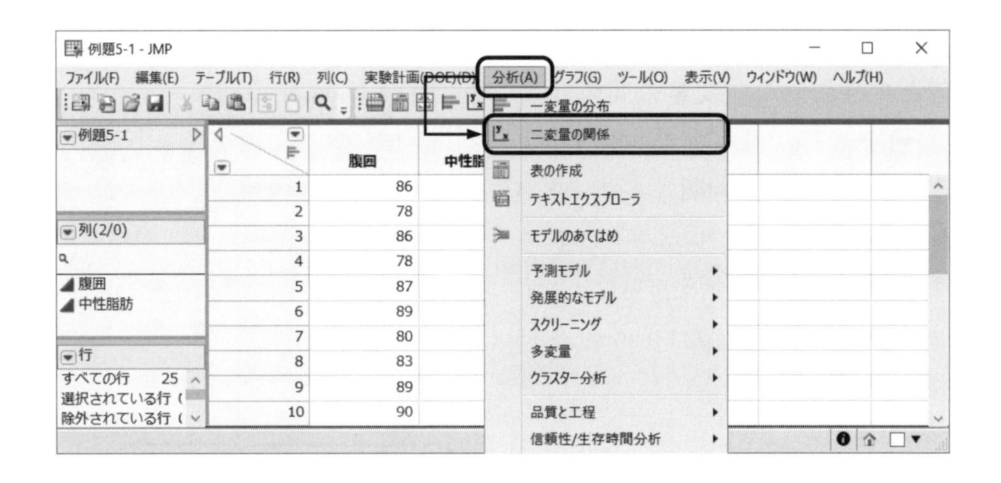

［ 二変量の関係 ］ウィンドウが現れるので、

［ Y, 目的変数 ］→「 中性脂肪 」

［ X, 説明変数 ］→「 腹囲 」

と設定して、［ OK ］をクリックします。

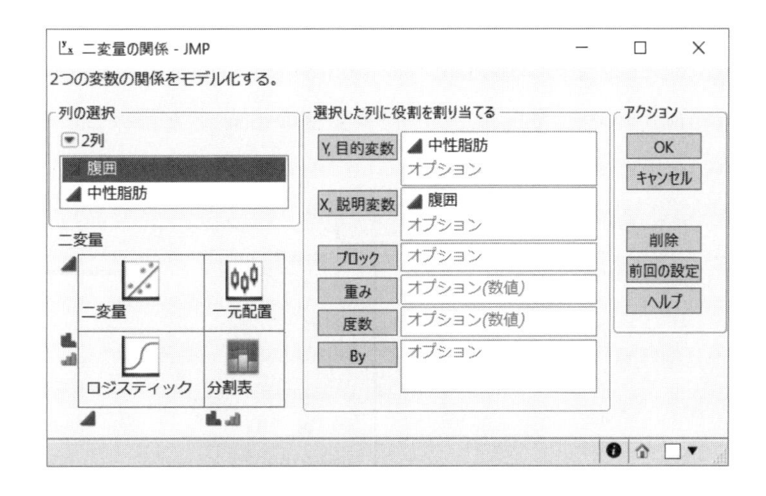

分析レポートが表示され、図 5.5 の結果が得られます。

手順 3 分析オプションの選択

［ 腹囲と中性脂肪の二変量の関係 ］レポートの▼をクリックし、［ 確率楕円 ］＞［ 0.99 ］と選択します。［ 相関 ］レポートが表示されるので、［ 相関 ］レポートの▷をクリックすると、表 5.3 の結果が得られます。

（注） 確率楕円で指定する数値は 0.95 が一般的には使われます。

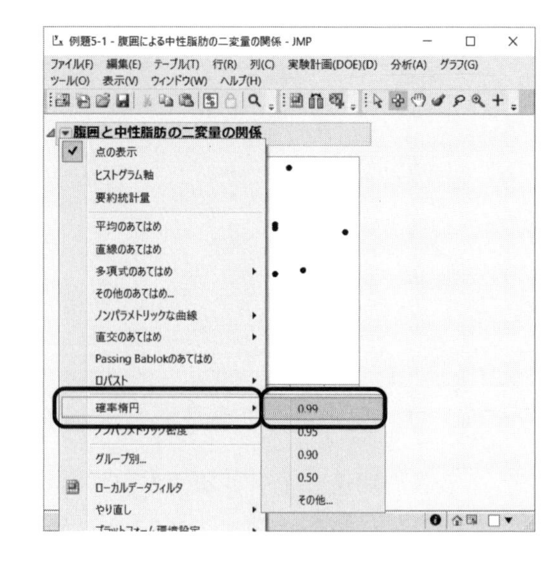

（2）順位相関係数

手順 1 データの入力 ※ p.130 の手順と同じです。

手順 2 分析プラットフォームの選択

メニューから［ 分析 ］＞［ 多変量 ］＞［ 多変量の相関 ］と選択します。

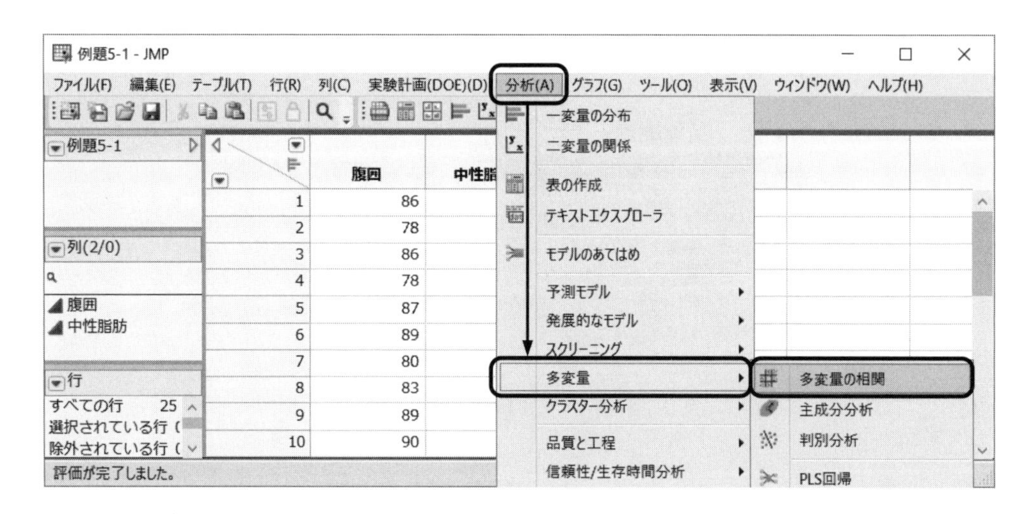

［ 多変量の相関 ］ウィンドウが現れるので、

［ Y, 列 ］→「 中性脂肪 」「 腹囲 」

と設定して、［ OK ］をクリックすると、分析レポートが表示されます。

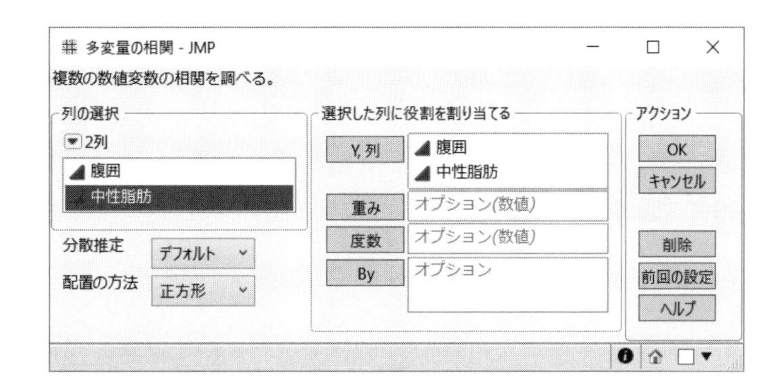

手順 3 分析オプションの選択

［ 多変量 ］レポートの ▼ をクリックし、［ ノンパラメトリック相関係数 ］＞［ Spearman の順位相関係数(ρ)］、［ Kendall の順位相関係数(τ)］ とそれぞれ選択すると、表 5.4 の結果が得られます。

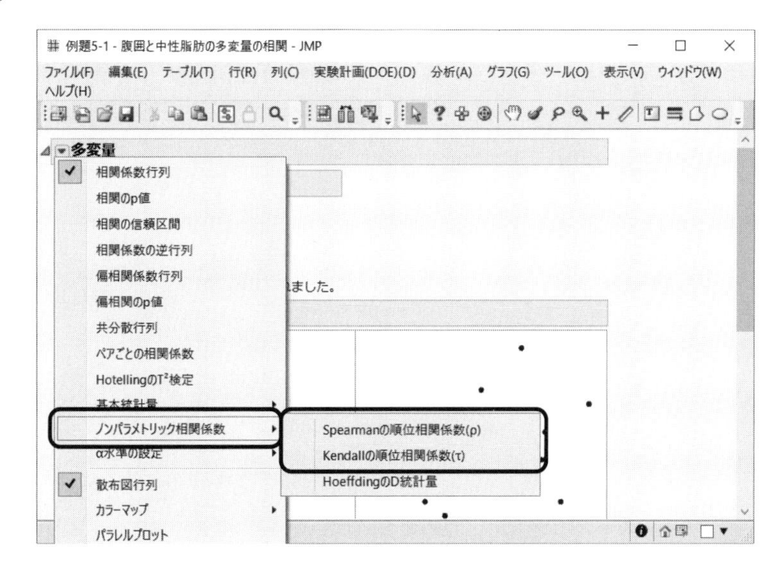

§2 2 種類のカテゴリデータの関係

▶▶ 名義尺度や順序尺度を組み合わせて関係を把握

2-1 ◉ 2×2 分割表の解析

例題 5-2

大学生の肩こりに関する調査を実施した。部活動として、運動部に属する学生を 70 人、文化部に属する学生を 50 人の合計 120 人に、次の質問をした。

週に 2 日以上肩こりに悩まされることがありますか？
（　あり・なし　）

この回答結果を示したのが次ページのデータ表である。
部活動における所属と肩こりの関係を分析せよ。

表 5.5 データ表

No.	部活動	肩こり	No.	部活動	肩こり	No.	部活動	肩こり	No.	部活動	肩こり
1	文化	あり	31	運動	なし	61	運動	なし	91	文化	なし
2	運動	なし	32	文化	なし	62	運動	なし	92	運動	なし
3	運動	なし	33	文化	あり	63	運動	なし	93	文化	なし
4	文化	なし	34	文化	なし	64	運動	なし	94	文化	あり
5	運動	なし	35	運動	なし	65	文化	なし	95	文化	なし
6	文化	なし	36	文化	なし	66	運動	なし	96	運動	なし
7	文化	なし	37	文化	あり	67	文化	なし	97	運動	あり
8	文化	なし	38	運動	なし	68	運動	なし	98	文化	なし
9	運動	なし	39	文化	なし	69	運動	なし	99	運動	なし
10	運動	なし	40	運動	あり	70	文化	あり	100	文化	なし
11	運動	なし	41	文化	なし	71	文化	なし	101	運動	なし
12	運動	なし	42	運動	なし	72	運動	なし	102	運動	なし
13	運動	あり	43	文化	なし	73	文化	なし	103	文化	なし
14	文化	あり	44	文化	あり	74	運動	なし	104	運動	なし
15	文化	あり	45	文化	あり	75	文化	あり	105	文化	あり
16	文化	なし	46	運動	なし	76	文化	あり	106	運動	なし
17	運動	なし	47	文化	あり	77	運動	なし	107	運動	なし
18	運動	なし	48	運動	あり	78	文化	あり	108	運動	あり
19	文化	あり	49	運動	なし	79	文化	なし	109	文化	なし
20	運動	なし	50	文化	なし	80	運動	なし	110	運動	なし
21	運動	なし	51	運動	なし	81	運動	あり	111	運動	なし
22	運動	なし	52	運動	あり	82	運動	なし	112	運動	なし
23	運動	なし	53	運動	なし	83	運動	なし	113	文化	なし
24	運動	あり	54	運動	なし	84	運動	あり	114	文化	なし
25	文化	あり	55	運動	なし	85	運動	なし	115	文化	あり
26	文化	なし	56	運動	なし	86	文化	なし	116	運動	なし
27	運動	なし	57	運動	なし	87	運動	なし	117	運動	なし
28	運動	なし	58	文化	なし	88	文化	なし	118	運動	なし
29	文化	なし	59	文化	あり	89	文化	あり	119	運動	あり
30	運動	なし	60	運動	なし	90	運動	なし	120	運動	あり

■カテゴリデータの分析の進め方

カテゴリデータ同士の関係を見るときの基本的な分析の進め方は次の通りです。

① 分割表による整理
② χ^2 検定による統計的有意性の検証
③ モザイク図による視覚的解析

上記の進め方に加えて、カテゴリの数や測定の尺度により、さらなる詳細な分析を追加する必要があります。

■分割表

いま、2つのグループ A_1 と A_2 があり、どちらのグループにも、食品 B_1 と B_2 のどちらが好きかを聞いたとしましょう。この質問に対する回答結果を集計することをクロス集計といいます。クロス集計の結果は、次のような2元表に整理することになります。このような集計表を分割表といい、分割表はクロス集計表とも呼ばれます。

表 5.6　分割表の形

	B_1	B_2
A_1		
A_2		

（注）2元表のマスの中には、人数あるいは個数といった数えた数値（計数値）が入ります。

2行2列からなる分割表は、丁寧に2×2分割表とも言います。一般に、行または列の数が3以上のときには、総称して $m \times n$ 分割表などと呼ばれます。

■ χ^2 検定

分割表の行の変数と列の変数の間に、統計的に意味のある関係があるかどうかを検討するのが χ^2（カイ 2 乗）検定です。χ^2 検定においても p 値が重要な数値です。この値が有意水準（通常は 0.05）より小さいときに有意と判定します。この場合、有意であるということは、行の変数と列の変数は無関係ではないということを示しています。逆に、有意でないときには、行と列の変数間に何らかの関係は認められなかったということを示しています。関係が見られないことを「独立している」という言い方をするので、分割表に対する χ^2 検定は、独立性の検定とも呼ばれています。

■モザイク図

2 種類のカテゴリデータ（名義尺度または順序尺度）があるとき、この 2 種類のデータの関係を視覚的に把握するには、モザイク図が使われます。モザイク図は長方形に分割したグラフで、長方形の面積が分析対象の比率を表し、横軸が X のカテゴリ、縦軸が Y の割合となります。割合は、X の各カテゴリにおける Y の度数を、X の各カテゴリの合計度数で割ったものです。右側の縦軸は、軸全体を 1（100%）としたときの割合を表しています。

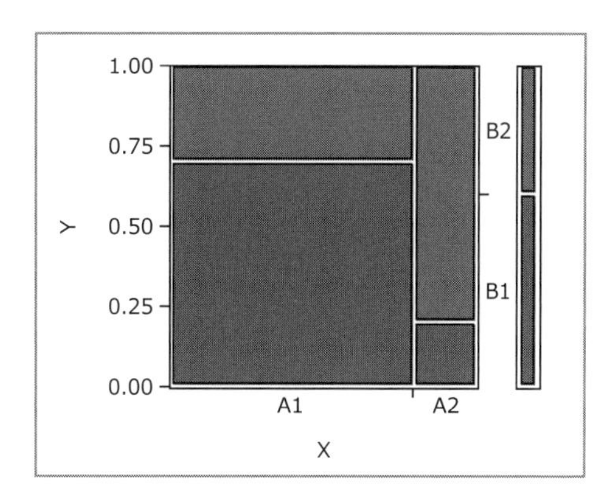

図 5.6　モザイク図の例

モザイク図は、積み重ね棒グラフを横に並べたものに相当し、縦の棒を X の各カテゴリの割合に応じて分割しています。Y のカテゴリを分けている線が、複数の X のカテゴリで横に一直線になっているときは、Y のカテゴリの割合が等しいことを意味します。

2 種類のカテゴリデータの間に因果関係（結果と原因の関係）を想定するきには、横軸が原因系のデータになるように作成します。

■尺度に応じた分析

2 種類のカテゴリデータ同士の関係を考えるとき、一方のカテゴリの数が 3 以上のときには、データが名義尺度か順序尺度かということも考慮し、先に紹介した基本的な分析に加えて、次のような分析が考えられます。

(a) 名義尺度と名義尺度 → 連関の測度（関連の強さを見る統計量）
(b) 名義尺度と順序尺度 → Wilcoxon 検定、Kruskal-Wallis 検定
(c) 順序尺度と順序尺度 → バブルプロット、順位相関係数

さらに、どのケースにおいても、ロジスティック回帰分析の適用が可能になります。ただし、このケースにおけるロジスティック回帰を JMP で実施するには、分析プラットフォームから [分析] > [二変量の関係] ではなく [分析] > [モデルのあてはめ] で実行することになります。

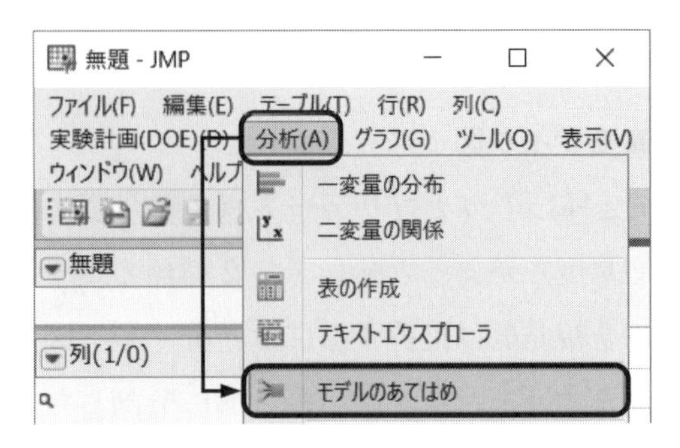

図 5.7　分析プラットフォーム画面

■解析結果

【1】モザイク図

この例題のモザイク図は右のようになります。ここでは、横軸（X）を部活動としています。

モザイク図から、運動部に所属している学生は「肩こりあり」の割合が少なく、文化部に所属している学生は「肩こりあり」の割合が多いことがわかります。これは、運動の習慣が肩こりと関係している可能性があることを示唆しています。

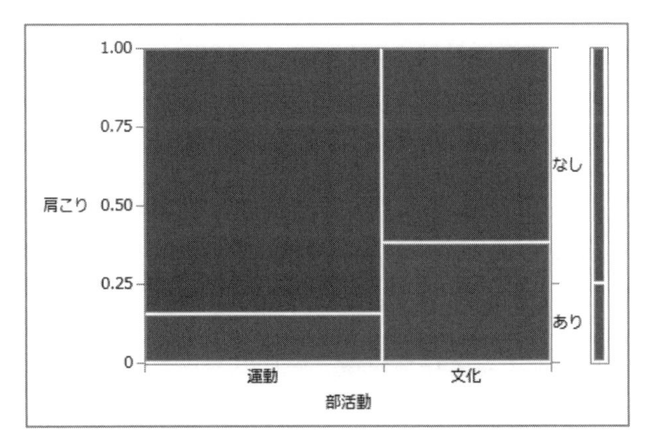

図 5.8　部活動と肩こりのモザイク図

【2】分割表

分割表は、原因系を行、結果系を列にするのが一般的です。しかし、海外の文献を見ると、原因系を列、要因系を列にせよと書いてあるものもあり、散布図ほど明確なルールはないように思われます。

以下に、分割表における％の数値を詳しく見ていきます。

表 5.7　分割表

部活動	度数 全体% 列% 行%	肩こり あり	なし	合計
	運動	11 9.17 36.67 15.71	59 49.17 65.56 84.29	70 58.33
	文化	19 15.83 63.33 38.00	31 25.83 34.44 62.00	50 41.67
	合計	30 25.00	90 75.00	120

表 5.8　全体%の分割表

分割表

部活動	全体%	肩こり あり	なし	合計
	運動	9.17	49.17	58.33
	文化	15.83	25.83	41.67
	合計	25.00	75.00	

・運動部で肩こりありが 9.17％
・運動部で肩こりなしが 49.17％
・文化部で肩こりありが 15.83％
・文化部で肩こりなしが 25.83％
であることを示しています。

表 5.9　列%の分割表

分割表

部活動	列%	肩こり あり	なし
	運動	36.67	65.56
	文化	63.33	34.44

・肩こりありにおける運動部の割合が 36.67％
・肩こりありにおける文化部の割合が 63.33％
・肩こりなしにおける運動部の割合が 65.56％
・肩こりなしにおける文化部の割合が 34.44％
であることを示しています。

表 5.10　行%の分割表

分割表

	肩こり		
部活動	行%	あり	なし
	運動	15.71	84.29
	文化	38.00	62.00

・運動部における肩こりありの割合が 15.71%
・運動部における肩こりなしの割合が 84.29%
・文化部における肩こりありの割合が 38.00%
・文化部における肩こりなしの割合が 62.00%
であることを示しています。

この例題においては、行%の分割表の数値が重要です。運動部と文化部を比較すると、38.00% − 15.71% = 22.29%の差があることになります。このような割合の差をリスク差とも呼んでいます。

【3】2 つの割合の差に関する検定

運動部と文化部では肩こりの割合に 22.29%の差がありましたが、この差に統計学的な意味があるかどうかを検討するのが、2 つの割合の差に関する検定です。

表 5.11　割合の差の検定と推定

割合の2標本検定

説明	割合の差	下側95%	上側95%
P(あり|運動)-P(あり|文化)	-0.22286	-0.37573	-0.06017

調整済みWald検定 (帰無仮説)	p値
P(あり|運動)-P(あり|文化) ≤ 0	0.9966
P(あり|運動)-P(あり|文化) ≥ 0	0.0034*
P(あり|運動)-P(あり|文化) = 0	0.0068*

p 値 $= 0.0068 < 0.05$ となっており、有意です。したがって、運動部と文化部には肩こりの割合に差があるといえるという結論になります。

割合の差の 95%信頼区間は −0.37〜−0.06 となっており、運動部のほうが文化部に比べて、6%〜37%ほど肩こりの割合が小さいことを示しています。

【4】χ^2 検定

行の変数（部活動）と列の変数（肩こりの有無）の間に、統計的に意味のある関係があるかどうかを検討するのが χ^2 検定です。

表 5.12　χ^2 検定の結果

検定

N	自由度	(-1)*対数尤度	R2乗(U)
120	1	3.8339013	0.0568

検定	カイ2乗	p値(Prob>ChiSq)
尤度比	7.668	0.0056*
Pearson	7.726	0.0054*

Fisherの正確検定	p値	対立仮説
左片側検定	0.0053*	Prob(肩こり=なし)は、部活動=運動の方が文化より大きい
右片側検定	0.9986	Prob(肩こり=なし)は、部活動=文化の方が運動より大きい
両側検定	0.0096*	「肩こり=なし」である確率は、「部活動」の水準間で異なる

p 値 $= 0.0054 < 0.05$ となっており、有意です。

ところで、[Fisher の正確検定] の p 値を見ると、0.0096 となっており、χ^2 検定の p 値とは異なっています。このようなときには「正確」検定の結果を重視すべきです。

【5】リスク比

割合の違いを差で見るのではなく、比で見るのがリスク比です。比が 1 に近ければ、割合に違いがないことを示しています。リスク比は相対リスクとも呼ばれます。ただし、この統計量は後向き研究のときには意味がありません。

リスク比を見ると、文化部は運動部に比べて、肩こりがある割合が約 2.4 倍になることがわかります。

表 5.13　リスク比

相対リスク

説明	相対リスク	下側95%	上側95%
P(あり|運動)/P(あり|文化)	0.413534	0.21635	0.790433
P(あり|文化)/P(あり|運動)	2.418182	1.26513	4.622138

【6】オッズ比

リスク比には次のような欠点があります。

・データの収集方法によっては、計算はできても意味のない数値となる。
（後向き研究では意味のない数値となる）

・肩こりありに注目するか、肩こりなしに注目するかで、リスク比が逆数の関係にならない。先の例で見ると、文化部は運動部に比べて、肩こりがある割合が約 2.4 倍であったが、運動部は文化部に比べて、肩こりのない割合は 2.4 倍とはならず、次の結果が示すように約 1.35 倍となる。

表 5.14　リスク比（肩こりなし）

相対リスク

説明	相対リスク	下側95%	上側95%
P(あり|運動)/P(あり|文化)	0.413534	0.21635	0.790433
P(あり|文化)/P(あり|運動)	2.418182	1.26513	4.622138
P(なし|運動)/P(なし|文化)	1.359447	1.070003	1.727188

以上のような欠点がないのがオッズ比です。

オッズは肩こりがある割合を P（あり）、ない割合を P（なし）と表したとき、

$$\frac{\mathrm{P}(\text{あり})}{1-\mathrm{P}(\text{あり})}=\frac{\mathrm{P}(\text{あり})}{\mathrm{P}(\text{なし})}$$

と計算されます。このオッズを運動部と文化部のそれぞれに対して計算して、その比を求めた値がオッズ比です。割合が小さい値になるほど、オッズ比はリスク比に近い値となり、リスク比の代わりに使うことができます。

表 5.15　オッズ比

オッズ比

オッズ比	下側95%	上側95%
0.304193	0.12866	0.719204

運動部は文化部に比べて、肩こりのオッズが約 0.3 倍になる（1 より小さいので肩こりが起きにくくなる）ことを示しています。

【JMP の手順】

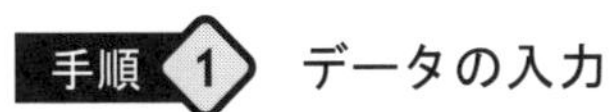

手順 1 データの入力

次のようにデータを入力します。

例題5-2 - JMP

ファイル(F) 編集(E) テーブル(T) 行(R) 列(C) 実験計画(DOE)(D) 分析(A) グラフ(G) ツール(O) 表示(V) ウィンドウ(W) ヘルプ(H)

例題5-2

列(2/0)

部活動

肩こり

行

すべての行 120

選択されている行

除外されている行

	部活動	肩こり
1	文化	あり
2	運動	なし
3	運動	なし
4	文化	なし
5	運動	なし
6	文化	なし
7	文化	なし
8	文化	なし
9	運動	なし
10	運動	なし

手順 2 分析プラットフォームの選択

メニューから［ 分析 ］＞［ 二変量の関係 ］と選択します。

例題5-2 - JMP

ファイル(F) 編集(E) テーブル(T) 行(R) 列(C) 実験計画(DOE)(D) 分析(A) グラフ(G) ツール(O) 表示(V) ウィンドウ(W) ヘルプ(H)

一変量の分布

二変量の関係

表の作成

テキストエクスプローラ

モデルのあてはめ

予測モデル

発展的なモデル

スクリーニング

多変量

例題5-2

列(2/0)

部活動

肩こり

行

	部活動	肩こり
1	文化	あり
2	運動	なし
3	運動	なし
4	文化	なし
5	運動	なし
6	文化	なし
7	文化	なし

［ 二変量の関係 ］ウィンドウが現れるので、

［ Y, 目的変数 ］→「 肩こり 」

［ X, 説明変数 ］→「 部活動 」

と設定して［ OK ］をクリックします。

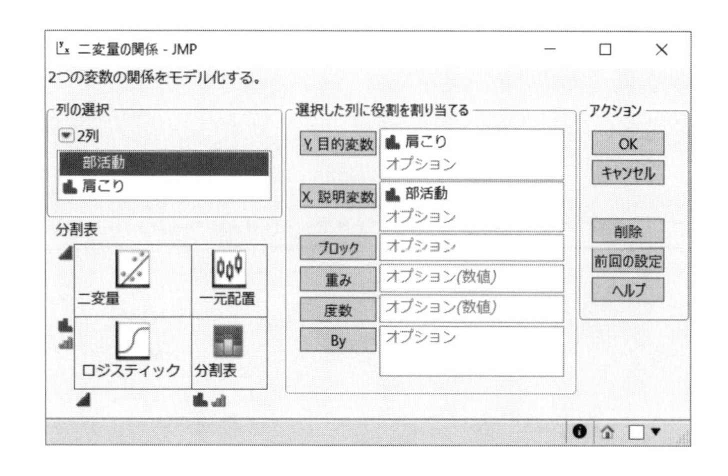

分析レポートが表示され、図 5.8、表 5.7、表 5.12 の結果が得られます。

手順 3 分割表の表示設定

［ 分割表 ］レポートの ▼ をクリックすると、オプションメニューが表示され、ここから、分割表に表示する内容を選択することができます。現在は、［ 度数 ］、［ 全体% ］、［ 列% ］、［ 行% ］に ☑ が入っており、この 4 つのデータが分割表に表示されている状態です。

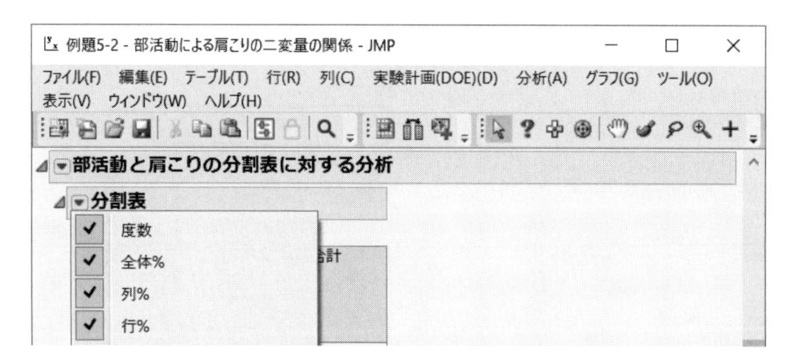

［ 全体% ］のみに☑を入れると表 5.8、［ 列% ］のみに☑を入れると表 5.9、［ 行% ］のみに☑を入れると表 5.10 の結果がそれぞれ得られます。

手順 4 分析オプションの選択

［ 部活動と肩こりの分割表に対する分析 ］レポートの▼をクリックし、［ 割合の 2 標本検定 ］、［ 相対リスク ］＞［ すべての組み合わせを計算 ］、［ オッズ比 ］とそれぞれ選択すると、表 5.11、表 5.13、表 5.15 の結果が得られます。

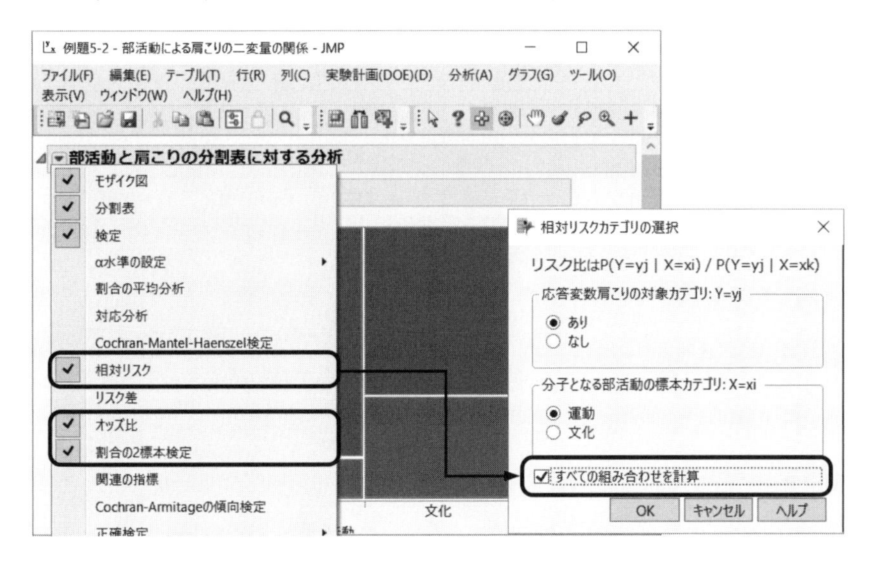

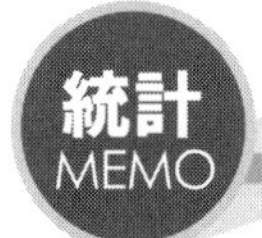

後向き研究のときのモザイク図

この例題のデータが、肩こりのある学生 70 人、肩こりのない学生 50 人に、運動部に属しているか、文化部に属しているかと聞いて集めたものだとしましょう。このようなデータの集め方は、結果から原因を探る後向き研究ともいえます。このようなときには、モザイク図の横軸を結果系のデータとしてグラフを作成するほうがわかりやすいでしょう。

2-2 ◉ 名義尺度と名義尺度の関係

例題 5-3

次の分割表は第 3 章の例題で用いたデータをクロス集計した 3×5 分割表である。

表 5.16　クロス集計の結果

		食事形態				
		普通食	カロリー制限食	塩分制限食	軟菜食	嚥下食
病棟	A	18	9	6	14	5
	B	11	7	5	21	7
	C	6	17	11	12	5

病棟（行カテゴリ）と食事形態（列カテゴリ）の関係を分析せよ。

■解析結果

【1】モザイク図

この例題のデータをモザイク図で表すと、右のようになります。

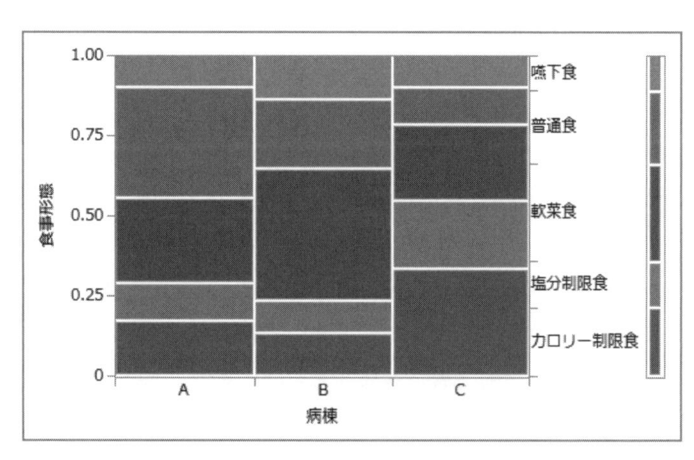

図 5.9　病棟と食事形態のモザイク図

モザイク図を見ると、病棟Aには普通食、病棟Bには軟菜食、病棟Cにはカロリー制限食の患者が多いことがわかります。

【2】分割表

表 5.17　3×5 分割表

分割表

病棟	度数 全体% 列% 行%	食事形態 カロリー制限食	塩分制限食	軟菜食	普通食	嚥下食	合計
	A	9 5.84 27.27 17.31	6 3.90 27.27 11.54	14 9.09 29.79 26.92	18 11.69 51.43 34.62	5 3.25 29.41 9.62	52 33.77
	B	7 4.55 21.21 13.73	5 3.25 22.73 9.80	21 13.64 44.68 41.18	11 7.14 31.43 21.57	7 4.55 41.18 13.73	51 33.12
	C	17 11.04 51.52 33.33	11 7.14 50.00 21.57	12 7.79 25.53 23.53	6 3.90 17.14 11.76	5 3.25 29.41 9.80	51 33.12
	合計	33 21.43	22 14.29	47 30.52	35 22.73	17 11.04	154

分割表は、カテゴリの数が多くなるほどデータの特徴を読み取りにくくなります。そのようなときには、次のページに示したように、分割表に偏差とセルの χ^2 値を表示させると、どのセルにどのような特徴があるかを確認することができます。

セルの χ^2 値（下の段）が大きい値のところは特徴があり、偏差（上の段）の符号が正のものは割合が多い、負のものは少ないということを意味しています。

このことから、病棟Aは普通食が多く、病棟Cはカロリー制限食が多く、普通食が少ないという特徴があることがわかります。

表 5.18　3×5 分割表（偏差とセルの χ^2 値）

分割表

	偏差 セルのカイ2乗	食事形態 カロリー	塩分制限	軟菜食	普通食	嚥下食
病棟	A	-2.14286 0.4121	-1.42857 0.2747	-1.87013 0.2204	6.181818 3.2336	-0.74026 0.0955
	B	-3.92857 1.4122	-2.28571 0.7171	5.435065 1.8979	-0.59091 0.0301	1.37013 0.3334
	C	6.071429 3.3730	3.714286 1.8936	-3.56494 0.8165	-5.59091 2.6968	-0.62987 0.0705

【3】χ^2 検定

行の変数（病棟）と列の変数（食事形態）の間に、統計的に意味のある関係があるかどうかを検討するのが χ^2 検定です。

表 5.19　χ^2 検定の結果

検定

N	自由度	(-1)*対数尤度	R2乗(U)
154	8	8.5394968	0.0358

検定	カイ2乗	p値(Prob>ChiSq)
尤度比	17.079	0.0293*
Pearson	17.477	0.0255*

p 値 $= 0.0255 < 0.05$ となっており、有意です。病棟により食事形態が異なるといえるという結論が得られます。

【4】対応分析

行と列のカテゴリの数がどちらも 3 つ以上あるときには、対応分析を適用すると、カテゴリ間の関係の近さを視覚的に把握することができます。

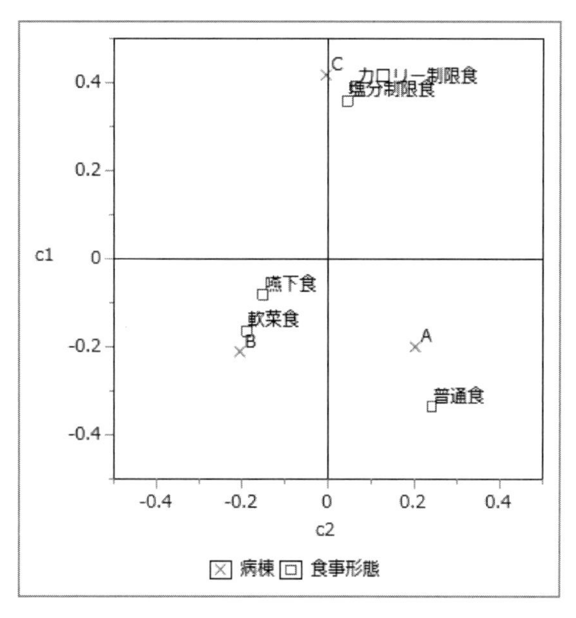

図 5.10　対応分析による病棟と食事形態の布置図

Aには普通食、Bには軟菜食、Cにはカロリー制限食と塩分制限食が多いことが読み取れます。対応分析の布置図では、原点（0, 0）付近のカテゴリは特徴がないもの、すなわち、平均的なものが位置するという特徴があります。

対応分析はコレスポンデンス分析あるいは数量化Ⅲ類とも呼ばれています。

【5】連関係数

χ^2 検定は関係があるかないかを見るだけですが、連関係数を使うと、相関係数と同様に、カテゴリデータ同士の関係を数値で把握することができます。

連関係数には、いくつもの種類が提案されていますが、どれが最も良いということは言えません。名義尺度同士の関係を見るときには「ラムダ」がよく使われます。0から1の間の値を取り、0に近いほど、関係が弱いことを示しています。

表 5.20　関連の指標

関連の指標				
指標	**値**	**標準誤差**	**下側95%**	**上側95%**
ガンマ	-0.2514	0.0942	-0.4360	-0.0667
Kendallのタウ-b	-0.1838	0.0697	-0.3204	-0.0471
Stuartのタウ-c	-0.1983	0.0752	-0.3457	-0.0510
SomersのD (C|R)	-0.1984	0.0752	-0.3457	-0.0510
SomersのD (R|C)	-0.1702	0.0647	-0.2970	-0.0435
非対称ラムダ(C|R)	0.0841	0.0699	0.0000	0.2210
非対称ラムダ(R|C)	0.2157	0.0824	0.0542	0.3771
対称ラムダ	0.1483	0.0656	0.0198	0.2768
不確実性係数(C|R)	0.0358	0.0171	0.0022	0.0694
不確実性係数(R|C)	0.0505	0.0242	0.0031	0.0979
不確実性係数(対称)	0.0419	0.0201	0.0026	0.0812

・「非対称ラムダ(C|R)」は、行カテゴリ X で列カテゴリ Y を予測したときに、予測的中率がどれぐらい向上するかを示す数値です。

・「非対称ラムダ(R|C)」は、列カテゴリ Y で行カテゴリ X を予測したときに、予測的中率がどれぐらい向上するかを示す数値です。

・「対称ラムダ」は、2 つの非対称ラムダ係数の平均のような指標です。

【JMP の手順】

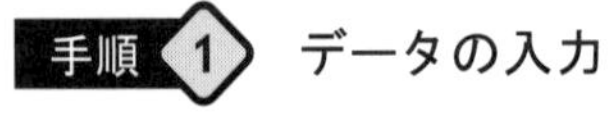

データの入力

次のようにデータを入力します。

例題5-3 - JMP

ファイル(F)　編集(E)　テーブル(T)　行(R)　列(C)　実験計画(DOE)(D)　分析(A)　グラフ(G)　ツール(O)　表示(V)　ウィンドウ(W)　ヘルプ(H)

例題5-3

列(6/0)

病棟
普通食
カロリー制限食
塩分制限食

	病棟	普通食	カロリー制限食	塩分制限食	軟菜食	嚥下食
1	A	18	9	6	14	5
2	B	11	7	5	21	7
3	C	6	17	11	12	5

手順 2 データ形式の変更

原データではなく、クロス集計表から分析を始めるので、メニューから［ テーブル ］>［ 列の積み重ね ］と選択します。

［ 積み重ね ］ウィンドウが現れるので

［ 積み重ねる列 ］　→「 普通食 」「 カロリー制限食 」「 塩分制限食 」「 軟菜食 」「 嚥下食 」

［ 元の列のラベル ］→「 食事形態 」

と設定して［ OK ］をクリックします。

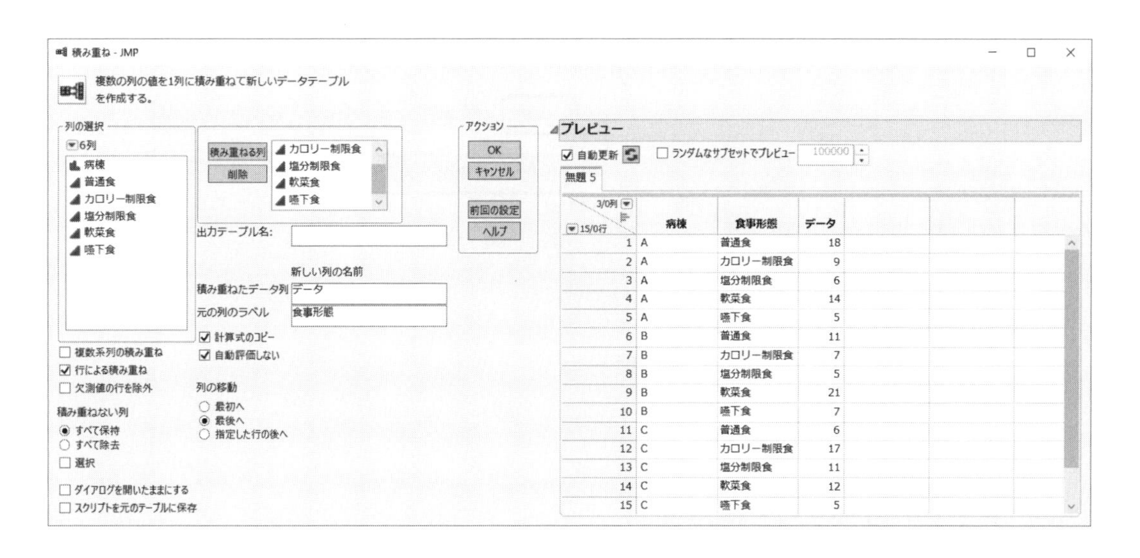

次のようにデータ形式が変更されます。1 行目のデータは、病棟 A には普通食を食べている患者が 18 人いることを表しています。

無題 6 - JMP

	病棟	食事形態	データ
1	A	普通食	18
2	A	カロリー制限食	9
3	A	塩分制限食	6
4	A	軟菜食	14
5	A	嚥下食	5
6	B	普通食	11
7	B	カロリー制限食	7
8	B	塩分制限食	5
9	B	軟菜食	21
10	B	嚥下食	7
11	C	普通食	6
12	C	カロリー制限食	17
13	C	塩分制限食	11
14	C	軟菜食	12
15	C	嚥下食	5

列(3/0)：病棟、食事形態、データ

行：すべての行 15、選択されている行 0、除外されている行 0、表示しない行 0、ラベルのついた行 0

手順 3　分析プラットフォームの選択

メニューから [分析] > [二変量の関係] と選択します。

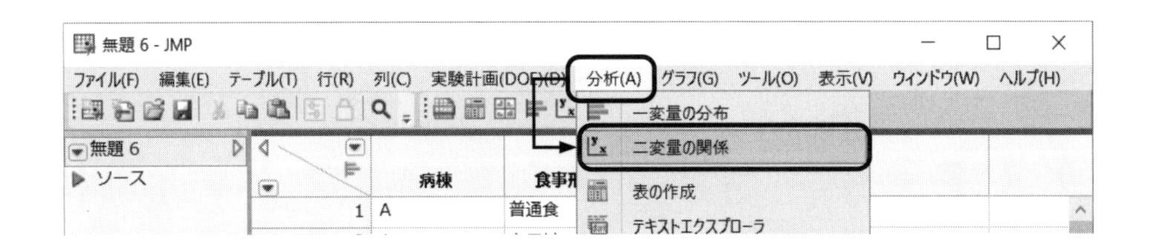

[二変量の関係] ウィンドウが現れるので、

[Y, 目的変数] →「 食事形態 」

[X, 説明変数] →「 病棟 」

[度数] →「 データ 」

と設定して、[OK] をクリックします。

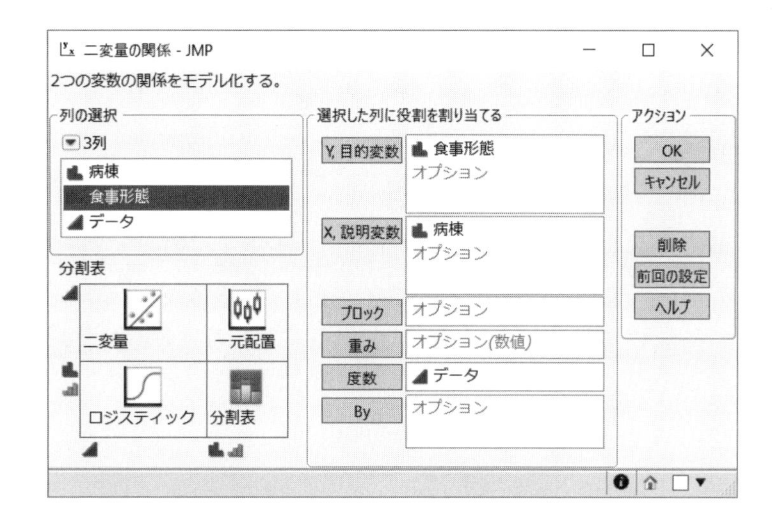

分析レポートが表示され、図 5.9、表 5.17、表 5.19 の結果が得られます。

手順 4 分割表の表示設定

［ 分割表 ］レポートの▼をクリックし、［ 度数 ］、［ 全体% ］、［ 列% ］、［ 行% ］の☑を外し［ 偏差 ］と［ セルのカイ 2 乗 ］に☑を入れると、表 5.18 の結果が得られます。

手順 5 分析オプションの選択

［ 病棟と食事形態の分割表に対する分析 ］レポートの▼をクリックし、［ 対応分析 ］、［ 関連の指標 ］をそれぞれクリックすると、図 5.10、表 5.20 の結果が得られます。

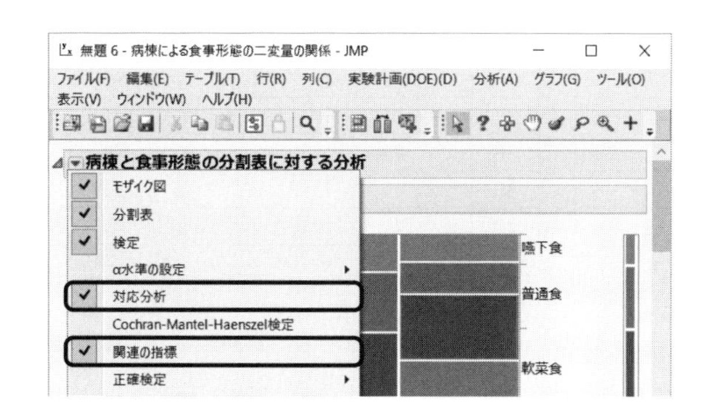

2-3 ◉ 順序尺度と順序尺度の関係

例題 5-4

次のデータは患者満足度に関するアンケート調査の結果である。医療に関する満足度と看護に関する満足度を次のような5段階で評価してもらっている。

1　非常に不満　　2　不満　　3　どちらともいえない

4　満足　　5　満足

患者60人に聞いた結果が次のデータ表である。

表 5.21　データ表

No.	医療満足度	看護満足度
1	5	5
2	4	4
3	2	2
4	3	3
5	4	5
6	2	2
7	4	4
8	3	2
9	5	5
10	3	2
11	3	3
12	3	3
13	4	4
14	1	1
15	1	1
16	5	5
17	4	4
18	4	4
19	4	4
20	4	2

No.	医療満足度	看護満足度
21	3	3
22	5	3
23	3	2
24	4	3
25	4	5
26	1	1
27	4	4
28	2	2
29	5	4
30	2	2
31	4	4
32	3	3
33	2	2
34	5	3
35	5	5
36	4	4
37	1	2
38	2	2
39	4	3
40	4	4

No.	医療満足度	看護満足度
41	4	5
42	3	5
43	2	5
44	4	3
45	5	5
46	3	3
47	2	4
48	2	1
49	3	2
50	5	4
51	5	5
52	3	1
53	4	4
54	3	3
55	5	4
56	1	3
57	5	4
58	4	4
59	3	3
60	4	4

医療満足度と看護満足度の関係を分析せよ。

■解析結果

【1】モザイク図

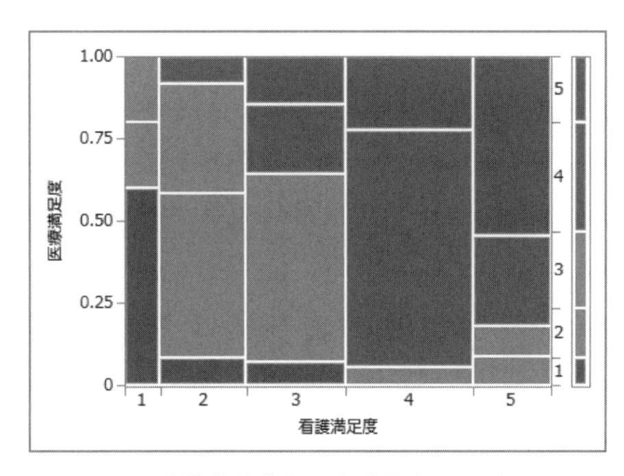

図 5.11　看護満足度と医療満足度のモザイク図

（注）　医療満足度と看護満足度は一方が原因で、もう一方が結果という関係にはないので、次のように行と列（横軸と縦軸）を転置したモザイク図を作成してみるのもよいでしょう。また、順序尺度同士の関係を見るときには、バブルプロットも有効です。

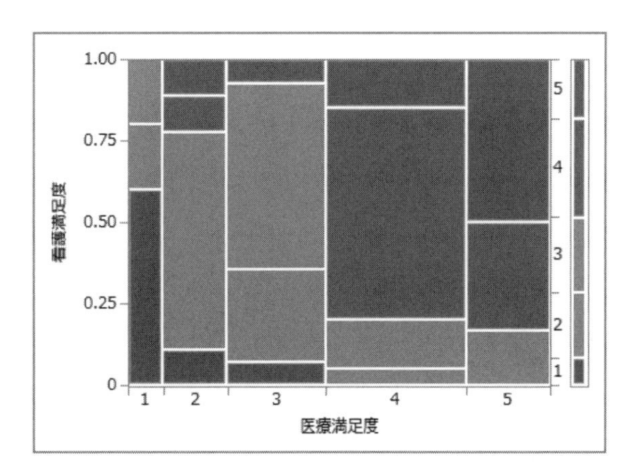

図 5.12　医療満足度と看護満足度のモザイク図

【2】分割表

表 5.22　分割表

分割表

医療満足度

看護満足度	度数 全体% 列% 行%	1	2	3	4	5	合計
1	度数	3	1	1	0	0	5
	全体%	5.00	1.67	1.67	0.00	0.00	8.33
	列%	60.00	11.11	7.14	0.00	0.00	
	行%	60.00	20.00	20.00	0.00	0.00	
2	度数	1	6	4	1	0	12
	全体%	1.67	10.00	6.67	1.67	0.00	20.00
	列%	20.00	66.67	28.57	5.00	0.00	
	行%	8.33	50.00	33.33	8.33	0.00	
3	度数	1	0	8	3	2	14
	全体%	1.67	0.00	13.33	5.00	3.33	23.33
	列%	20.00	0.00	57.14	15.00	16.67	
	行%	7.14	0.00	57.14	21.43	14.29	
4	度数	0	1	0	13	4	18
	全体%	0.00	1.67	0.00	21.67	6.67	30.00
	列%	0.00	11.11	0.00	65.00	33.33	
	行%	0.00	5.56	0.00	72.22	22.22	
5	度数	0	1	1	3	6	11
	全体%	0.00	1.67	1.67	5.00	10.00	18.33
	列%	0.00	11.11	7.14	15.00	50.00	
	行%	0.00	9.09	9.09	27.27	54.55	
合計	度数	5	9	14	20	12	60
	全体%	8.33	15.00	23.33	33.33	20.00	

【3】χ^2 検定

表 5.23　χ^2 検定

検定

N	自由度	(-1)*対数尤度	R2乗(U)
60	16	31.786871	0.3487

検定	カイ2乗	p値(Prob>ChiSq)
尤度比	63.574	<.0001*
Pearson	67.356	<.0001*

警告: セルのうち20%の期待度数が5未満です。カイ2乗に問題がある可能性があります。
警告: 平均セル度数が5未満です。尤度比カイ2乗に問題がある可能性があります。

p 値 < 0.0001 となっており、有意です。ただし、「警告」に表示されているように期待度数が 5 未満のセルがあるため、χ^2 検定の結果は信用できるものではありません。また、χ^2 検定は順序情報を考慮していないことに注意が必要です。

【4】連関係数

表 5.24　関連の指標

関連の指標

指標	値	標準誤差	下側95%	上側95%
ガンマ	0.7397	0.0873	0.5685	0.9108
Kendallのタウ-b	0.6191	0.0813	0.4597	0.7784
Stuartのタウ-c	0.5958	0.0814	0.4363	0.7554
SomersのD (C|R)	0.6151	0.0810	0.4564	0.7737
SomersのD (R|C)	0.6231	0.0823	0.4619	0.7843
非対称ラムダ(C|R)	0.4000	0.1061	0.1921	0.6079
非対称ラムダ(R|C)	0.4286	0.0952	0.2419	0.6152
対称ラムダ	0.4146	0.0974	0.2237	0.6055
不確実性係数(C|R)	0.3487	0.0571	0.2368	0.4606
不確実性係数(R|C)	0.3438	0.0573	0.2316	0.4561
不確実性係数(対称)	0.3463	0.0570	0.2346	0.4579

順序尺度同士の関連の強さを見る統計量は、「ガンマ」「Kendall のタウ-b」「Stuart のタウ-c」「Somers の D」です。どれも 0 に近いほど、関係が弱いことを示しています。

【5】順位相関係数

順序尺度同士の関係の強さを見るには、先に紹介した関連の指標のほかに、順位相関係数を吟味するとよいでしょう。順位相関係数にはSpearmanの順位相関係数とKendallの順位相関係数があります。

表 5.25　順位相関係数

ノンパラメトリック: Spearmanの順位相関係数(ρ)

変数	vs. 変数	Spearmanの順位相関係数(ρ)	p値(Prob>|ρ|)	-.8-.6-.4-.2 0 .2 .4 .6 .8
看護満足度	医療満足度	0.6974	<.0001*	

ノンパラメトリック: Kendallの順位相関係数(τ)

変数	vs. 変数	Kendallの順位相関係数(τ)	p値(Prob>|τ|)	-.8-.6-.4-.2 0 .2 .4 .6 .8
看護満足度	医療満足度	0.6191	<.0001*	

順位相関係数はどちらもp値< 0.001で有意となっています。相関の強さはどちらも0.6程度で、看護満足度と医療満足度には相関があるといえます。

【JMPの手順】

（1）モザイク図、分割表、χ^2検定、関連の指標

手順 1　データの入力

次のようにデータを入力します。このとき、医療満足度と看護満足度のデータ尺度を順序尺度に変更しておきます。

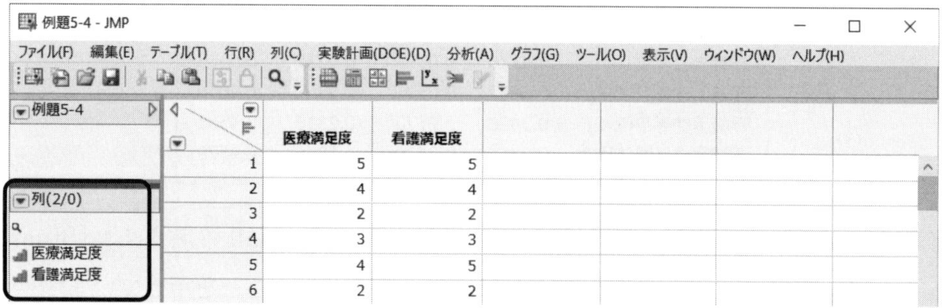

例題5-4 - JMP

ファイル(F)　編集(E)　テーブル(T)　行(R)　列(C)　実験計画(DOE)(D)　分析(A)　グラフ(G)　ツール(O)　表示(V)　ウィンドウ(W)　ヘルプ(H)

例題5-4

列(2/0)
医療満足度
看護満足度

	医療満足度	看護満足度
1	5	5
2	4	4
3	2	2
4	3	3
5	4	5
6	2	2

手順 2 分析プラットフォームの選択

メニューから［ 分析 ］＞［ 二変量の関係 ］と選択します。

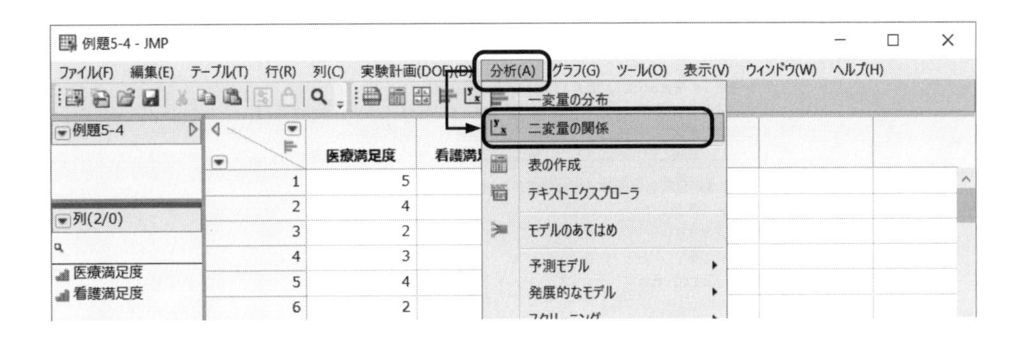

［ 二変量の関係 ］ウィンドウが現れるので、

［ Y, 目的変数 ］→「 医療満足度 」

［ X, 説明変数 ］→「 看護満足度 」

と設定して［ OK ］をクリックします。

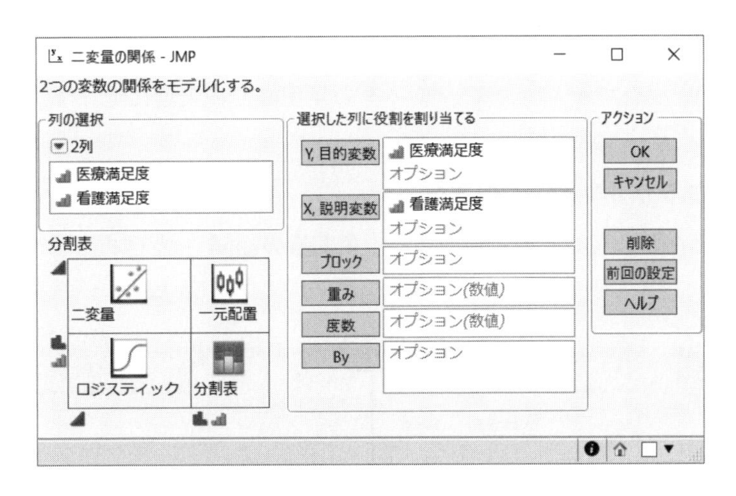

※XとYに設定するデータを逆にすると、図 5.12 の結果が得られます。

分析レポートが表示され、図 5.11、表 5.22、表 5.23 の結果が得られます。

手順 3 分析オプションの選択

［ 看護満足度と医療満足度の分割表に対する分析 ］レポートの▼をクリックし、［ 関連の指標 ］と選択すると、表 5.24 の結果が得られます。

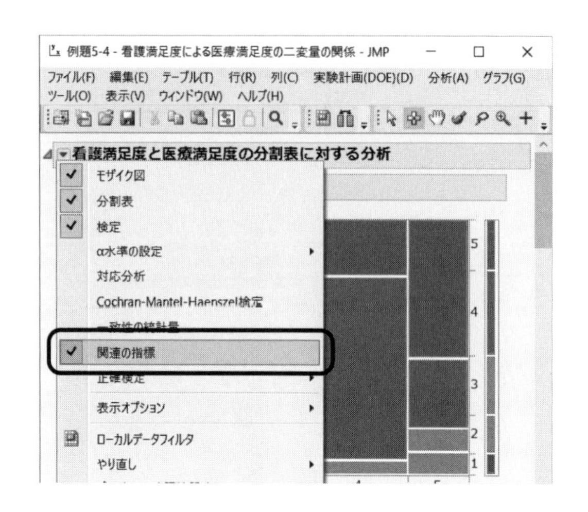

（２）順位相関係数

手順 1 データの入力

※ p.158 の手順と同じです。ただし、データの尺度は連続尺度にします。

手順 2 分析プラットフォームの選択

メニューから［ 分析 ］＞［ 多変量 ］＞［ 多変量の相関 ］と選択します。

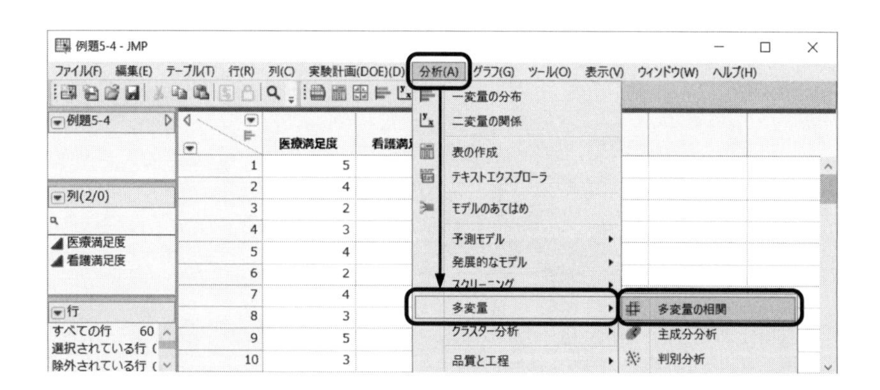

［ 多変量の相関 ］ウィンドウが現れるので、

［ Y, 列 ］→「 医療満足度 」「 看護満足度 」

と設定して、［ OK ］をクリックすると、分析レポートが表示されます。

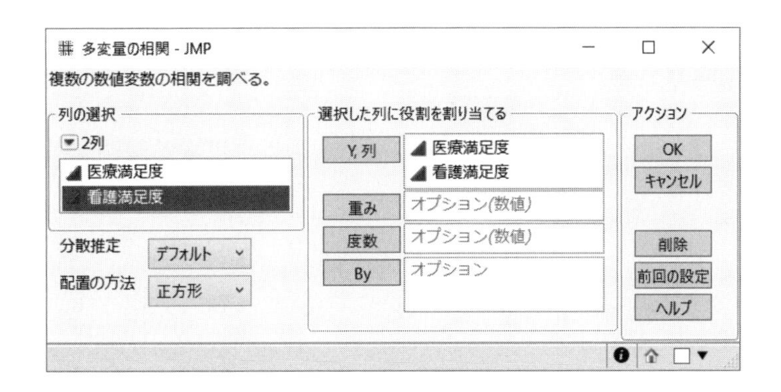

手順 3 分析オプションの選択

［ 多変量 ］レポートの ▼ をクリックし、［ ノンパラメトリック相関係数 ］＞［ Spearman の順位相関係数(ρ)］、［ Kendall の順位相関係数(τ)］とそれぞれ選択すると、表 5.25 の結果が得られます。

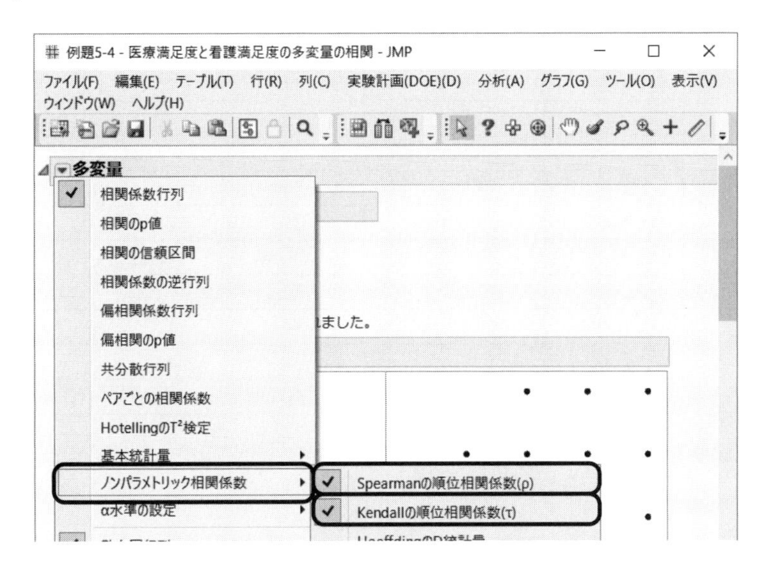

2-4 ◉ 対応のあるデータの分割表

例題 5-5

ある外科手術に関して、手術を受ける 40 人の患者に

手術に関して不安感があるか？　（ ある ・ ない ）

という質問をした。この質問は手術の副作用や危険性に関する説明を医師から受ける前と後で実施している。その回答結果が次のデータ表である。

表 5.26　データ表

No.	説明前	説明後	No.	説明前	説明後
1	あり	あり	21	あり	なし
2	あり	あり	22	あり	なし
3	あり	あり	23	なし	あり
4	あり	あり	24	なし	あり
5	あり	あり	25	なし	あり
6	あり	あり	26	なし	あり
7	あり	あり	27	なし	あり
8	あり	あり	28	なし	あり
9	あり	あり	29	なし	あり
10	あり	あり	30	なし	あり
11	あり	あり	31	なし	あり
12	あり	あり	32	なし	あり
13	あり	あり	33	なし	あり
14	あり	あり	34	なし	あり
15	あり	あり	35	なし	あり
16	あり	あり	36	なし	あり
17	あり	あり	37	なし	あり
18	あり	なし	38	なし	なし
19	あり	なし	39	なし	なし
20	あり	なし	40	なし	なし

説明前と説明後で患者の不安感は変化したといえるか分析せよ。

■解析結果

【１】モザイク図

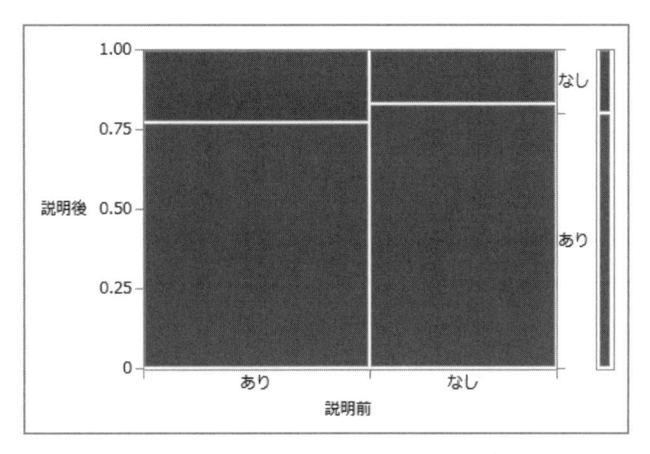

図 5.13　説明前と説明後の不安感のモザイク図

【２】分割表

表 5.27　分割表

分割表

説明前	度数 全体% 列% 行%	説明後 あり	なし	合計
	あり	17 42.50 53.13 77.27	5 12.50 62.50 22.73	22 55.00
	なし	15 37.50 46.88 83.33	3 7.50 37.50 16.67	18 45.00
	合計	32 80.00	8 20.00	40

【3】χ^2 検定

表 5.28　χ^2 検定

検定

N	自由度	(-1)*対数尤度	R2乗(U)
40	1	0.11487762	0.0057

検定	カイ2乗	p値(Prob>ChiSq)
尤度比	0.230	0.6317
Pearson	0.227	0.6336

Fisherの正確検定	p値	対立仮説
左片側検定	0.4719	Prob(説明後=なし)は、説明前=ありの方がなしより大きい
右片側検定	0.8075	Prob(説明後=なし)は、説明前=なしの方がありより大きい
両側検定	0.7089	「説明後=なし」である確率は、「説明前」の水準間で異なる

p 値 ＝ 0.6336（Fisher の正確検定の p 値 ＝ 0.7089）で、有意にはなりません。

ところで、この 2 × 2 分割表に関する検定は、本例題の目的を考えた場合、不適切です。ここでの目的に合った検定は、(前 ＝ あり、後 ＝ なし）と（前 ＝ なし、後 ＝ あり）の割合を比較する検定です。このようなときには、McNemar 検定を適用する必要があります。

【4】McNemar 検定

表 5.29　McNemar 検定

Bowkerの検定

対称性	カイ2乗	p値(Prob>ChiSq)
	5	0.0253*

2x2表の場合、Bowker検定はMcNemar検定と等価です。

（注）McNemar 検定を実行するには、[説明前と説明後の分割表に対する分析] レポートの ▼ から [一致性の統計量] を選択します。これは McNemar 検定と同じものです。

p 値 ＝ 0.0253 ＜ 0.05 で、有意となります。したがって、説明前と説明後で不安を感じる患者の割合は変化したといえます。

第6章

予測の手法

ある1つの数値変数の値を予測する手法として、回帰分析と呼ばれる方法があります。回帰分析には、1つの数値変数の値を、別の1つの変数の値で予想する単回帰分析と、2つ以上の変数の値を使って予測する重回帰分析があります。この2つの回帰分析について、具体的な使い方と、活用上の留意点について解説します。

§1 単回帰分析

▶▶ ある数量データから未知の数値を予測する

1-1 ◉ 単回帰分析の実際

例題 6-1

成人 20 人の空腹時血糖値（mg/dl）と HbA1c（ヘモグロビン・エイワンシー；%）を測定したデータ表である。　（注）HbA1c は JDS 値

表 6.1　データ表

番号	空腹時血糖値	HbA1c
1	106	5.4
2	84	4.6
3	117	6.1
4	84	5.2
5	94	5.7
6	76	4.4
7	90	4.8
8	97	4.8
9	88	4.9
10	66	4.5
11	69	4.2
12	61	4.6
13	104	5.2
14	87	5.3
15	96	5.9
16	98	5.4
17	119	7.1
18	127	6.9
19	93	5.3
20	109	5.4

空腹時血糖値を x、HbA1c を y と表すことにして、このデータから、x の値で y の値を予測するための、次のような式を求めよ。

$$y = b_0 + b_1 x$$

求めたいものは、b_0 と b_1 の具体的な数値である。

■単回帰分析による予測

2つの変数xとyがあるときに、xとyの関係を示す式を求めるには、単回帰分析と呼ばれる方法を適用します。このとき、xとyはともに連続尺度のデータで構成される量的変数です。

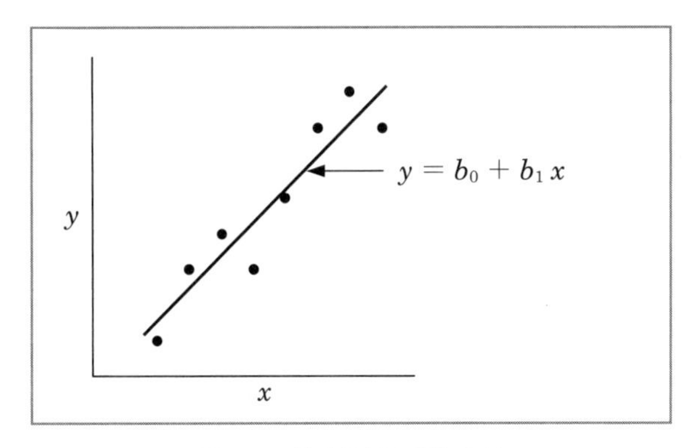

図 6.1　散布図と回帰直線

単回帰分析では、2つの変数xとyのデータに、

$$y = b_0 + b_1 x$$

という1次式（直線）を当てはめることを考えます。このような問題は、直線回帰の問題とも呼ばれています。

xの値でyの値を予測しようというとき、予測されるyのことを目的変数、予測するのに使うxのことを説明変数と呼びます。目的変数のことを従属変数、説明変数のことを独立変数と呼ぶこともあります。説明変数が2つ以上になる場合の回帰分析は、重回帰分析と呼ばれています。

回帰分析では、b_0を切片（定数項）、b_1のことを回帰係数、求めた1次式を回帰式、描かれる直線のことを回帰直線と呼びます。

b_0とb_1を求めるための計算には、最小2乗法という理論が数学的な背景にあります。回帰分析では、実測値と予測値との差を残差と呼び、グラフで見ると、点（データ）と当てはめる直線の差になります。

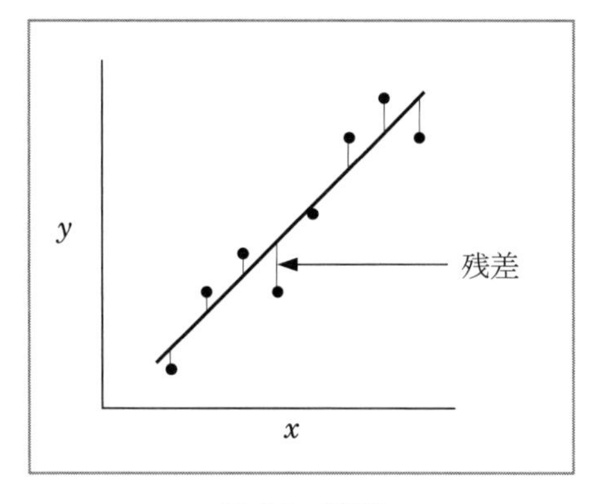

図 6.2　残差

x と y の n 組のデータがあるとき、残差も n 個だけ存在します。回帰分析では、最小 2 乗法という理論を使って、残差 e_i（$i = 1, 2, \cdots, n$）の 2 乗和が最小になるように b_0 と b_1 を決めています。

$$y = b_0 + b_1 x$$

という 1 次式（直線）を求めることができれば、この式の x に数値を代入すると y の値が決まりますから、x の値で y の値を予測することが可能になります。

回帰分析では、残差は正規分布に従うことを前提として、理論が構築されています。

■解析結果

【1】回帰式

表 6.2　切片と係数

パラメータ推定値

項	推定値	標準誤差	t値	p値(Prob>|t|)
切片	1.7903652	0.512928	3.49	0.0026*
空腹時血糖値	0.037476	0.00541	6.93	<.0001*

$$\text{HbA1c} = 1.7903652 + 0.037476 \times \text{空腹時血糖値}$$

という回帰式が得られました。

【2】散布図と回帰直線

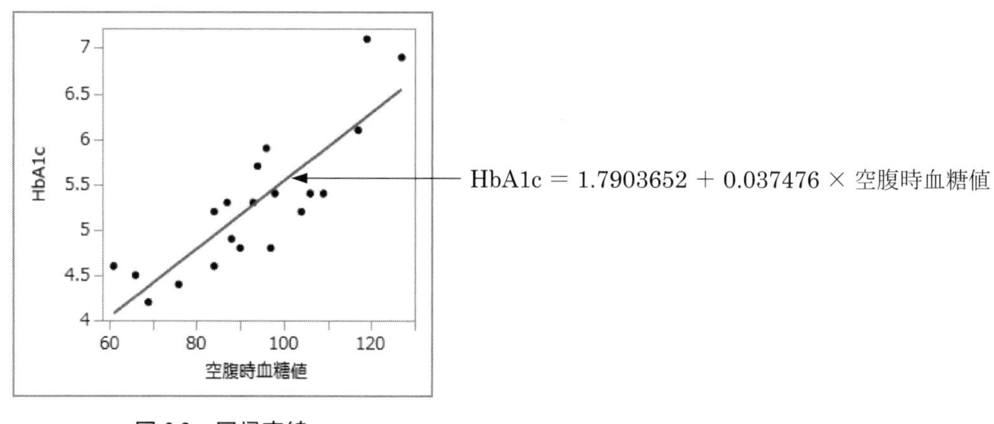

図 6.3　回帰直線

【3】予測値と実測値

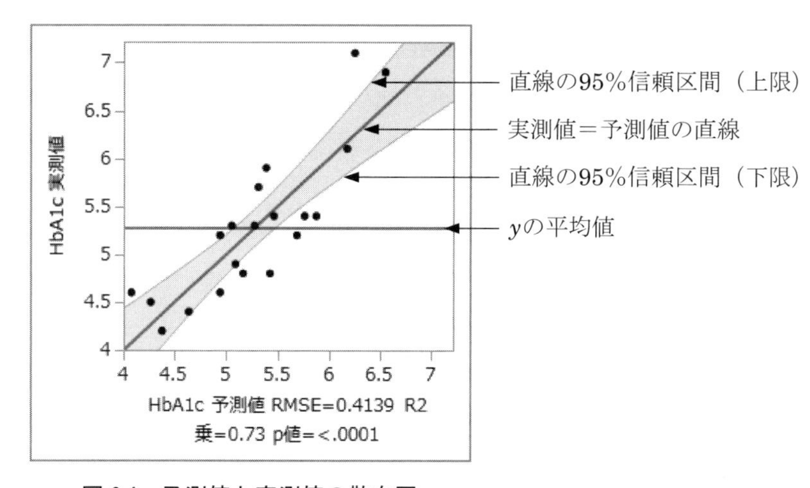

図 6.4　予測値と実測値の散布図

信頼区間が y の平均値の線を含んでいなければ、回帰式には統計的な意味がある（回帰式は有意である）と判断します。

【4】回帰式の適合度

目的変数 y の変動のうち、回帰によって（説明変数 x によって）説明できる割合を寄与率といい、R^2 という記号で表します。R^2 は0以上1以下の値をとり、1に近いほど直線の当てはめがうまくいっていることを示しています。これは回帰式の適合度の指標として利用されます。

この例題の場合

$$R^2 = 0.727194$$

と得られています。HbA1c の変動の約72%は空腹時血糖値の変動で説明できるということになります。寄与率は決定係数とも呼ばれています。

回帰式が予測に役立つかどうかを見るには、寄与率 R^2 の値を見るだけでは不十分です。同時に、残差も検討する必要があります。残差の標準偏差が大きいということは、予測精度が悪いことを意味しています。JMP では「誤差の標準偏差（RMSE）」と表現されていて、その値から

$$\text{残差の標準偏差} = 0.413938$$

と得られています。この数値は、回帰式を使って HbA1c の値を予測したときに、平均して±0.413938（%）ほどの誤差を伴うということを意味しています。

なお、残差の合計値と平均値は常に0となります。また、散布図上のすべての点が直線上にのるときは、x の値で y の値を誤差なく完全に予測できることを表していて、$R^2 = 1$、残差の標準偏差 = 0 となります。

表 6.3　寄与率と残差標準偏差

あてはめの要約	
R2乗	0.727194
自由度調整R2乗	0.712038
誤差の標準偏差(RMSE)	0.413938
Yの平均	5.285
オブザベーション(または重みの合計)	20

【５】回帰式の有意性

回帰に関する分散分析によって、回帰式に統計的な意味があるかどうかの検定を行うことができます。そのためには分散分析表の p 値を見ます。この値が有意水準 0.05 よりも小さいときに、回帰式に意味があると判断します。この例では、「<.0001*」と表示されていて、0.0001 よりも小さいことを意味していますから、回帰式には意味があると判断します。

表 6.4　分散分析表

分散分析

要因	自由度	平方和	平均平方	F値
モデル	1	8.221292	8.22129	47.9810
誤差	18	3.084208	0.17134	p値(Prob>F)
全体(修正済み)	19	11.305500		<.0001*

【６】残差の検討

回帰式によって予測した y の値（予測値）は、残差と無関係であることが望ましいモデルです。散布図を見ると、何らかの関係があるとは見られませんから、直線を当てはめたモデルを想定することに、問題はないと判断します。

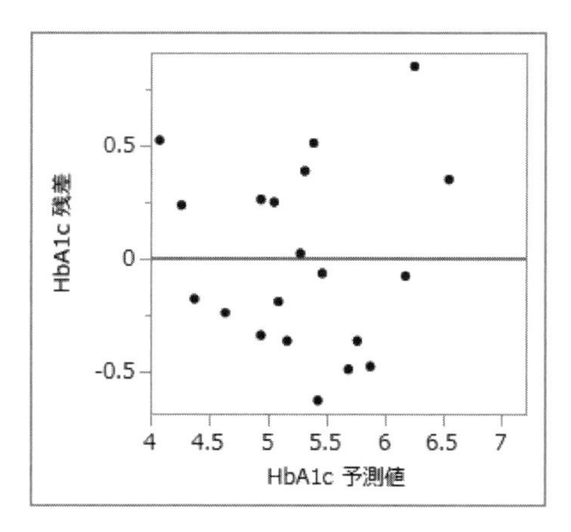

図 6.5　予測値と残差の散布図

【JMPの手順】

手順 1 データの入力

次のようにデータを入力します。

	空腹時血糖値	HbA1c
1	106	5.4
2	84	4.6
3	117	6.1
4	84	5.2
5	94	5.7
6	76	4.4
7	90	4.8
8	97	4.8
9	88	4.9
10	66	4.5

手順 2 分析プラットフォームの選択

メニューから［ 分析 ］＞［ モデルのあてはめ ］と選択します。

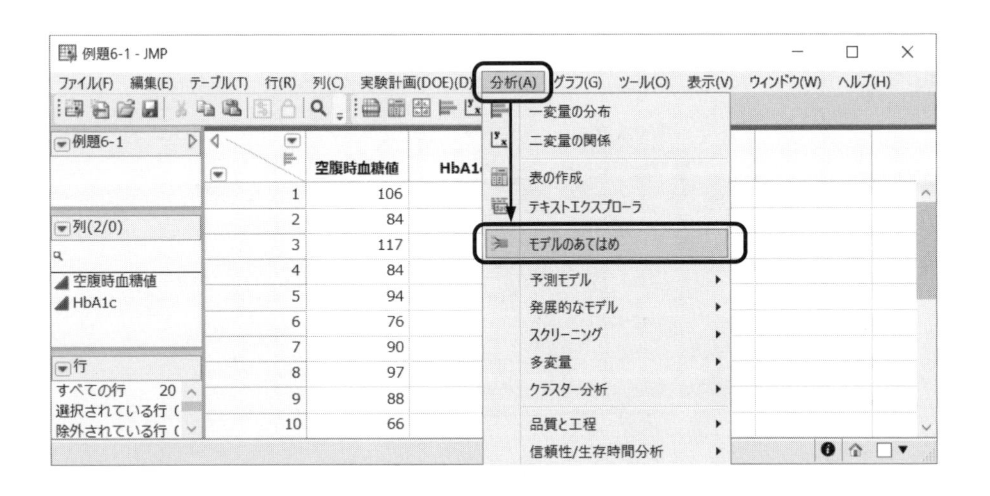

［ モデルのあてはめ ］ウィンドウが現れるので、

役割変数の選択として　［ Y ］　→「 HbA1c 」

モデル効果の構成として［ 追加 ］→「 空腹時血糖値 」

と設定して、［ 実行 ］をクリックします。

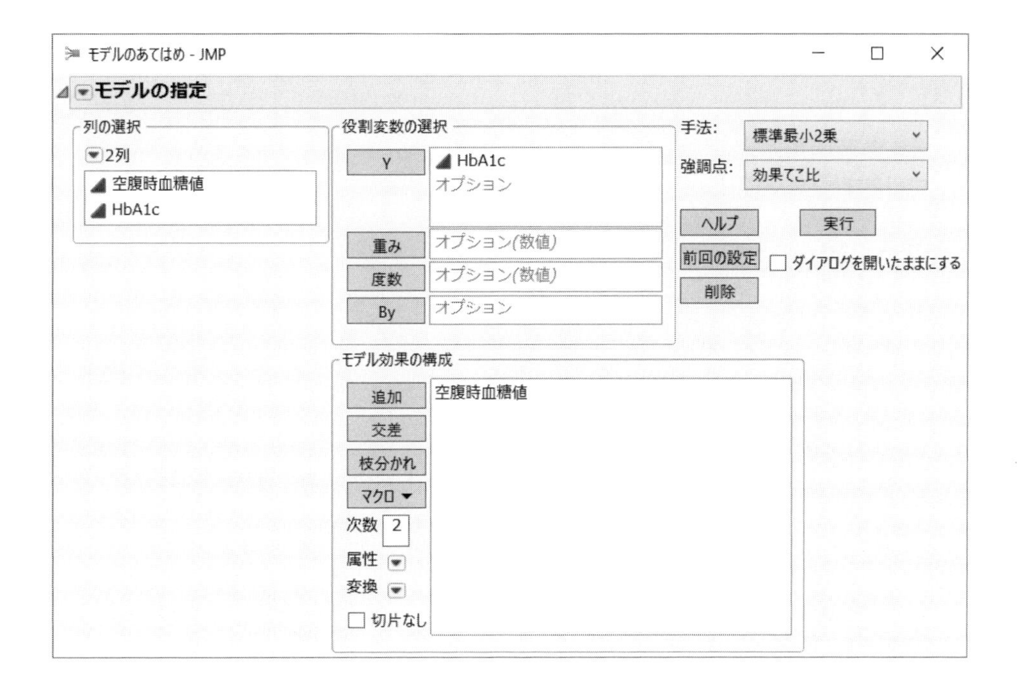

分析レポートが表示され、表 6.2、表 6.3、表 6.4、図 6.3、図 6.4、図 6.5 の結果が得られます。

1-2 ◉ 単回帰分析における区間推定

■母回帰式の信頼区間

回帰直線は、収集したデータにもとづいて求めたものですから、データが変われば、同じ母集団から取られたデータであっても、違う回帰直線が求められます。そこで、母集団すべてのデータを利用したときに得られるであろう回帰直線（母回帰または母回帰直線という）は、どのような範囲に存在しているかを推定したいという場面が生じます。このようなときに、母回帰式の区間推定が行われます。

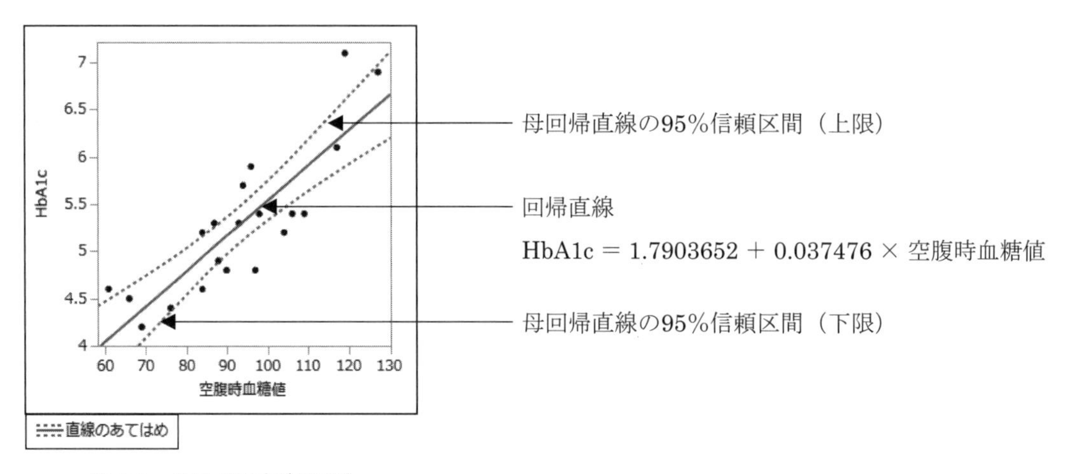

図 6.6　母回帰の信頼区間

破線で示されている双曲線に挟まれた領域内に 95%の確率で回帰直線が存在するということを意味しています。このような母回帰直線の信頼区間や、次に紹介する予測値の信頼区間を求めるには、単回帰分析を［ 分析 ］＞［ 二変量の関係 ］という手順で実行します。そのときには、最初に散布図が表示されるので、▼をクリックして、［ 直線のあてはめ ］を行い、さらに、散布図の左下にある［ 直線のあてはめ ］の▼をクリックして、［ 回帰の信頼区間 ］を選択すると、信頼区間の入った散布図を作成することができます。

■個々の予測値の信頼区間

回帰式によって予測された値には誤差が伴うので、予測値がどの範囲の値になるかを知りたいというときには、個々の予測値に対する区間推定が行われます。この場合には、母回帰の信頼区間と区別するために、予測区間と呼ぶことがあります。JMP では「個別の値の信頼区間」と呼んでいます。

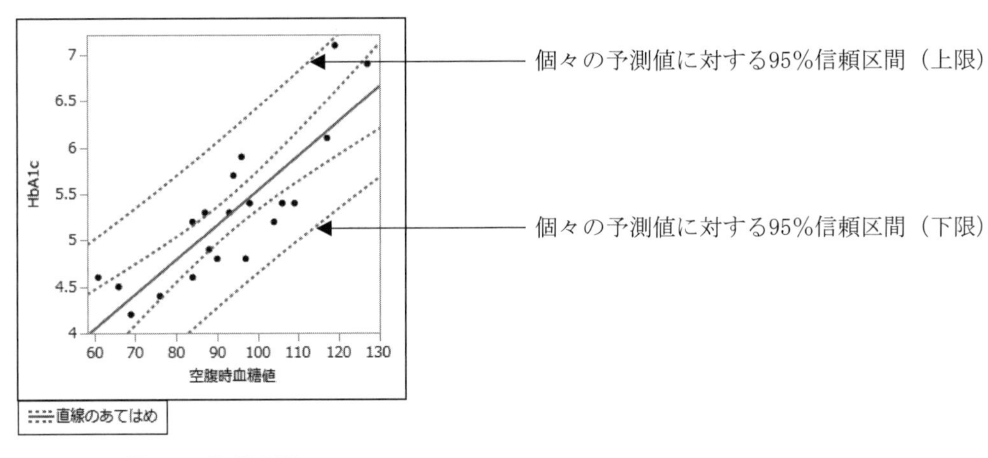

図 6.7　予測区間

散布図の左下にある［ 直線のあてはめ ］の▼をクリックして、［ 個別の値に対する信頼区間 ］を選択すると、予測区間の入った散布図を作成することができます。

［注釈］本例題に対する補足

本例題は空腹時血糖から HbA1c を予測するための回帰式を作成するものでしたが、通常の臨床の場面では、さまざまな因子が空腹時血糖に影響を与えるため、空腹時血糖値から HbA1c を正確に予測するのは難しいと言われています。なお、空腹時血糖と HbA1c との相関について興味があれば、以下の論文をご参照下さい。

Ito C, Maeda R, Ishida S, Sasaki H, Harada H.

Correlation among fasting plasma glucose, two-hour plasma glucose levels in OGTT and HbA1c.

Diabetes Res Clin Pract. 2000 Dec ; 50(3) : 225-30.

§2 重回帰分析

▶▶ 多種類のデータの値から未知の数値を予測する

2-1 ◉ 重回帰分析の実際

例題 6-2

50 歳以上の成人 40 人に対して、次の 5 つの項目について血液検査を実施した。

x_1；空腹時血糖値（mg/dl）

x_2；中性脂肪　　（mg/dl）

x_3；LDL　　　　（mg/dl）

x_4；HDL　　　　（mg/dl）

y；酸化 LDL　　（μg/dl）

酸化 LDL は動脈硬化に影響を及ぼすと考えられる酸化ストレスマーカーで、高脂血症や糖尿病で高値を示すことが知られている。

このデータから、x_1，x_2，x_3，x_4 と y の関係を示す、次のような式を求めよ。

$$y = b_0 + b_1 x_1 + b_2 x_2 + b_3 x_3 + b_4 x_4$$

求めたいものは、b_0，b_1，b_2，b_3，b_4 の具体的な数値である。

表 6.5　データ表

番号	空腹時血糖値	中性脂肪	LDL	HDL	酸化 LDL
1	99	137	105	55	91
2	92	84	93	76	77
3	96	85	97	66	75
4	70	74	75	97	69
5	96	116	123	30	88
6	79	72	114	72	68
7	72	79	78	72	67
8	80	96	118	53	74
9	81	130	94	64	85
10	90	69	114	44	88
11	101	180	147	40	102
12	95	157	109	58	93
13	83	55	78	66	62
14	91	93	125	76	79
15	89	30	101	74	79
16	93	61	91	62	78
17	80	122	96	66	75
18	86	85	93	66	70
19	92	117	102	59	78
20	92	102	100	57	71
21	86	155	131	64	91
22	85	67	89	63	67
23	96	141	126	47	83
24	81	130	127	68	83
25	99	140	99	56	81
26	85	154	124	32	100
27	97	132	99	67	83
28	93	178	142	26	102
29	92	49	80	83	61
30	68	108	64	77	74
31	88	87	84	63	80
32	91	178	133	42	94
33	101	158	108	42	87
34	97	60	75	59	72
35	86	130	121	57	80
36	80	140	118	49	90
37	91	161	123	34	89
38	89	132	110	69	74
39	101	159	144	61	101
40	97	116	112	51	82

■重回帰分析による予測

2つ以上の説明変数 $x_1, x_2, \cdots, x_m$ と、1つの目的変数 y があるときに、説明変数 $x_1, x_2, \cdots, x_m$ と y の関係を示す式を求めるには、重回帰分析と呼ばれる方法を適用します。

重回帰分析では、目的変数 y を m 個の説明変数 $x_1, x_2, \cdots, x_m$ の1次式で表すこと、すなわち、

$$y = b_0 + b_1 x_1 + b_2 x_2 + \cdots + b_m x_m$$

という1次式を当てはめることを考えます。

b_0 を切片（定数項）と呼び、$b_1, b_2, \cdots, b_m$ のことを（偏）回帰係数と呼びます。

重回帰分析は、次のような目的で使われる手法です。

① 予測　　（y の数値を $x_1, x_2, \cdots, x_m$ で予測する）
② 説明　　（y の変動を $x_1, x_2, \cdots, x_m$ で説明する）
③ 要因解析（y の変動原因を $x_1, x_2, \cdots, x_m$ の中から見つける）

予測したい変数が目的変数、予測に使う変数が説明変数になります。要因解析に適用する場合には、目的変数が結果を表す変数で、説明変数が原因を表す変数です。

回帰分析が適用できるデータのタイプは、目的変数が量的変数（連続尺度）のときです。説明変数は量的変数と質的変数（名義尺度）のどちらも使うことができます。ただし、質的変数を使う場合には、ダミー変数と呼ばれる変数を導入し、カテゴリを数値に変換する必要があります。たとえば、性別という変数に対して、男、女というデータが入力されていたとすると、ダミー変数 x を導入して、

女ならば　$x = 1$
男ならば　$x = 0$

と数値化して、説明変数に利用します。

JMPでは、この変換作業を自動的に行うので、解析者が意識する必要はありません。ただし、JMPの場合、次のように数値化しています。

女ならば　$x = 1$
男ならば　$x = -1$

■解析結果

【１】回帰式

表 6.6　切片と係数

パラメータ推定値				
項	推定値	標準誤差	t値	p値(Prob>|t|)
切片	47.585146	14.61845	3.26	0.0025*
空腹時血糖値	0.118961	0.119784	0.99	0.3275
中性脂肪	0.1199568	0.0325	3.69	0.0008*
LDL	0.1617531	0.065039	2.49	0.0178*
HDL	-0.133467	0.082558	-1.62	0.1149

$$\begin{aligned} \text{酸化 LDL} = 47.585146 &+ 0.118961 \times \text{空腹時血糖値} \\ &+ 0.119956 \times \text{中性脂肪} \\ &+ 0.161753 \times \text{LDL} \\ &- 0.133467 \times \text{HDL} \end{aligned}$$

という回帰式が得られました。

偏回帰係数の符号は、データの背後にある技術的・学理的知識に照らして検討します。符号が常識と反するとき、その原因の１つに説明変数同士の相関が高いことが考えられます。説明変数同士の相関が強いことを多重共線性が存在するといいます。

【２】VIF と標準偏回帰係数

表 6.7　VIF と標準偏回帰係数

パラメータ推定値						
項	推定値	標準誤差	t値	p値(Prob>|t|)	標準β	VIF
切片	47.585146	14.61845	3.26	0.0025*	0	.
空腹時血糖値	0.118961	0.119784	0.99	0.3275	0.092982	1.3036717
中性脂肪	0.1199568	0.0325	3.69	0.0008*	0.443644	2.1486225
LDL	0.1617531	0.065039	2.49	0.0178*	0.308406	2.287004
HDL	-0.133467	0.082558	-1.62	0.1149	-0.18725	1.9951347

・VIF（Variance Inflation Factor；分散拡大要因）は多重共線性が起きているかどうかを検討するために使う統計量で、VIF の数値が 5〜10 以上のときは、多重共線性に注意する必要があります。

・標準偏回帰係数は目的変数 y への影響度を見るための有効な統計量で、標準偏回帰係数の絶対値が大きい変数ほど、y への影響度も大きいと判断します。［ 標準 β ］と表示されている値が標準偏回帰係数の値です。

【3】予測値と実測値

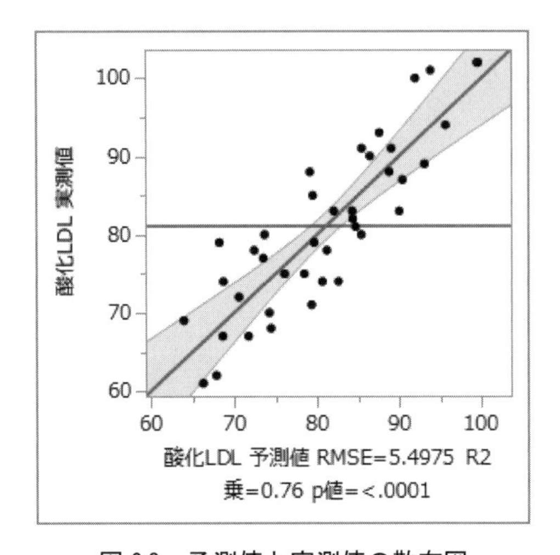

図 6.8　予測値と実測値の散布図

水平線が信頼区間に含まれていなければ、回帰式には統計的な意味がある（回帰式は有意である）と判断します。

【4】回帰式の適合度

表 6.8　寄与率と残差標準偏差

あてはめの要約	
R2乗	0.764661
自由度調整R2乗	0.737765
誤差の標準偏差(RMSE)	5.497517
Yの平均	81.075
オブザベーション(または重みの合計)	40

$$\mathrm{R}^2 = 0.7646$$

と得られています。酸化 LDL の変動の約 76%は回帰式（4 つの説明変数）で説明できるということになります。

さて、寄与率 R^2 は説明変数の数を増やすほど、その変数が有用なものであろうとなかろうと、高い値になっていくという問題点を抱えています。そこで、無意味な変数を説明変数として使ったときには、その数値が下がるように、自由度で補正した寄与率が提案されています。この寄与率を自由度調整済み寄与率といい、R^{*2} と表します。R^2 と R^{*2} の間には、次のような関係が成り立っています。

$$\mathrm{R}^{*2} = 1 - \frac{n-1}{n-m-1}(1-\mathrm{R}^2)$$

※ここに、n はサンプルサイズ（ケース数）、m は説明変数の数。

本例題では、次のような結果が得られています。

$$\text{自由度調整済み寄与率 } \mathrm{R}^{*2} = 0.7377$$

回帰式の予測精度を示す残差の標準偏差は

残差の標準偏差 = 5.4975　（JMP では誤差の標準偏差）

と得られています。この数値は、回帰式を使って酸化 LDL の値を予測したときに、平均して ±5.4975（μg/dl）ほどの誤差を伴うということを意味しています。

【5】回帰式の有意性

表 6.9　分散分析表

分散分析

要因	自由度	平方和	平均平方	F値
モデル	4	3436.9806	859.245	28.4305
誤差	35	1057.7944	30.223	p値(Prob>F)
全体(修正済み)	39	4494.7750		<.0001*

分散分析表の p 値は「<.0001*」と表示されていて、基準としている 0.05 よりも小さいので、回帰式には意味があると判断します。

なお、この検定における仮説は次のように表現されます。

帰無仮説 H_0：$\beta_1 = \beta_2 = \cdots = \beta_m = 0$　　（回帰式には意味がない）

対立仮説 H_1：少なくとも 1 つの j について $\beta_j \neq 0$　（回帰式には意味がある）

【6】残差の検討

回帰式によって予測した y の値（予測値）は、残差と無関係であることが望ましいモデルです。散布図を見ると、特に関係は見られませんから、1 次式を当てはめたモデルを想定することに、問題はないと判断します。

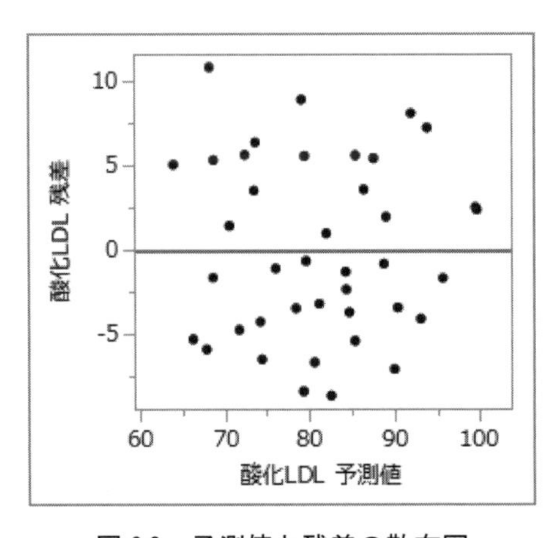

図 6.9　予測値と残差の散布図

■回帰係数の有意性

各説明変数の目的変数 y に対する影響度の大小は、偏回帰係数の値の大小では判断できません。

たとえば、次のような回帰式が得られたとします。

$$y = 30 + 2x_1 + 10x_2$$

このときに、x_2 のほうが x_1 よりも y に対する影響力が強いと考えてはいけません。なぜならば、偏回帰係数の値は x_1 と x_2 の単位のとりかたによって変化してしまうからです。仮に、x_2 が m（メートル）単位であるときに、これを cm（センチメートル）単位に直すと、偏回帰係数の 10 は 0.1 に変わります。また、x_1 と x_2 の単位が異なる場合には、比較すること自体が不可能です。そこで考え出されたのが、先ほど紹介した標準偏回帰係数ですが、ここでは標準偏回帰係数以外の各説明変数の重要度を判断する統計量を紹介します。それは各回帰係数の t 値と p 値です。どちらで判断しても同じですが、t 値の絶対値が大きな変数ほど、また、p 値の小さい変数ほど、目的変数 y を予測する上での影響度が高いと考えます。ここで注意しなければいけないのは、各説明変数ごとの影響度は、重回帰分析で用意した説明変数を同時に回帰式に用いた場合の話であるということです。説明変数の組合せが変われば、t 値と p 値も変わります。

この例題では、次のような t 値と p 値が得られています。

表 6.10　回帰係数の t 値と p 値

パラメータ推定値

項	推定値	標準誤差	t値	p値(Prob>|t|)
切片	47.585146	14.61845	3.26	0.0025*
空腹時血糖値	0.118961	0.119784	0.99	0.3275
中性脂肪	0.1199568	0.0325	3.69	0.0008*
LDL	0.1617531	0.065039	2.49	0.0178*
HDL	-0.133467	0.082558	-1.62	0.1149

t 値の絶対値は、中性脂肪、LDL、HDL、空腹時血糖値の順に大きいので、この順に y への影響度も大きいと判断します。ただし、このような判断は説明変数が互いに独立であるときに成立するのであって、説明変数間に強い相関関係があるときには、このような結論は出せなくなります。

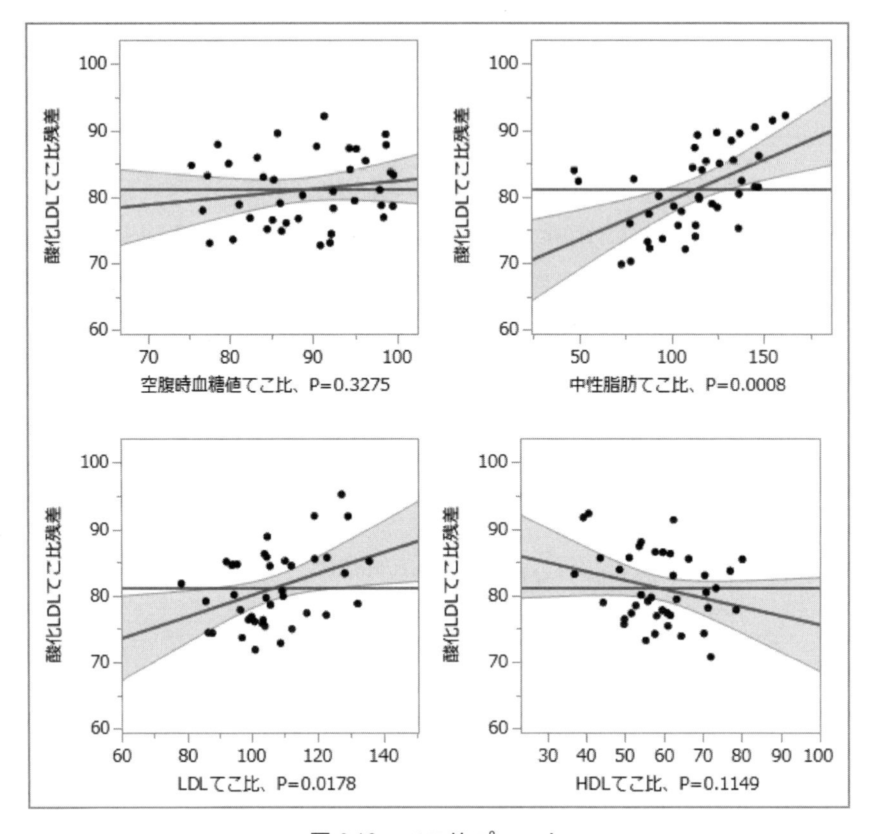

図 6.10　てこ比プロット

（注）　水平線が曲線と曲線の間の信頼領域に入っているとき、その説明変数は有意ではありません。曲線が水平線と交差しているときは、その説明変数は有意です。

また、p 値によって、偏回帰係数の有意性を判定することができます。有意でない変数は、目的変数 y を予測するのに不要な変数であると結論づけられます。なお、有意でない変数は y とは無関係であるということを意味しているわけではないので注意してください。

表 6.10 で示したように、この例題では、空腹時血糖値の p 値が 0.3275、HDL の p 値が 0.1149 となっており、有意かどうかを判定する有意水準を 0.05 とするならば、この 2 つの変数の p 値は有意水準よりも大きく、不要な変数ということになります。不要ならば、回帰式に使うのはやめましょうという態度で回帰分析を行うのが、変数選択による回帰分析という進め方です。変数選択については次節で解説します。

t 値と p 値は数値的な有意性の判断ですが、図 6.10 のようなてこ比プロットによって、視覚的に判断することもできます。

【JMP の手順】

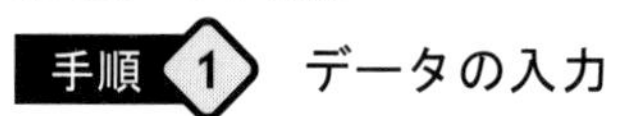

データの入力

次のようにデータを入力します。

例題6-2 - JMP

ファイル(F) 編集(E) テーブル(T) 行(R) 列(C) 実験計画(DOE)(D) 分析(A) グラフ(G) ツール(O) 表示(V) ウィンドウ(W) ヘルプ(H)

例題6-2

列(5/0)
- 空腹時血糖値
- 中性脂肪
- LDL
- HDL
- 酸化LDL

行
すべての行 40

	空腹時血糖値	中性脂肪	LDL	HDL	酸化LDL
1	99	137	105	55	91
2	92	84	93	76	77
3	96	85	97	66	75
4	70	74	75	97	69
5	96	116	123	30	88
6	79	72	114	72	68
7	72	79	78	72	67
8	80	96	118	53	74
9	81	130	94	64	85
10	90	69	114	44	88

手順 2 分析プラットフォームの選択

メニューから [分析] > [モデルのあてはめ] と選択します。

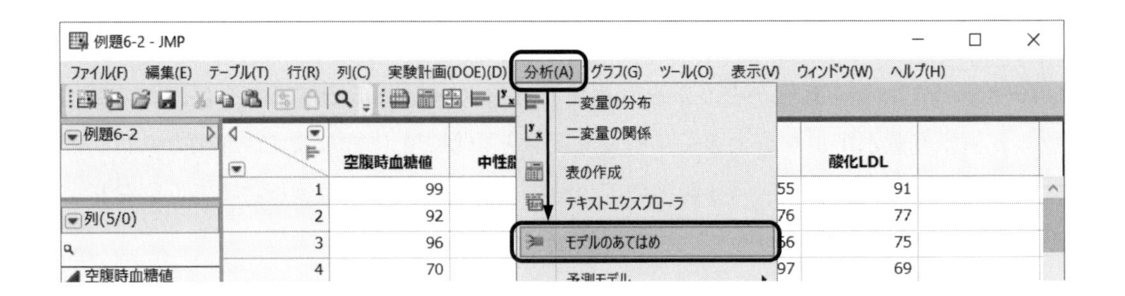

[モデルのあてはめ] ウィンドウが現れるので、

役割変数の選択として　[Y]　→「 酸化 LDL 」

モデル効果の構成として [追加] →「 空腹時血糖値 」「 中性脂肪 」「 LDL 」「 HDL 」

と設定して [実行] をクリックします。

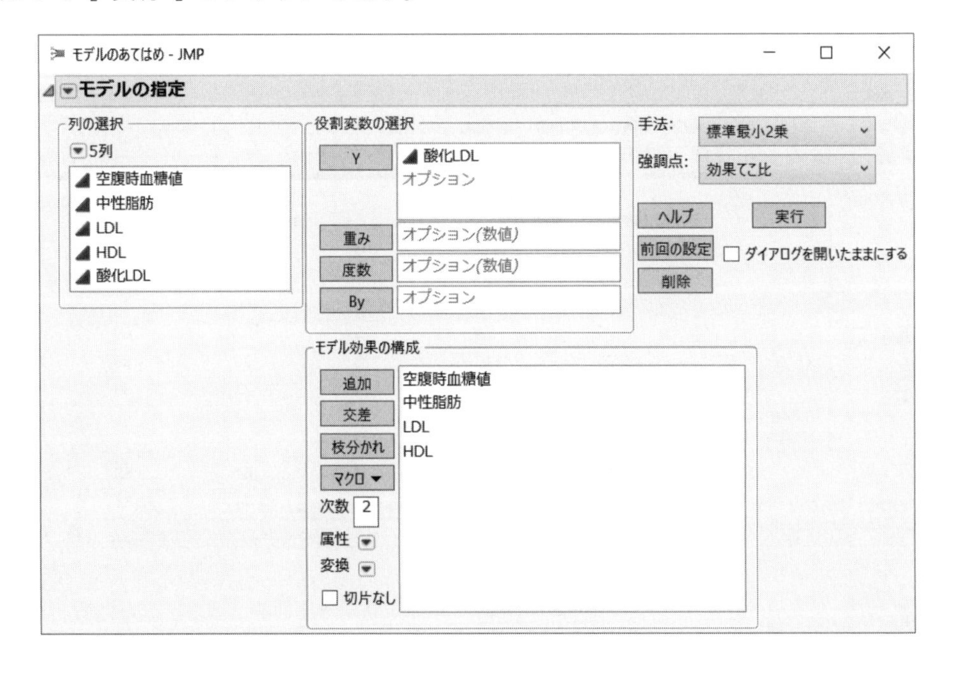

分析レポートが表示され、表 6.6、表 6.8、表 6.9、図 6.8、図 6.9、図 6.10 の結果が得られます。

手順 3 分析オプションの選択

VIF と標準偏回帰係数を表示させます。

［ パラメータ推定値 ］レポート内を右クリックすると、オプションメニューが表示されます。［ 列 ］＞［ 標準 β ］、［ VIF ］とそれぞれ選択すると、表 6.7 の結果が得られます。

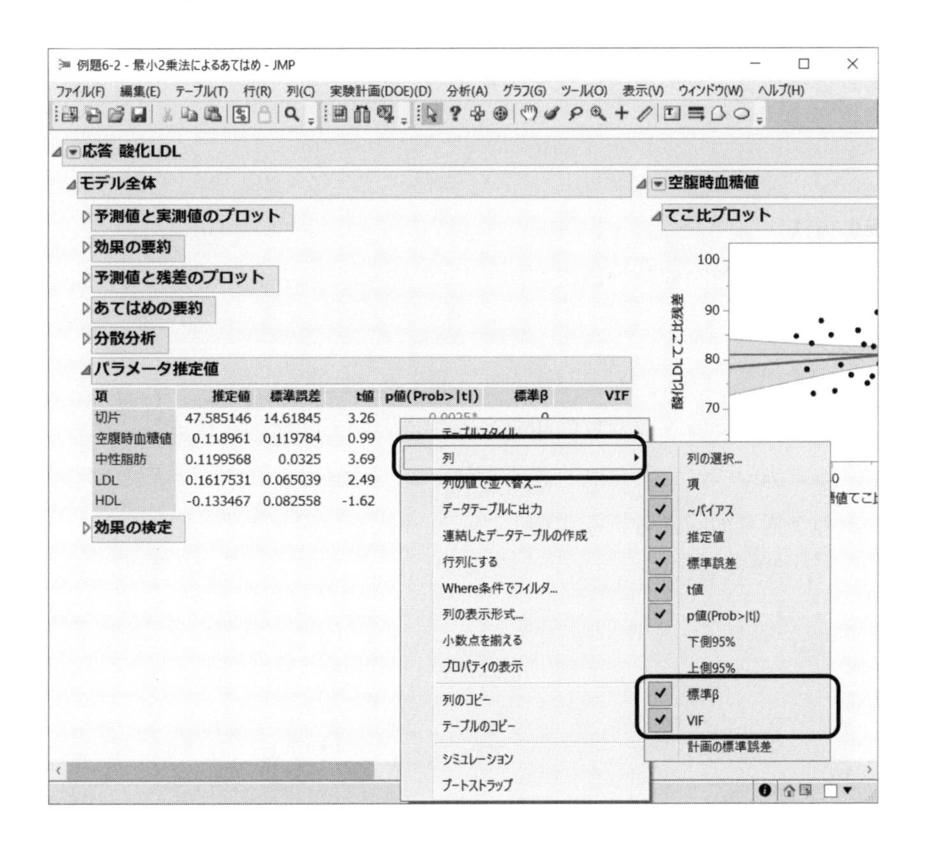

2-2 ◉ 重回帰分析における変数選択

■変数選択の必要性

目的変数 y を予測するために重回帰分析の適用を考えたときに、利用しようとしている説明変数として、x_1, x_2, x_3 があったとします。このとき3つの説明変数をすべて使わなくても、x_1 と x_2 の2つの説明変数で y を予測でき、x_3 は不要ではないかということを検討するのが変数選択の問題です。予測に不要な変数を含んだ回帰式、それとは逆に、有効な変数を含んでいない回帰式は、どちらにしても予測精度が悪くなります。したがって、有効な変数と不要な変数を選別し、最適な回帰式を探索することは、重回帰分析を実務で適用する上での課題になります。

■変数選択の方法

重回帰分析における説明変数の選択方法として、3つの方法が提唱されています。

(1) 総当たり法

総当たり法は、すべての説明変数の組み合わせについて回帰式を作成し、どの回帰式が良いかを検討する方法です。たとえば、説明変数が x_1, x_2, x_3 の3つがあるとすると、説明変数として、次の7通りの回帰分析を実施して、回帰式を検討します。

① x_1

② x_2

③ x_3

④ x_1, x_2

⑤ x_1, x_3

⑥ x_2, x_3

⑦ x_1, x_2, x_3

総当たり法では、説明変数の数を m とすると、$(2^m - 1)$ 通りの回帰式を算出して検討することになります。この方法は、説明変数の数が少ないときには最良な方法です。

（2）逐次変数選択法

逐次変数選択法は、各偏回帰係数の有意性にもとづいて、有効な変数と不要な変数を振り分ける方法です。

この方法には、変数増加法、変数減少法、変数増減法、変数減増法と呼ばれる4つの方法があります。変数増加法と変数減少法はそれぞれ欠点をもっており、その欠点を修正したものが変数増減法と変数減増法です。

変数増減法は、最初に目的変数と最も関係の強い説明変数、すなわち、p 値の最も小さい説明変数を1つ選択します。次に、その変数と組み合わせたときに、p 値の最も小さい変数を選択します。これを順次繰り返します。この過程で、一度選択した変数の中に不要な変数が出てきたときには、その変数を除去するという方法です。

変数減増法は、最初にすべての説明変数を用いた回帰式を作成します。次に、目的変数と最も関係の弱い説明変数、すなわち、p 値の最も大きな変数を1つ除去します。これを順次繰り返します。この過程で、一度除去した変数の中に有効な変数が出てきたときには、その変数を再度選択するという方法です。JMP では、

- 変数増加法
- 変数減少法
- 変数増減法

が用意されており、これらの方法を総称して、ステップワイズ法と呼んでいます。

（3）対話型変数選択法

対話型変数選択法は、解析者が変数の追加と除去を、偏回帰係数の p 値（あるいは t 値・F 値）を見ながら、統計学的な判断にデータの背景にある専門分野の技術的・学理的知識による判断も加えて、コンピュータと解析者が対話するような形式で変数選択を進めて行くという方法です。

対話型変数選択は、統計学以外の知識を加味できる、変数選択の過程がわかるという大きな利点があります。ただし、説明変数の数が多くなると、時間がかかるという面もあります。

例題 6-3

例題 6−2 のデータに対して、次の 3 つの方法による回帰分析を適用せよ。

(1)　総当たり法

(2)　ステップワイズ法

　変数の追加および除去の基準は p 値 $= 0.2$ とする。

(3)　対話型変数選択法

■総当たり法の実際

メニューから [分析] > [モデルのあてはめ] と選択して、[手法] を [ステップワイズ法] と設定します。先の例題と同じように変数を投入し、[実行] をクリックすると、次のような画面になります。

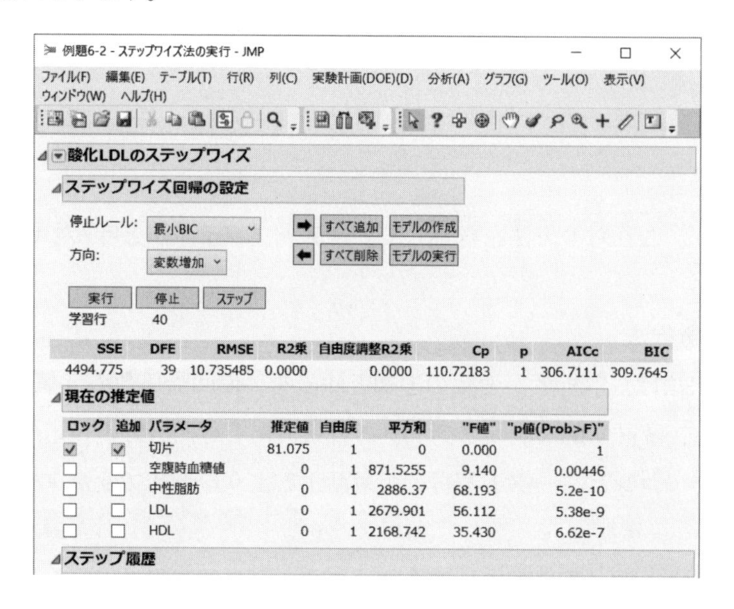

[酸化 LDL のステップワイズ] の ▼ をクリックして、[すべてのモデル] を選択します。

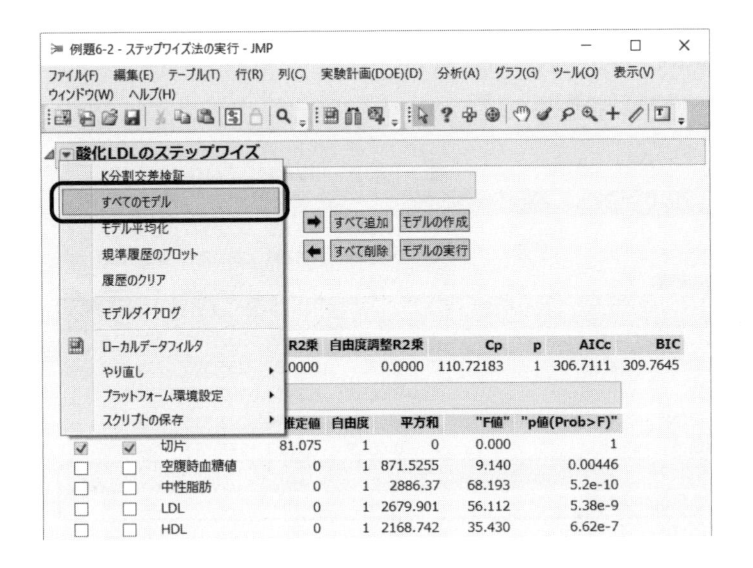

次のようなボックスが現れます。

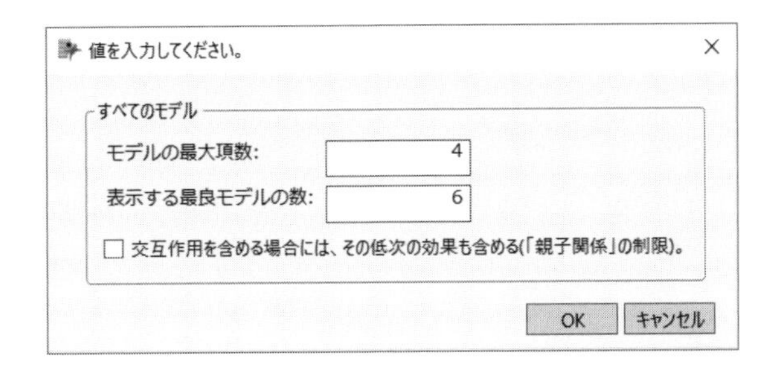

[モデルの最大項数]　　　に「 4 」 ← 説明変数の数 m

[表示する最良モデルの数] に「 6 」 ← ${}_4C_2 = 4$ つの変数から 2 つを選ぶ組合わせ数

と入力して、[OK] をクリックします。

次のページのように、変数のすべての組合せについて、回帰分析のモデルの適合度を示す数値が表示されます。

なお，説明変数の数が多いときには、最良サブセット法と呼ばれる方法が使われます。この方法は説明変数の数ごとにどのモデルが良いかを検討します。

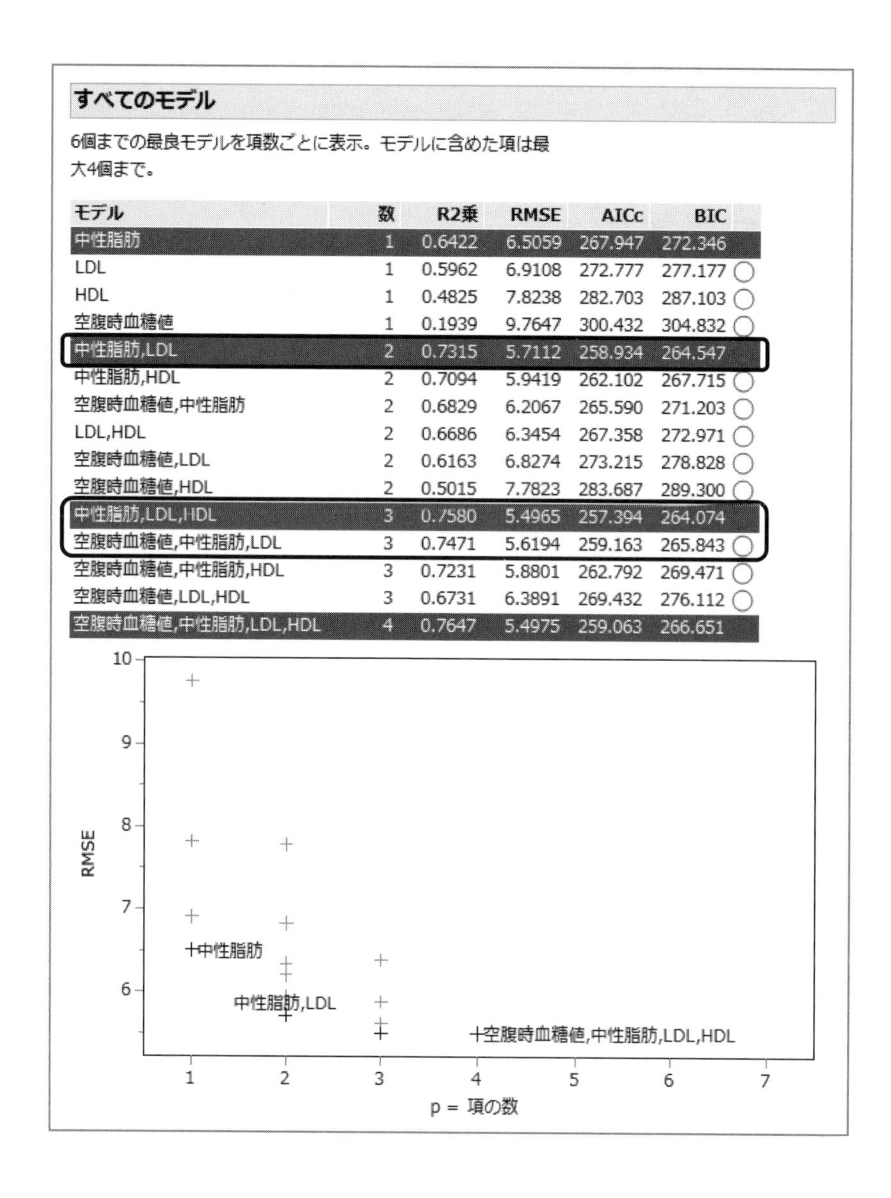

すべてのモデル

6個までの最良モデルを項数ごとに表示。モデルに含めた項は最大4個まで。

モデル	数	R2乗	RMSE	AICc	BIC
中性脂肪	1	0.6422	6.5059	267.947	272.346
LDL	1	0.5962	6.9108	272.777	277.177
HDL	1	0.4825	7.8238	282.703	287.103
空腹時血糖値	1	0.1939	9.7647	300.432	304.832
中性脂肪,LDL	2	0.7315	5.7112	258.934	264.547
中性脂肪,HDL	2	0.7094	5.9419	262.102	267.715
空腹時血糖値,中性脂肪	2	0.6829	6.2067	265.590	271.203
LDL,HDL	2	0.6686	6.3454	267.358	272.971
空腹時血糖値,LDL	2	0.6163	6.8274	273.215	278.828
空腹時血糖値,HDL	2	0.5015	7.7823	283.687	289.300
中性脂肪,LDL,HDL	3	0.7580	5.4965	257.394	264.074
空腹時血糖値,中性脂肪,LDL	3	0.7471	5.6194	259.163	265.843
空腹時血糖値,中性脂肪,HDL	3	0.7231	5.8801	262.792	269.471
空腹時血糖値,LDL,HDL	3	0.6731	6.3891	269.432	276.112
空腹時血糖値,中性脂肪,LDL,HDL	4	0.7647	5.4975	259.063	266.651

適合度の良さを示す統計量であるRMSE（残差の標準偏差）やAICcに注目すると、(中性脂肪、LDL)、(中性脂肪、LDL、HDL)、(空腹時血糖値、中性脂肪、LDL）の組合せを説明変数としたモデルが良いことがわかります。

■ステップワイズ法の実際

メニューから［ 分析 ］＞［ モデルのあてはめ ］と選択して、［ 手法 ］を［ ステップワイズ法 ］と設定します。変数の投入後、［ 実行 ］をクリックすると、［ ステップワイズ法の実行 ］ウィンドウが現れます。

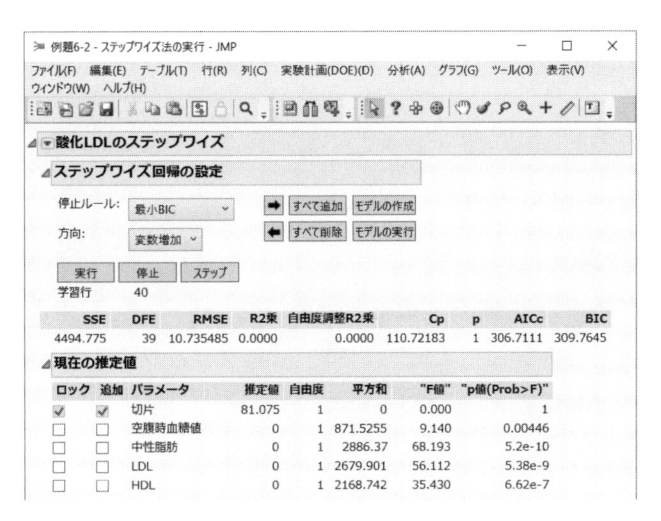

［ 停止ルール ］　　　　　　　→［ 閾値 p 値 ］
［ 変数を追加するときの p 値 ］→「 0.2 」
［ 変数を除去するときの p 値 ］→「 0.2 」
［ 方向 ］　　　　　　　　　　→［ 変数増減 ］

と設定して、［ 実行 ］をクリックします。

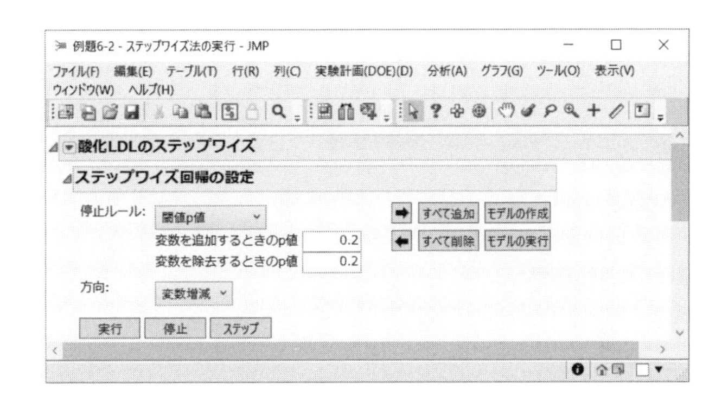

次のような結果が得られ、中性脂肪、LDL、HDL が選ばれています。

現在の推定値

ロック	追加	パラメータ	推定値	自由度	平方和	"F値"	"p値(Prob>F)"
☑	☑	切片	58.5924715	1	0	0.000	1
☐	☐	空腹時血糖値	0	1	29.8086	0.986	0.32747
☐	☑	中性脂肪	0.11842342	1	402.1824	13.312	0.00083
☐	☑	LDL	0.172524	1	218.7403	7.240	0.01074
☐	☑	HDL	-0.157068	1	119.2751	3.948	0.05458

■対話型変数選択法の実際

メニューから［ 分析 ］>［ モデルのあてはめ ］と選択して、［ 手法 ］を［ ステップワイズ法 ］と設定します。変数の投入後、［ 実行 ］をクリックすると、［ ステップワイズ法の実行 ］ウィンドウが現れます。

ここで、［ p 値(Prob>F) ］の最も小さな（あるいは［ F 値 ］の最も大きな）説明変数である「中性脂肪」を選択します。そこで、「中性脂肪」の左隣にある□をクリックすると「中性脂肪」が選択されて、回帰係数（推定値）が求められます。

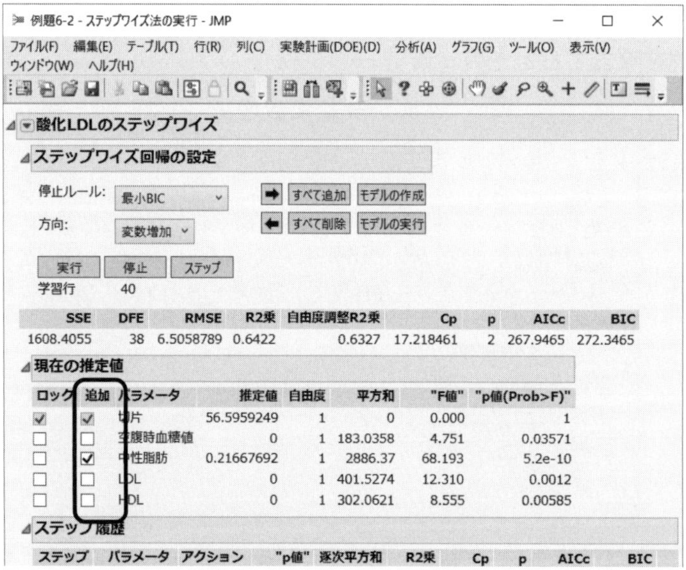

例題6-2 - ステップワイズ法の実行 - JMP

ファイル(F) 編集(E) テーブル(T) 行(R) 列(C) 実験計画(DOE)(D) 分析(A) グラフ(G) ツール(O) 表示(V) ウィンドウ(W) ヘルプ(H)

酸化LDLのステップワイズ

ステップワイズ回帰の設定

停止ルール: 最小BIC　　すべて追加　モデルの作成

方向: 変数増加　　すべて削除　モデルの実行

実行　停止　ステップ

学習行　40

SSE	DFE	RMSE	R2乗	自由度調整R2乗	Cp	p	AICc	BIC
1608.4055	38	6.5058789	0.6422	0.6327	17.218461	2	267.9465	272.3465

現在の推定値

ロック	追加	パラメータ	推定値	自由度	平方和	"F値"	"p値(Prob>F)"
☑	☑	切片	56.5959249	1	0	0.000	1
☐	☐	空腹時血糖値	0	1	183.0358	4.751	0.03571
☐	☑	中性脂肪	0.21667692	1	2886.37	68.193	5.2e-10
☐	☐	LDL	0	1	401.5274	12.310	0.0012
☐	☐	HDL	0	1	302.0621	8.555	0.00585

ステップ履歴

ステップ	パラメータ	アクション	"p値"	逐次平方和	R2乗	Cp	p	AICc	BIC

続いて、選択されていない変数の中で、[p 値(Prob>F)] の最も小さな「LDL」を選択します。

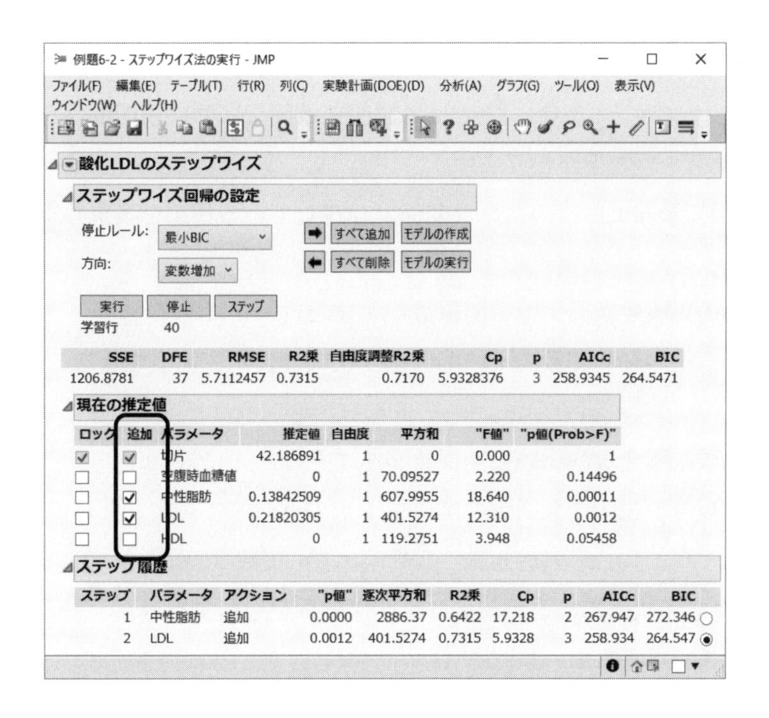

「中性脂肪」と「LDL」が選択されて、回帰係数（推定値）が求められました。この段階で、「空腹時血糖値」と「HDL」の 2 つの変数が残っています。仮説検定の有意水準として一般的に使われている 0.05 を基準として判断するならば、どちらの p 値も 0.05 より大きいので、ここで変数の選択を終わりにします。

なお、医学的見地から重要と考えられる変数の見落としを極力避けたいという態度で変数選択を行うならば、0.2 前後を基準として、変数の選択を続けるとよいでしょう。

2-3 ◉ 多重共線性

■多重共線性とは

重回帰分析では、説明変数同士は互いに独立であることが望まれています。互いに独立とは無関係ということです。しかし、実際には説明変数同士に強い相関関係が生じて、無関係という状態にはならないことがあります。

一般には、説明変数同士に次のような関係が存在している状態を多重共線性が存在しているといいます。

① ある2つの説明変数同士の相関係数が1または−1である。

② ある3つ以上の説明変数同士の関係を1次式で表すことができる。

$$c_1 x_1 + c_2 x_2 + \cdots + c_m x_m = \text{定数（一定）}$$

③ ある2つの説明変数同士の相関係数が1または−1に近い。

④ ある3つ以上の説明変数同士の関係を1次の近似式で表すことができる。

$$c_1 x_1 + c_2 x_2 + \cdots + c_m x_m \fallingdotseq \text{定数（一定）}$$

上記の①または②の状態にあるデータに重回帰分析を適用すると、

「偏回帰係数が求まらない」

という現象を引き起こします。JMPでは、このような状態になることを防ぐために、多重共線性の原因となる変数を検出して、自動的に削除（ゼロに固定）しています。

上記の③または④の状態にあるデータに重回帰分析を適用すると、

「偏回帰係数の符号が単相関係数の符号と合わない」

「偏回帰係数の値が大きく変動する」

「寄与率R^2の値は高いのに、個々の偏回帰係数は統計的に有意でない」

といったような不可解な現象を引き起こします。これは厄介な問題です。このようなときには、結果の解釈を慎重に行う必要があります。JMPでは、てこ比プロットやVIFの値を見ることで、多重共線性が起きているかどうかを検討することができます。

また、重回帰分析を実施する前に、変数間の相関行列や散布図行列を検討しておくことも、多重共線性を検討する上で重要な解析となります。

例題 6-4

次のデータに y を目的変数、x_1, x_2, x_3 を説明変数とする重回帰分析を適用せよ。

表 6.11　データ表

x_1	x_2	x_3	y
8	8	4	5
14	10	7	9
16	4	8	10
18	7	9	8
20	13	10	13
14	8	7	8
26	7	13	12
22	12	11	12
20	12	10	11

この例題のデータに重回帰分析を適用すると、次のような解析結果が得られます。

表 6.12　説明変数間の関係

特異性の詳細

項	詳細
x1	=2*x3

表 6.13　回帰係数

パラメータ推定値

項		推定値	標準誤差	t値	p値(Prob>|t|)
切片		0.9713419	1.839988	0.53	0.6165
x1	バイアスあり	0.3894617	0.086434	4.51	0.0041*
x2		0.2188021	0.154002	1.42	0.2052
x3	ゼロに固定	0	0	.	.

［ 特異性の詳細 ］を見ると、x_1 は x_3 の値を 2 倍した数値になっていることを示しています。したがって、完全に多重共線性が起きています。［ パラメータ推定値 ］の x_3 を見ると、「ゼロに固定」と表示され、自動的に x_3 を削除して、x_1 と x_2 だけで重回帰分析を実施していることがわかります。

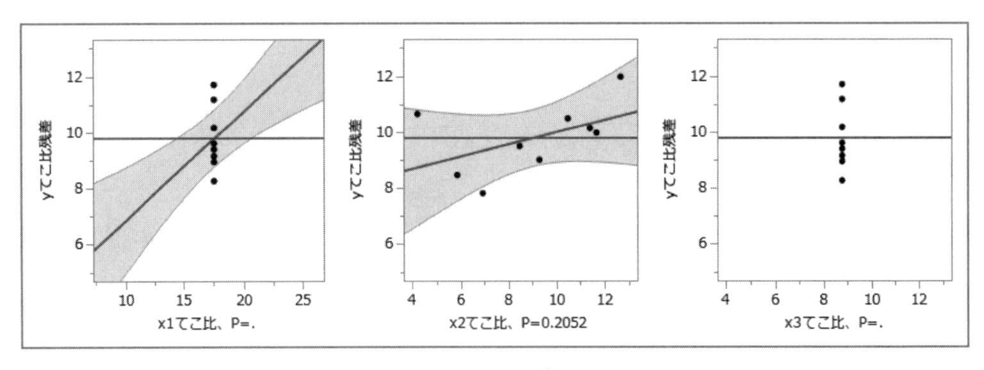

図 6.11　てこ比プロット

x_1 と x_3 のてこ比プロットを見ると、多重共線性のために点が中央に集中して、縦に並んでいます。

例題 6-5

次のデータに y を目的変数、x_1, x_2, x_3 を説明変数とする重回帰分析を適用せよ。

表 6.14　データ表

x_1	x_2	x_3	y
8	8	4	5
15	10	7	9
16	4	8	10
19	7	9	8
21	13	10	13
14	8	7	8
25	7	13	12
20	12	11	12
19	12	10	11

この例題のデータは完全な多重共線性が存在しているのではなく、x_1 と x_3 に強い相関関係が存在している（相関係数 = 0.9814）という状況です。重回帰分析を適用すると、次のような解析結果が得られます。

表 6.15　適合度

あてはめの要約

R2乗	0.825215
自由度調整R2乗	0.720345
誤差の標準偏差(RMSE)	1.342469
Yの平均	9.777778
オブザベーション(または重みの合計)	9

表 6.16　回帰係数と VIF

パラメータ推定値

項	推定値	標準誤差	t値	p値(Prob>|t|)	VIF
切片	0.59469	2.141347	0.28	0.7923	.
x1	0.2312652	0.507962	0.46	0.6680	27.234186
x2	0.2231504	0.165585	1.35	0.2356	1.0649531
x3	0.3577718	0.943465	0.38	0.7201	27.439119

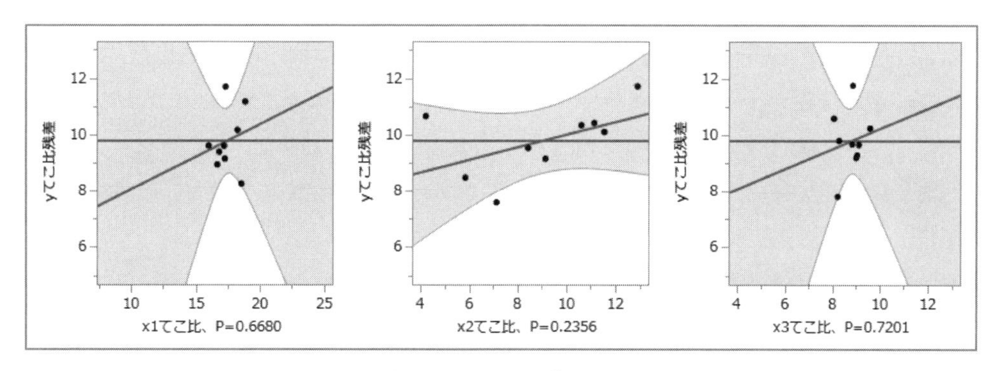

図 6.12　てこ比プロット

x_1 と x_3 のてこ比プロットを見ると、多重共線性のために点が中央に集中して、縦方向に並んでいます。

[あてはめの要約] を見ると、R^2 の値は0.8252と高いのに、[パラメータ推定] にある個々の回帰係数の p 値は大きい値となっており、どの説明変数も有意でないという不可解な現象が起きています。さらに、x_1 と x_3 のVIFの値がどちらも27以上になっており、多重共線性が起きていることを示しています。

要因解析と変数選択

要因解析を目的として、重回帰分析による変数選択を使用するときには、以下のことに注意する必要があります。

たとえば、x_1、x_2、x_3 の3つの説明変数があり、x_1 の p 値が大きく、x_1 が選択されなかったとしましょう。この結果だけから、x_1 は y に影響を与えていない、あるいは、y の原因ではないと結論づけるのは危険です。x_1 は y に影響を与えていても、x_1 が x_2 や x_3 と関係がある場合、y を予測するのに、x_2 と x_3 を使えば、x_1 は必要がないということで、p 値が大きくなることがあるからです。

したがって、重回帰分析を要因解析に用いる場合は、変数選択の結果だけで結論を出すのではなく、説明変数の組合せや、y との相関係数、説明変数同士の相関係数、1変数ごとの回帰分析（単回帰分析）の結果などを考慮して結論を出す必要があります。

なお、y との相関係数が低いというだけで、y を予測するのに役立たないという結論を導くのも危険です。単独では y の変動を説明できなくても、他の説明変数と組み合わせると y の変動をよく説明し、y の値を精度よく予測するいうことがあるからです。

第7章

判別の手法

数値を予測するための手法が回帰分析であったのに対して、カテゴリの種類を予測するときには、ロジスティック回帰分析が使われます。ロジスティック回帰分析は、1つのカテゴリ変数のカテゴリの種類を、別の1つの変数の値、あるいは、2つ以上の変数の値を使って、判別する手法です。この手法の具体的な使い方と、活用上の留意点を解説します。

§1 ロジスティック回帰分析の基本

▶▶ある数量データの値から未知の種類を見分ける

1-1 ◉ ロジスティック回帰分析の実際

例題 7-1

定期検診などでよく実施される血液検査の項目に、HDL（mg/dl）がある。いわゆる善玉コレステロールと呼ばれるもので、正常値は 40 以上で、低ければ低いほど、心筋梗塞などの心血管疾患にかかりやすくなると言われている。そこで、50 歳以上の男女について、心血管疾患罹患歴のある 20 人、心血管疾患罹患歴のない健常者 20 人の HDL を測定した結果が、次のデータ表である。

表 7.1 データ表

心血管疾患罹患者		健常者	
33	38	61	54
24	25	55	39
35	33	62	56
53	34	67	38
29	53	33	78
28	36	42	57
35	23	63	59
31	26	37	62
37	28	66	65
24	27	68	39

HDL を x、心血管疾患罹患者か健常者かを示す群を y と表すことにして、このデータから、x の値で y の群を判別するための、ロジスティック回帰による式を求めよ。

■ロジスティック回帰分析とは

数量データ（連続尺度）とカテゴリデータ（名義尺度）の関係を分析する場合、カテゴリデータのほうを結果と考えるときは、このデータを目的変数として解析します。このときには、ロジスティック回帰と呼ばれる手法が適用されます。

ロジスティック回帰は目的変数 y がカテゴリデータであるとき、y があるカテゴリ（この例題では心血管疾患か健常者か）に属する確率 p を考えて、その値をロジット変換した Logit (p) を目的変数とする回帰分析を行います。

ロジット変換とは、次のような数値変換です。

$$\mathrm{Logit}\,(p) = \ln\left(\frac{p}{1-p}\right)$$

この Logit (p) を目的変数として、

$$\mathrm{Logit}\,(p) = b_0 + b_1 x$$

という x と p の関係を示す式を求めるのがロジスティック回帰です。求めたいのは b_0 と b_1 の具体的な値です。この値が決まれば、p について、以下のような式に変換することで、あるカテゴリに属する確率を予測することができます。

$$p = \frac{1}{1 + e^{(-z)}} = \frac{1}{1 + \exp(-z)}$$

（ここに、$z = b_0 + b_1 x$）

この式を使って、心血管疾患になる（あるいは、ならない）確率 p を予測することが可能になります。この値が 0.5（50%）を超えているいるかどうかで、心血管疾患になるか、ならないかを判別することが可能になるわけです。

心血管疾患になるかどうかを完全に判別できる（正解率 100%）というような回帰式を作ることが最終的な目標ですが、実際には個人差などもあり、そのような式を得るのは難しいことです。したがって、ある程度の誤判別（カテゴリを誤って判別する）は覚悟する必要があります。

■解析結果

【1】回帰式（ロジスティック回帰式）

表 7.2　切片と係数

パラメータ推定値				
項	推定値	標準誤差	カイ2乗	p値(Prob>ChiSq)
切片	6.8254793	1.9436444	12.33	0.0004*
HDL	-0.1630223	0.0481129	11.48	0.0007*

推定値は次の対数オッズに対するものです：心血管疾患/健常者

$$\mathrm{Logit}\,(p) = 6.8254793 - 0.16302234 \times \mathrm{HDL}$$

という回帰式が得られました。

「推定値は次の対数オッズに対するものです：心血管疾患／健常者」というコメントが現れていますが、これは、心血管疾患になる確率を p としていることを示しています。したがって、HDL の回帰係数の符号が－になっているので、HDL の値が大きいほど、心血管疾患になる確率が低くなることを意味しています。

【2】散布図とロジスティック曲線

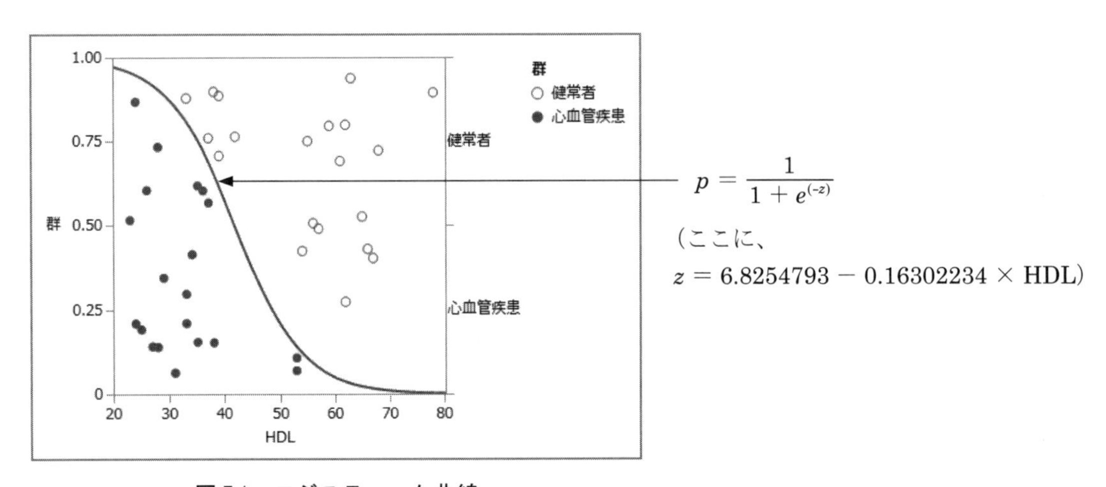

図 7.1　ロジスティック曲線

図 7.1 のグラフは、X 軸（横軸）を数量（この例題では HDL)、Y 軸（縦軸）を健常者である確率 p として、原データから得られる回帰式を当てはめたものです。この曲線をロジスティック曲線と呼んでいます

【 3 】回帰式の適合度

表 7.3　モデル全体の有意性

モデル全体の検定

モデル	(-1)*対数尤度	自由度	カイ2乗	p値(Prob>ChiSq)
差	13.423014	1	26.84603	<.0001*
完全	14.302873			
縮小	27.725887			

R2乗(U)	0.4841
AICc	32.9301
BIC	35.9835
オブザベーション(または重みの合計)	40

［モデル全体の検定］における p 値を見ると、「<.0001*」と表示されていて、通常使われる有意水準 0.05 よりも小さいので、回帰式には意味があると判断します。この検定における仮説は、説明変数が 1 つなので、次のように表現されます。

帰無仮説 $H_0 : \beta_1 = 0$　　（回帰式には意味がない）

帰無仮説 $H_1 : \beta_1 \neq 0$　　（回帰式には意味がある）

寄与率 R^2 は

$$R^2 = 0.4841$$

と得られています。この例題における R^2 の数値は 48.41%となっており、低いとは言えない数値ですが、ロジスティック回帰の R^2 は、通常の回帰分析のときの R^2 に比べると、低い数値が得られる傾向があります。したがって、R^2 の数値だけで、モデルの有効性を判断するのは危険です。

【4】オッズ比

ロジスティック回帰を実施すると、オッズ比を求めることができます。このことがロジスティック回帰が医療の分野でよく使われている理由のひとつです。

オッズ比は説明変数 x が 1 単位量だけ変化したとき、オッズが何倍になるかを示す数値で、回帰係数を b_1 としたとき、$\exp(b_1)$ がオッズ比となります。

この他に範囲オッズ比と呼ばれる数値も表示されます。これは x が範囲全体（x の最大値から最小値まで）にわたり変化したとき、オッズが何倍になるかを示す数値です。この値を範囲オッズ比といいます。

表 7.4　オッズ比

オッズ比

群: 心血管疾患対健常者のオッズ比に対して

単位オッズ比

連続変数が1単位だけ変化した場合

項	オッズ比	下側95%	上側95%	逆数
HDL	0.849572	0.773119	0.933585	1.177063

範囲オッズ比

連続変数が範囲全体で変化した場合

項	オッズ比	下側95%	上側95%	逆数
HDL	0.000128	7.138e-7	0.022828	7833.9996

オッズ比の検定と信頼区間は、Wald法に基づいて計算されています。

「群：心血管疾患対健常者のオッズ比に対して」というコメントが表示されています。これは心血管疾患となる確率を p として、オッズ比を計算しているということを意味しています。

HDLのオッズ比は0.849と計算されているので、HDLが1単位量（1 mg/dl）増加すると、心血管疾患となるオッズが約0.849倍になる（心血管疾患になりにくくなる）という意味です。

オッズ比の95%信頼区間を見ると、0.773〜0.933となっています。95%信頼区間は、1を含んでいるかどうかが重要です。1を含んでいなければ、この説明変数は群の判別に有意な変数であることを意味しています。

【5】正解率と誤判別率

HDLの値を用いて、ロジスティック回帰式により健常者か心血管疾患かを判別したときに、その結果がどの程度正しいかを把握しておく必要があります。この例題では、次のような正解率となります。

表7.5　正解率

混同行列

学習

実測値	予測値 度数	
群	心血管疾患	健常者
心血管疾患	18	2
健常者	5	15

実測値	予測値 割合	
群	心血管疾患	健常者
心血管疾患	0.900	0.100
健常者	0.250	0.750

この表から、

- ・心血管疾患20人中、18人を心血管疾患と正しく判別、2人を健常者と誤判別
- ・健常者20人中、15人を健常者と正しく判別、5人を心血管疾患と誤判別

していることがわかります。

さらに、このことから次のように計算できます。

（心血管疾患の場合）

$$正解率 = \frac{18}{20} = 0.90 = 90\% \qquad 誤判別率 = \frac{2}{20} = 0.10 = 10\%$$

（健常者の場合）

$$正解率 = \frac{15}{20} = 0.75 = 75\% \qquad 誤判別率 = \frac{5}{20} = 0.25 = 25\%$$

（全体の場合）

$$正解率 = \frac{18 + 15}{40} = 0.825 = 82.5\% \qquad 誤判別率 = \frac{2 + 5}{40} = 0.175 = 17.5\%$$

目安としては75%～80%以上の正解率になると良好な結果といえるでしょう。

【JMPの手順】

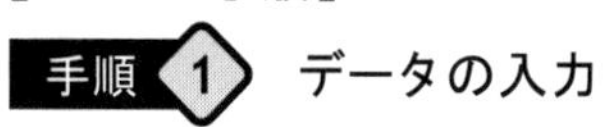

データの入力

次のようにデータを入力します。

例題7-1 - JMP

ファイル(F)　編集(E)　テーブル(T)　行(R)　列(C)　実験計画(DOE)(D)　分析(A)　グラフ(G)　ツール(O)　表示(V)　ウィンドウ(W)　ヘルプ(H)

例題7-1

列(2/0)

HDL
群

行
すべての行　40
選択されている行
除外されている行

	HDL	群
1	33	心血管疾患
2	24	心血管疾患
3	35	心血管疾患
4	53	心血管疾患
5	29	心血管疾患
6	28	心血管疾患
7	35	心血管疾患
8	31	心血管疾患
9	37	心血管疾患
10	24	心血管疾患

手順 2 分析プラットフォームの選択

メニューから［ 分析 ］＞［ モデルのあてはめ ］と選択すると、［ モデルのあてはめ ］ウィンドウが現れます。

役割変数の選択として　［ Y ］　→「 群 」

モデル効果の構成として［ 追加 ］→「 HDL 」

イベントを示す水準として「 心血管疾患 」

と設定して、［ 実行 ］をクリックすると、分析レポートが表示され、表 7.2、表 7.3、図 7.1 の結果が得られます。

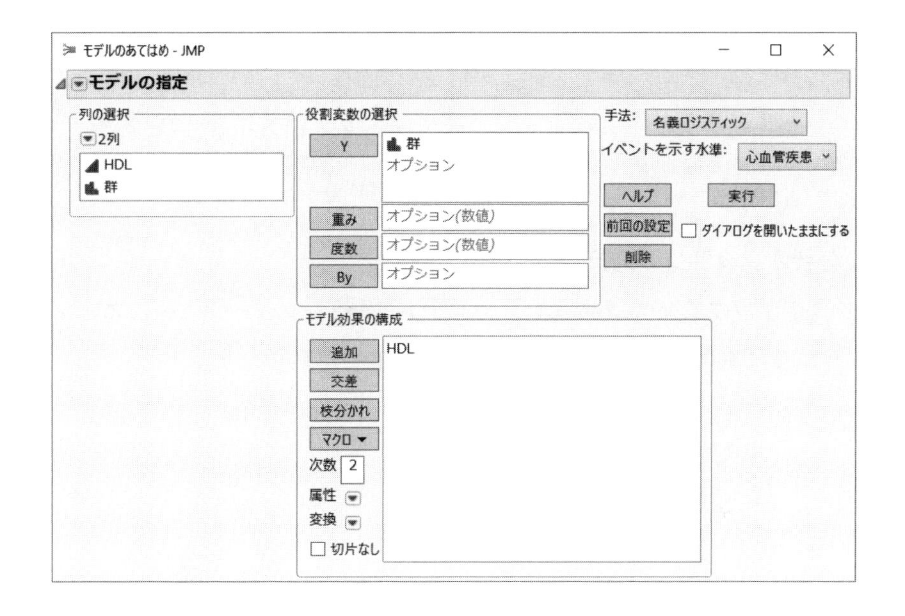

手順 3 凡例の表示

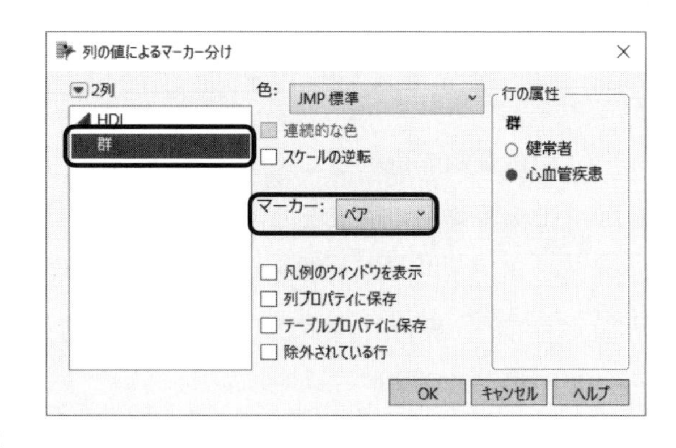

図 7.1 に凡例を表示します。

ロジスティックプロット内を右クリックすると、オプションメニューが表示されるので、[行の凡例] と選択します。

[列の値によるマーカー分け] ウィンドウが表示されたら [群] を選択して、

[マーカー：] →「 ペア 」(任意)

と設定して [OK] をクリックすると、群がデータで色分けされます。

さらに、プロット内を右クリックして、オプションメニューから [マーカーサイズ] と [サイズ/スケール] を調整すると、図 7.1 と同様のレイアウトになります。

手順 4 分析オプションの選択

[名義ロジスティックのあてはめ 群] レポートの ▼ をクリックし、[オッズ比]、[混同行列] とそれぞれ選択すると、表 7.4、表 7.5 の結果が得られます。

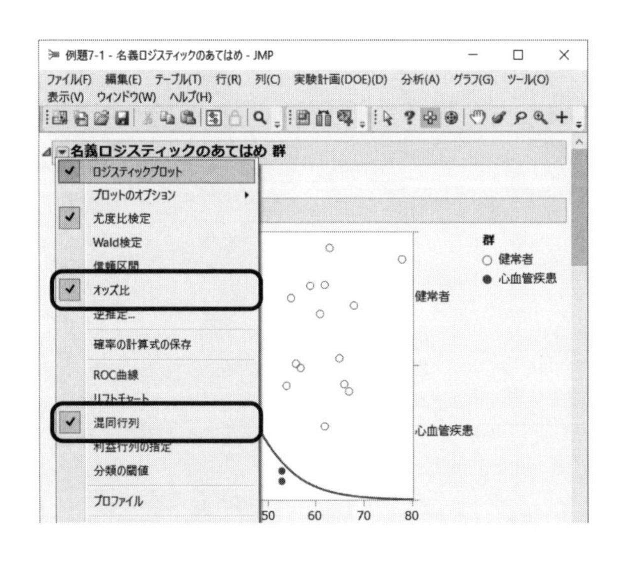

ロジスティック回帰分析の種類

ロジスティック回帰はカテゴリデータからなる質的変数を目的変数としていますが、カテゴリの数や測定の尺度によって、次の3つの方法に分かれます。

① カテゴリの数が2つ → 二項ロジスティック回帰

② カテゴリの数が3つ以上で名義尺度 → 多項ロジスティック回帰

③ カテゴリの数が3つ以上で順序尺度 → 累積ロジスティック回帰

JMPでは①と②を名義ロジスティック回帰、③を順序ロジスティック回帰と呼んでいます。

なお、データに対応があるときのロジスティック回帰には、条件付きロジスティック回帰と呼ばれる方法が使われます。

1-2 ◉ 完全分離

例題 7-2

例題 7－1 と同じ状況において、仮に、次のようなデータであったとしよう。

表 7.6　データ表

心血管疾患罹患者		健常者	
33	38	62	54
24	25	55	44
35	33	62	56
38	34	67	46
29	39	46	78
28	36	44	57
18	26	63	59
19	26	45	62
37	28	66	65
12	13	68	46

HDL を x、心血管疾患罹患者か健常者かを示す群を y と表すことにして、このデータから、x の値で y の群を判別するための、ロジスティック回帰による式を求めよ。

■解析結果

【1】回帰式（ロジスティック回帰式）

表 7.7　正解率

パラメータ推定値

項		推定値	標準誤差	カイ2乗	p値(Prob>ChiSq)
切片	不安定	244.684492	15795.573	0.00	0.9876
HDL	不安定	-5.905481	381.05367	0.00	0.9876

推定値は次の対数オッズに対するものです：心血管疾患/健常者

$$\text{Logit}(p) = 244.684492 - 5.905481 \times \text{HDL}$$

という回帰式が得られました。

回帰係数の左隣に「不安定」と表示されています。係数が不安定ということは、この回帰式は信用できないということになります。この原因は2つの群が右のように完全に分離されていることにあります。

グラフで視覚的に見ると、下のように2つの群が完全に分離されています。研究者には理想的な状態なのですが、このときには、ロジスティック回帰の係数は安定しないという状況になります。

表 7.8　完全分離のときの R^2 と正解率

モデル全体の検定

モデル	(-1)*対数尤度	自由度	カイ2乗	p値(Prob>ChiSq)
差	27.725886	1	55.45177	<.0001*
完全	1.10088e-6			
縮小	27.725887			

R2乗(U)	1.0000
AICc	4.32433
BIC	7.37776
オブザベーション(または重みの合計)	40

混同行列

学習

実測値	予測値 度数	
群	心血管疾患	健常者
心血管疾患	20	0
健常者	0	20

実測値	予測値 割合	
群	心血管疾患	健常者
心血管疾患	1.000	0.000
健常者	0.000	1.000

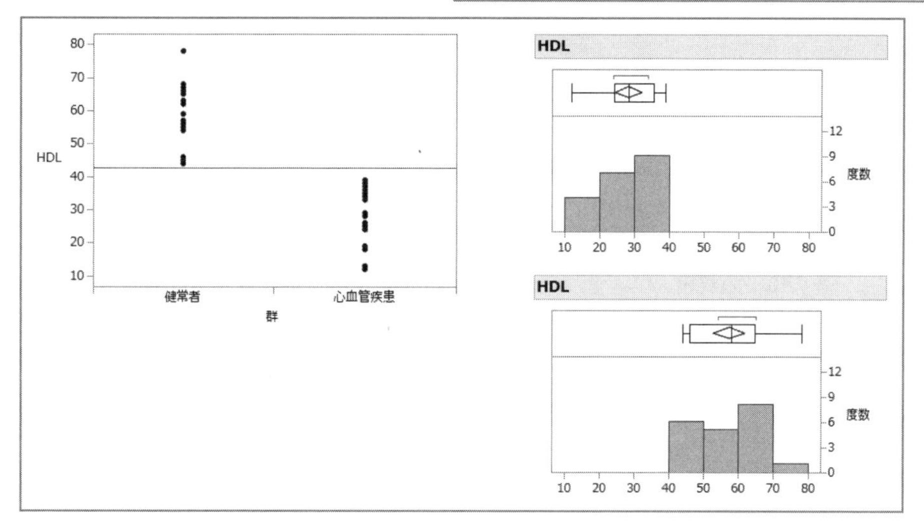

図 7.2　2群が完全に分離していることを示すドットプロットとヒストグラム

1-3 ◉ オッズ比とロジスティック回帰分析

例題 7-3

例題 7−1 と似ているが、今度は次のような性別を示すデータがあったとしよう。

表 7.9 データ表

心血管疾患罹患者		健常者	
男	男	女	女
男	男	女	女
男	男	女	女
男	男	女	女
男	女	女	男
男	女	女	男
男	女	女	男
男	女	女	男
男	女	女	男
男	女	女	男

心血管疾患罹患者（あるいは健常者）について、女性の男性に対するオッズ比を求めよ。

■解析結果

【1】分割表によるオッズ比の計算

表 7.10 分割表

性別	群			
	度数	健常者	心血管疾患	合計
	女	14	6	20
	男	6	14	20
	合計	20	20	40

※［ 二変量の関係 ］メニューから出力しています。

表 7.11 オッズ比

オッズ比		
オッズ比	下側95%	上側95%
5.444444	1.40789	21.05419

男性は女性に比べて心血管疾患になるオッズが約5.444444倍になる（男性はなりやすい）ことを示しています。

【2】ロジスティック回帰分析によるオッズ比の計算

表 7.12　回帰係数

パラメータ推定値

項	推定値	標準誤差	カイ2乗	p値(Prob>ChiSq)
切片	-9.368e-17	0.3450328	0.00	1.0000
性別[女]	-0.8472978	0.3450328	6.03	0.0141*

推定値は次の対数オッズに対するものです： 心血管疾患/健常者

表 7.13　オッズ比

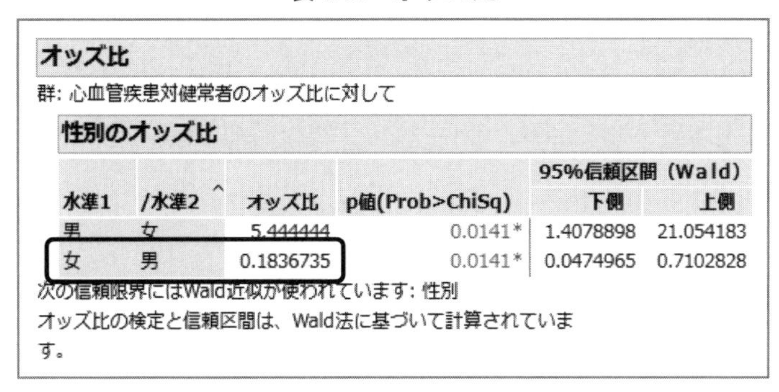

オッズ比

群: 心血管疾患対健常者のオッズ比に対して

性別のオッズ比

				95%信頼区間 (Wald)	
水準1	/水準2	オッズ比	p値(Prob>ChiSq)	下側	上側
男	女	5.444444	0.0141*	1.4078898	21.054183
女	男	0.1836735	0.0141*	0.0474965	0.7102828

次の信頼限界にはWald近似が使われています: 性別
オッズ比の検定と信頼区間は、Wald法に基づいて計算されています。

ロジスティック回帰でもオッズ比が求められることがわかります。この数値は回帰係数により求められるのですが、名義尺度を説明変数にしているときには、回帰係数を2倍した値の指数をとっていることに注意する必要があります。

$$\exp(-0.8472978 \times 2) = \exp(-1.6945956) = 0.1836735$$

このように2倍するのは、JMPでは名義尺度の説明変数を次のようなダミー変数を導入して数値化しているからです。

$$女 = \quad 1$$
$$男 = -1$$

§2 複数の説明変数による ロジスティック回帰分析

▶▶ 多種類のデータの値から未知の種類を見分ける

2-1 ◉ 多重ロジスティック回帰分析の実際

例題 7-4

次のデータは例題 7−1 に LDL、中性脂肪、空腹時血糖値、性別のデータを追加したものである。

x_1；HDL　　　　　（mg/dl）

x_2；LDL　　　　　（mg/dl）

x_3；中性脂肪　　　（mg/dl）

x_4；空腹時血糖値（mg/dl）

x_5；性別（男／女）

y；群（心血管疾患罹患歴のある人／心血管疾患罹患歴のない健常者）

x_1, x_2, x_3, x_4, x_5 の値で y の群を判別するための、ロジスティック回帰による式を求めよ。

表 7.14 データ表

番号	HDL	LDL	中性脂肪	空腹時血糖値	性別	群
1	33	136	166	108	男	心血管疾患
2	24	108	130	105	男	心血管疾患
3	35	146	157	104	男	心血管疾患
4	53	110	103	102	男	心血管疾患
5	29	123	137	109	男	心血管疾患
6	28	101	102	111	男	心血管疾患
7	35	108	99	104	女	心血管疾患
8	31	124	134	96	女	心血管疾患
9	37	130	128	109	女	心血管疾患
10	24	128	142	86	男	心血管疾患
11	38	107	119	103	男	心血管疾患
12	25	139	145	97	女	心血管疾患
13	33	91	85	112	男	心血管疾患
14	34	109	112	85	女	心血管疾患
15	53	132	126	94	男	心血管疾患
16	36	113	134	101	男	心血管疾患
17	23	105	156	103	男	心血管疾患
18	26	126	138	111	男	心血管疾患
19	28	147	164	94	女	心血管疾患
20	27	121	127	112	男	心血管疾患
21	42	73	36	93	女	健常者
22	59	77	43	96	女	健常者
23	61	82	47	88	男	健常者
24	68	81	52	106	女	健常者
25	67	80	66	84	女	健常者
26	37	96	67	118	男	健常者
27	62	86	70	95	女	健常者
28	38	94	70	102	女	健常者
29	63	90	79	95	女	健常者
30	56	88	83	117	女	健常者
31	39	94	91	114	男	健常者
32	55	95	92	94	女	健常者
33	62	77	96	105	男	健常者
34	66	98	100	107	女	健常者
35	65	107	101	91	男	健常者
36	54	101	105	112	女	健常者
37	33	82	108	113	女	健常者
38	57	109	114	87	女	健常者
39	39	102	117	97	男	健常者
40	78	91	122	106	女	健常者

■多重ロジスティック回帰分析

重回帰分析と同様に、ロジスティック回帰においても、2つ以上の説明変数を使って、目的変数のカテゴリを判別することができます。このようなロジスティック回帰は、説明変数が1つのときのロジスティック回帰と区別する意味で、多重ロジスティック回帰と呼ばれています。

ロジスティック回帰では、m 個の説明変数 $x_1, x_2, \cdots, x_m$ と Logit (p) を1次式で表すこと、すなわち

$$\ln\left(\frac{p}{1-p}\right) = \mathrm{Logit}\,(p) = b_0 + b_1 x_1 + b_2 x_2 + \cdots + b_m x_m$$

という1次式を当てはめることを考えます。

求めたいのは $b_0, b_1, b_2, \cdots, b_m$ の具体的な値です。この値が決まれば、p について以下のような式に変換することで、あるカテゴリに属する確率を予測することができます。

$$p = \frac{1}{1 + e^{(-z)}}$$

$$= \frac{1}{1 + \exp(-z)}$$

（ここに、$z = b_0 + b_1 x_1 + b_2 x_2 + \cdots + b_m x_m$）

この式を使って、心血管疾患になる確率 p を予測することが可能になります。この値が0.5（50%）を超えているかどうかで、心血管疾患になるか、ならないかを判別します。

■解析結果

【１】回帰式（ロジスティック回帰式）

表 7.15　切片と係数

パラメータ推定値

項	推定値	標準誤差	カイ2乗	p値(Prob>ChiSq)
切片	-40.144931	40.30517	0.99	0.3192
HDL	-0.258489	0.1579861	2.68	0.1018
LDL	0.40525284	0.2404077	2.84	0.0919
中性脂肪	0.00384504	0.0939309	0.00	0.9673
空腹時血糖値	0.0859639	0.2157423	0.16	0.6903
性別[女]	-0.4476448	1.5445358	0.08	0.7720

推定値は次の対数オッズに対するものです： 心血管疾患/健常者

$$
\begin{aligned}
\mathrm{Logit}\,(p) = & -40.144931 \\
& - 0.258489 \times \mathrm{HDL} + 0.405252 \times \mathrm{LDL} \\
& + 0.003845 \times \text{中性脂肪} + 0.085963 \times \text{空腹時血糖値} \\
& - 0.447644 \times \text{性別［女］}
\end{aligned}
$$

という回帰式が得られました。

「推定値は次の対数オッズに対するものです：心血管疾患/健常者」というコメントが現れていますので、心血管疾患になる確率を p としているという前提で結果を解釈します。

回帰係数の符号が＋の変数は、LDL、中性脂肪、空腹時血糖値で、これらの値が高い人ほど心血管疾患になる確率が高くなることを示しています。符号が－の変数はHDLで、この値が高い人ほど心血管疾患になる確率が低くなることを示しています。また、性別[女]の符号は－となっており、女性は男性に比べて心血管疾患になりにくいことを意味しています。

回帰係数の符号を解釈したときに、医学的常識と一致しないことがあります。その原因には重回帰分析のときと同様に、多重共線性が起きていることが考えられます。その他には、外れ値の存在や、もともと目的変数と関係がないということも考えられます。したがって、多重ロジスティック回帰を実施する前に、散布図の吟味や説明変数を１つずつ取り上げたロジスティック回帰なども行うことが重要です。

【2】回帰係数の有意性

表 7.16　回帰係数ごとの検定

効果に対する尤度比検定

要因	パラメータ数	自由度	尤度比カイ2乗	p値(Prob>ChiSq)
HDL	1	1	7.93457609	0.0048*
LDL	1	1	7.83657948	0.0051*
中性脂肪	1	1	0.00166487	0.9675
空腹時血糖値	1	1	0.1525501	0.6961
性別	1	1	0.09310851	0.7603

HDL と LDL の p 値が 0.05 より小さく、有意な変数であるということがわかります。

（注）［ パラメータ推定値 ］の p 値は Wald 検定と呼ばれる方法により求められているので、尤度比検定の p 値とは一致しません。Wald 検定の結果も参考にはなりますが、尤度比検定の結果のほうが精度が高く、信頼できます。

【3】回帰式の適合度

表 7.17　モデル全体の有意性

モデル全体の検定

モデル	(-1)*対数尤度	自由度	カイ2乗	p値(Prob>ChiSq)
差	23.494677	5	46.98935	<.0001*
完全	4.231210			
縮小	27.725887			

R2乗(U)	0.8474
AICc	23.0079
BIC	30.5957
オブザベーション(または重みの合計)	40

［ モデル全体の検定 ］における p 値を見ると、「<.0001*」と表示されていて、通常使われる有意水準 0.05 よりも小さいので、回帰式には意味があると判断します。この検定における仮説は、説明変数が 5 つなので、次のように表現されます。

帰無仮説 $H_0 : \beta_1 = \beta_2 = \beta_3 = \beta_4 = \beta_5 = 0$ （回帰式には意味がない）

対立仮説 H_1 : 少なくとも 1 つの $\beta_i \neq 0$ （回帰式には意味がある）

寄与率 R^2 は

$$R^2 = 0.8474$$

と得られています。この例題における R^2 の数値は 84.74％となっており、良好な数値と言えます。ただし、先にも述べたように、ロジスティック回帰の R^2 の値は、通常の回帰分析のときの R^2 に比べると、低い数値が得られる傾向があります。

【4】オッズ比

説明変数が複数あるときのオッズ比は、同時に投入している説明変数の値を一定にしたという仮定で、説明変数 x_i が 1 単位量だけ変化すると、オッズが何倍になるかを示す数値です。回帰係数を b_i としたとき、$\exp(b_i)$ になります。他の説明変数を一定にしたときと仮定することを、説明変数で調整したという言い方をするので、調整済みオッズ比と呼ばれています。

次ページの表 7.18 を見ると、「群：心血管疾患対健常者のオッズ比に対して」というコメントが表示されています。これは心血管疾患となる確率を p としてオッズ比を計算しているということを意味しています。

HDL のオッズ比は 0.772 と計算されているので、HDL が 1 単位量（1 mg/dl）増加すると、心血管疾患となるオッズは約 0.772 倍になるという意味です。すなわち、HDL が増加すると、心血管疾患になりにくくなるということです。

オッズ比の 95％信頼区間を見ると、0.566～1.052 となっています。95％信頼区間は、1 を含んでいるかどうかが重要です。1 を含んでいなければ、この説明変数は群の判別に有意な変数であることを意味しています。

（注 1） オッズ比の信頼区間は 1 を含んでいる。したがってこの変数は有意水準 5％で有意でない。一方、効果の尤度比検定の p 値は 0.05 未満で有意である。これは矛盾していることになるが、この矛盾は、検定の p 値は尤度による検定結果であるのに対して、信頼区間は Wald 法で計算しているからである。

（注 2） JMP のロジスティック回帰では、wald 検定、尤度比検定、wald による信頼区間、対数オッズ比の信頼区間を求めることができる。

表 7.18　オッズ比

オッズ比

群: 心血管疾患対健常者のオッズ比に対して

単位オッズ比

連続変数が1単位だけ変化した場合

項	オッズ比	下側95%	上側95%	逆数
HDL	0.772218	0.566581	1.052489	1.2949719
LDL	1.499682	0.936189	2.40234	0.6668082
中性脂肪	1.003852	0.835056	1.206769	0.9961623
空腹時血糖値	1.089767	0.713992	1.663312	0.9176274

範囲オッズ比

連続変数が範囲全体で変化した場合

項	オッズ比	下側95%	上側95%	逆数
HDL	6.694e-7	2.69e-14	16.67145	1493888.6
LDL	1.06e+13	0.007602	1.47e+28	9.464e-14
中性脂肪	1.648482	6.65e-11	4.08e+10	0.6066186
空腹時血糖値	18.59277	1.061e-5	32591980	0.0537844

性別のオッズ比

				95%信頼区間（Wald）	
水準1	/水準2	オッズ比	p値(Prob>ChiSq)	下側	上側
男	女	2.4480448	0.7720	0.0057464	1042.8981
女	男	0.4084893	0.7720	0.0009589	174.02161

次の信頼限界にはWald近似が使われています: 性別

オッズ比の検定と信頼区間は、Wald法に基づいて計算されています。

【５】正解率と誤判別率

HDL、LDL、中性脂肪、空腹時血糖値、性別の５つの説明変数によるロジスティック回帰式を用いて、健常者か心血管疾患かを判別したときに、その結果がどの程度正しいかを把握する必要があります。この例題では、右のような正解率となります。

表 7.19　正解率

混同行列

学習

実測値	予測値 度数	
群	心血管疾患	健常者
心血管疾患	19	1
健常者	2	18

実測値	予測値 割合	
群	心血管疾患	健常者
心血管疾患	0.950	0.050
健常者	0.100	0.900

表 7.19 から、

- 心血管疾患 20 人中、19 人を心血管疾患と正しく判別、1 人を健常者と誤判別
- 健常者 20 人中、18 人を健常者と正しく判別、2 人を心血管疾患と誤判別

していることがわかります。

このことから、

(心血管疾患の場合)

$$正解率 = \frac{19}{20} = 0.95 = 95\% \qquad 誤判別率 = \frac{1}{20} = 0.05 = 5\%$$

(健常者の場合)

$$正解率 = \frac{18}{20} = 0.90 = 90\% \qquad 誤判別率 = \frac{2}{20} = 0.1 = 10\%$$

(全体の場合)

$$正解率 = \frac{19 + 18}{40} = 0.925 = 92.5\% \qquad 誤判別率 = \frac{1 + 2}{40} = 0.075 = 7.5\%$$

となります。

【6】個々の予測確率

正解率の表 7.19 は、40 人全体に対する結果を見たもので、誰が誤判別されているか、誰が心血管疾患になりやすいかということを見ることはできません。そこで、1 人ひとりの心血管疾患である確率と健常者である確率を見ることにします。

表 7.20 の [**最尤 群**] というのは、心血管疾患か健常者かの判別結果です。この結果と実際の結果が異なると、誤判別したことになります。番号 13、26、39 の 3 人を誤判別しています。番号 13 は心血管疾患があるのに健常者と誤判別され、番号 26 と番号 33 は健常者であるのに、心血管疾患と誤判別されています。

表 7.20　予測確率と判別結果

番号	確率［心血管疾患］	確率［健常者］	最尤 群	
1	0.9999999	0.0000001	心血管疾患	
2	0.9993844	0.0006156	心血管疾患	
3	1.0000000	0.0000000	心血管疾患	
4	0.5853967	0.4146033	心血管疾患	
5	0.9999965	0.0000035	心血管疾患	
6	0.9807300	0.0192700	心血管疾患	
7	0.9691870	0.0308130	心血管疾患	
8	0.9999700	0.0000300	心血管疾患	
9	0.9999958	0.0000042	心血管疾患	
10	0.9999991	0.0000009	心血管疾患	
11	0.9590672	0.0409328	心血管疾患	
12	1.0000000	0.0000000	心血管疾患	
13	0.1986699	0.8013301	健常者	←誤判別
14	0.9261455	0.0738545	心血管疾患	
15	0.9998269	0.0001731	心血管疾患	
16	0.9974983	0.0025017	心血管疾患	
17	0.9982790	0.0017210	心血管疾患	
18	0.9999996	0.0000004	心血管疾患	
19	1.0000000	0.0000000	心血管疾患	
20	0.9999962	0.0000038	心血管疾患	
21	0.0000011	0.9999989	健常者	
22	0.0000001	0.9999999	健常者	
23	0.0000005	0.9999995	健常者	
24	0.0000001	0.9999999	健常者	
25	0.0000000	1.0000000	健常者	
26	0.5110613	0.4889387	心血管疾患	←誤判別
27	0.0000016	0.9999984	健常者	
28	0.0361270	0.9638730	健常者	
29	0.0000066	0.9999934	健常者	
30	0.0001199	0.9998801	健常者	
31	0.1772916	0.8227084	健常者	
32	0.0003796	0.9996204	健常者	
33	0.0000003	0.9999997	健常者	
34	0.0002351	0.9997649	健常者	
35	0.0072036	0.9927964	健常者	
36	0.0268896	0.9731104	健常者	
37	0.0031325	0.9968675	健常者	
38	0.0378080	0.9621920	健常者	
39	0.5855991	0.4144009	心血管疾患	←誤判別
40	0.0000006	0.9999994	健常者	

【JMP の手順】

手順 1 データの入力

次のようにデータを入力します。

例題7-4 - JMP

	HDL	LDL	中性脂肪	空腹時血糖値	性別	群
1	33	136	166	108	男	心血管疾患
2	24	108	130	105	男	心血管疾患
3	35	146	157	104	男	心血管疾患
4	53	110	103	102	男	心血管疾患
5	29	123	137	109	男	心血管疾患
6	28	101	102	111	男	心血管疾患
7	35	108	99	104	女	心血管疾患
8	31	124	134	96	女	心血管疾患
9	37	130	128	109	女	心血管疾患
10	24	128	142	86	男	心血管疾患

手順 2 分析プラットフォームの選択

メニューから［ 分析 ］＞［ モデルのあてはめ ］と選択します。

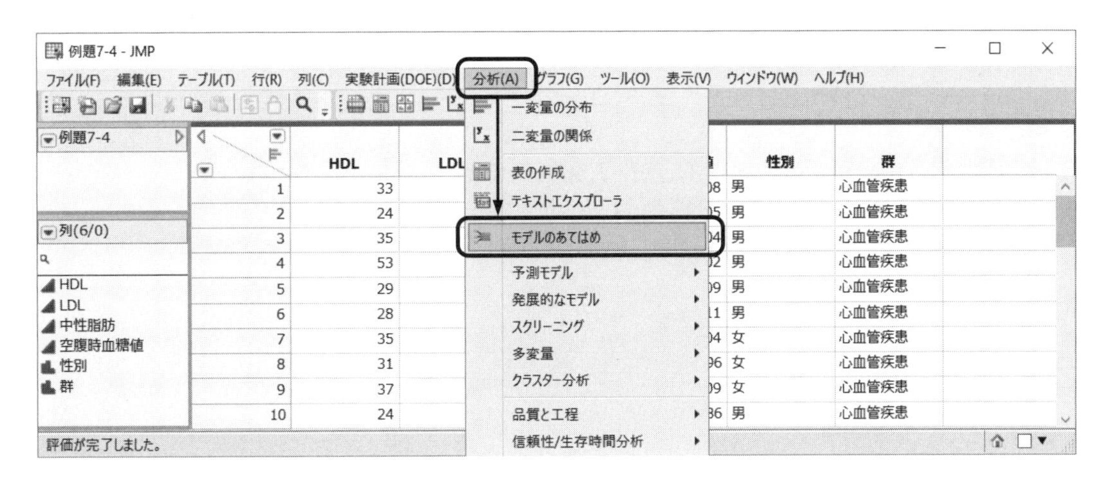

［ モデルのあてはめ ］ウィンドウが現れるので、

役割変数の選択として ［ Y ］ →「 群 」

モデル効果の構成として［ 追加 ］→「 HDL 」「 LDL 」「 中性脂肪 」

「 空腹時血糖値 」「 性別 」

イベントを示す水準として「心血管疾患」

と設定して［ 実行 ］をクリックします。

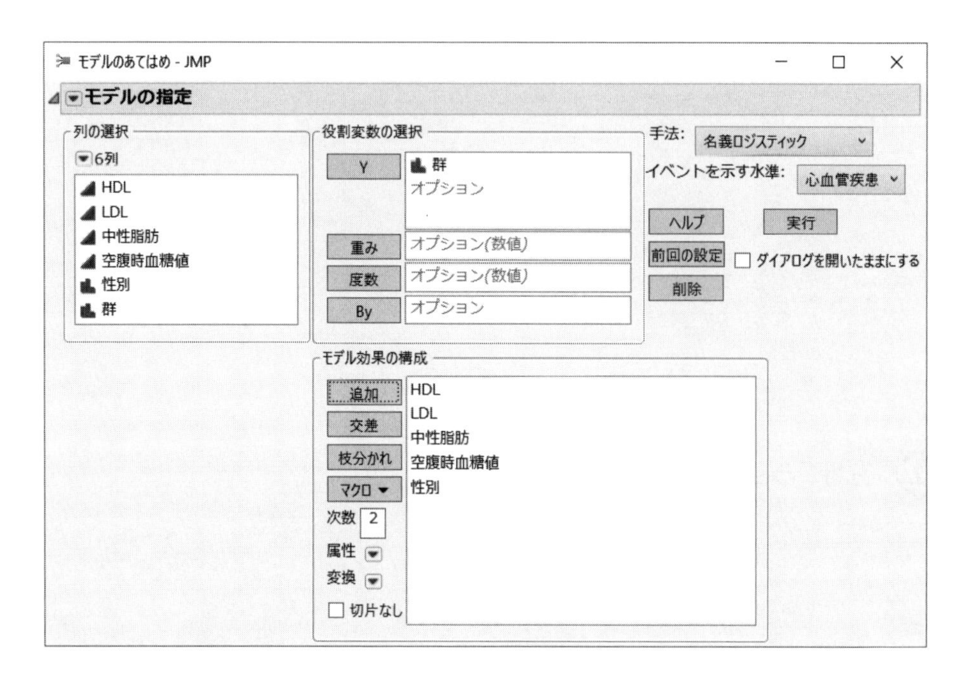

分析レポートが表示され、表 7.15、表 7.16、表 7.17 の結果が得られます。

手順 3 分析オプションの選択

［ 名義ロジスティックのあてはめ 群 ］レポートの▼をクリックし、［ オッズ比 ］、［ 混同行列 ］とそれぞれ選択すると、表 7.18、表 7.19 の結果が得られます。

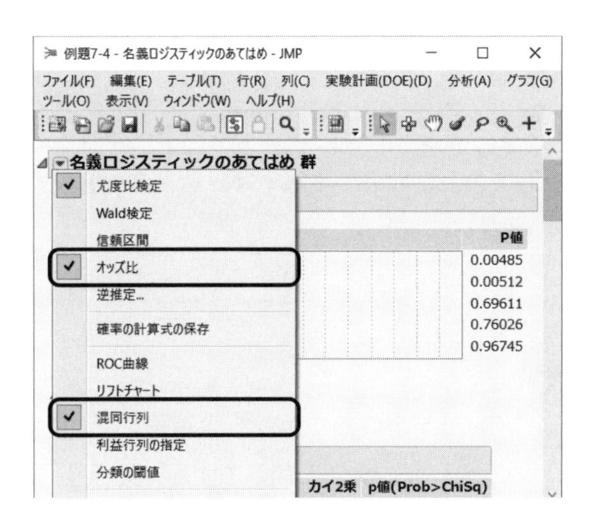

手順 4 個々の予測確率の表示

［ 名義ロジスティックのあてはめ 群 ］レポートの▼をクリックし、［ 確率の計算式の保存 ］と選択して、レポートウィンドウの右下にある［データの表示］ボタンをクリックすると、データテーブル画面が表示され、表 7.20 の結果が得られます。

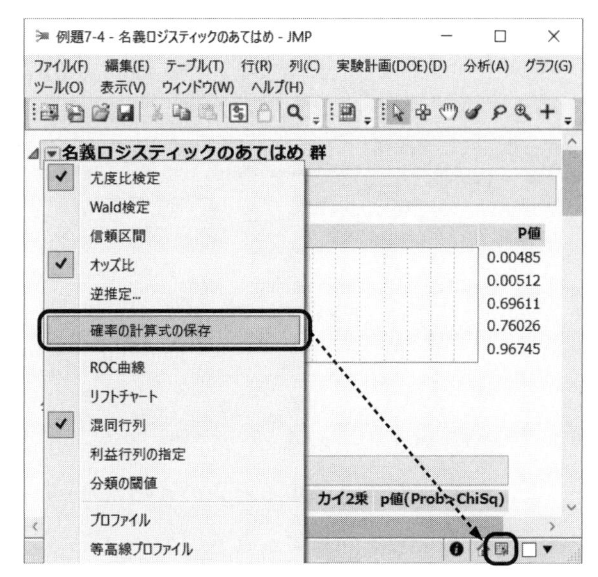

2-2 ◉ ロジスティック回帰分析における変数選択

例題 7-5

例題 7−4 のデータを使って、

(1) ステップワイズ法（変数増減法）による変数選択を行え。
なお、変数を追加および除去する基準は p 値 = 0.20 とする。

(2) 対話型変数選択を行え。

■ステップワイズ法の実際

メニューから［ 分析 ］>［ モデルのあてはめ ］と選択して、［ 手法 ］を［ ステップワイズ法 ］とします。変数の投入は先の例題と同じです。［ 実行 ］をクリックすると、次のような画面が現れます。

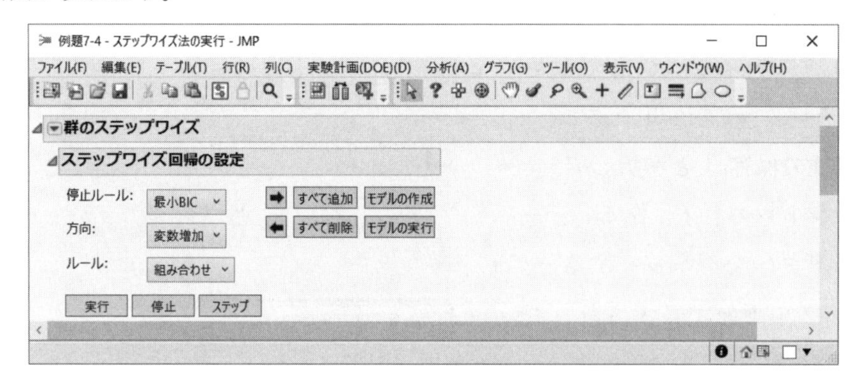

［ 停止ルール ］ →［ 閾値 p 値 ］
［ 変数を追加するときの p 値 ］→「 0.2 」
［ 変数を除去するときの p 値 ］→「 0.2 」
［ 方向 ］ →［ 変数増減 ］

と設定して、［ 実行 ］をクリックすると、次のような結果が得られます。

表 7.21　ステップワイズ法の結果

現在の推定値

ロック	追加	パラメータ	推定値	自由度	Wald/ スコアカイ2乗	"p値"
☑	☑	切片[心血管疾患]	-22.829999	1	0	1
☐	☑	HDL	-0.2650629	1	3.321795	0.06837
☐	☑	LDL	0.33249959	1	3.640268	0.0564
☐	☐	中性脂肪	0	1	0.107861	0.74259
☐	☐	空腹時血糖値	0	1	0.66769	0.41386
☐	☐	性別{男-女}	0	1	0.47296	0.49163

HDL、LDL が選択されています。

■対話型変数選択法の実際

メニューから［ 分析 ］>［ モデルのあてはめ ］と選択して、［ 手法 ］を［ ステップワイズ法 ］とします。変数の投入は先の例題と同じです。［ 実行 ］をクリックすると、次のような画面が現れます。ここまでは先ほどと同じです。

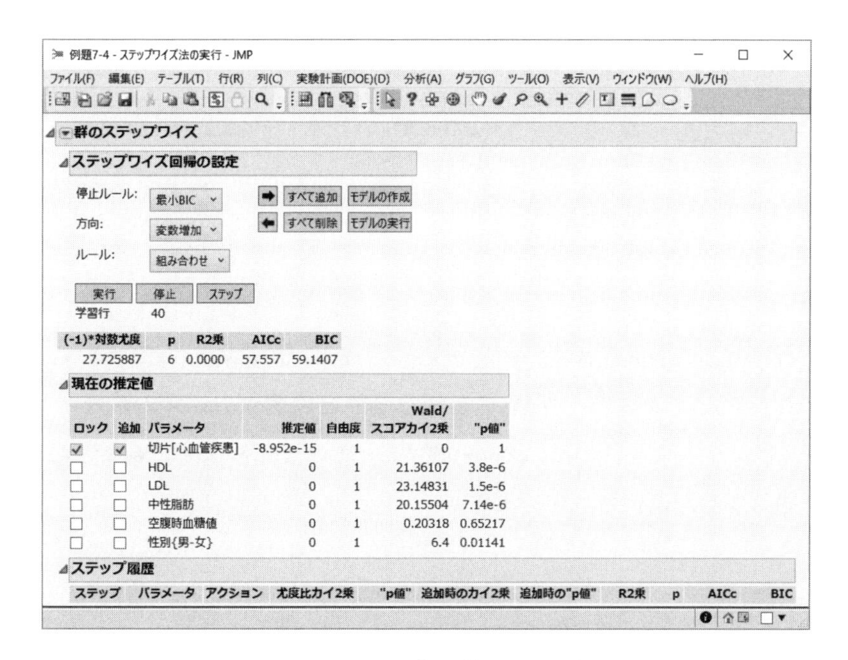

ここで、[p値] の最も小さな「LDL」を選択します。このためには、「LDL」の左にある□ボタンをクリックします。

現在の推定値						
ロック	追加	パラメータ	推定値	自由度	Wald/スコアカイ2乗	"p値"
☑	☑	切片[心血管疾患]	-22.442731	1	0	1
□	□	HDL	0	1	8.857639	0.00292
□	☑	LDL	0.21759342	1	8.31793	0.00393
□	□	中性脂肪	0	1	0.605804	0.43637
□	□	空腹時血糖値	0	1	3.086581	0.07894
□	□	性別{男-女}	0	1	2.531336	0.11161

「LDL」が選択されて、回帰係数（推定値）が求められています。

次に、まだ選択されていない変数の中で、[p値] の最も小さな「HDL」を選択します。

現在の推定値						
ロック	追加	パラメータ	推定値	自由度	Wald/スコアカイ2乗	"p値"
☑	☑	切片[心血管疾患]	-22.829999	1	0	1
□	☑	HDL	-0.2650629	1	3.321795	0.06837
□	☑	LDL	0.33249959	1	3.640268	0.0564
□	□	中性脂肪	0	1	0.107861	0.74259
□	□	空腹時血糖値	0	1	0.66769	0.41386
□	□	性別{男-女}	0	1	0.47296	0.49163

「LDL」と「HDL」が選択されて、回帰係数（推定値）が求められています。

まだ選択されていない変数の [p値] を見ると、どの変数も通常の基準として考えられている0.2～0.3よりも大きいので、選択をせずに、ここで止めます。結果としては、ステップワイズ法と同じ変数が選択されています。

ところで、まだ何も選択されていない最初の段階にもどり、変数の有意性について検討したいことがあります。

現在の推定値

ロック	追加	パラメータ	推定値	自由度	Wald/スコアカイ2乗	"p値"
☑	☑	切片[心血管疾患]	-8.952e-15	1	0	1
☐	☐	HDL	0	1	21.36107	3.8e-6
☐	☐	LDL	0	1	23.14831	1.5e-6
☐	☐	中性脂肪	0	1	20.15504	7.14e-6
☐	☐	空腹時血糖値	0	1	0.20318	0.65217
☐	☐	性別{男-女}	0	1	6.4	0.01141

最終的に選ばれたHDLとLDLのほかに、最初の段階では、中性脂肪と性別も小さなp値を示しています。このことは、単独では有意になるということを意味しています。LDLが選ばれると、中性脂肪のp値が急に大きくなり、有意にならなくなっていることが、対話型で進めると発見できます。このような現象はLDLが中性脂肪と相関関係にあるときに見られます。

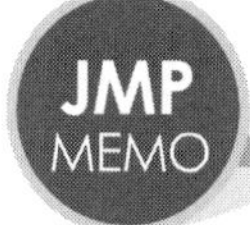

カテゴリ変数における水準の順序

JMPでカテゴリデータを分析すると、グラフや分析レポートに表示されるカテゴリの順序は文字コード順になります。表示順を変更したい場合には、次の手順が必要です。

① データテーブルで、順序を指定したいカテゴリデータの列名を右クリックし、[列プロパティ] > [値の表示順序] と選択します。

② データテーブルにカテゴリの順序が表示されているので、順序を変更したいカテゴリをクリックして [上へ移動] または [下へ移動] ボタンを押して順序を変更します。

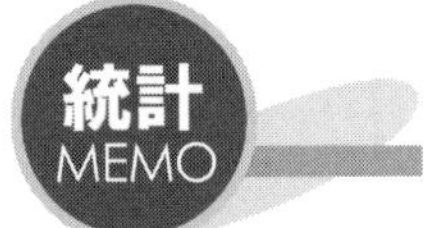

層別とマッチング

性別と体重がある疾病の有無に影響を与えているときに、性別による影響を調整する方法として、層別とマッチングがあります。

・層別

男女に分けて解析することで、性別の影響を排除しようとするものです。

・マッチング

ある疾病を有している人を1人選んだとして、その人が男性であれば、女性でその疾病を有している人を1人選び、この2人をペアにします。同様に、ある疾病を有していない人を1人選んだとして、その人が男性であれば、女性でその疾病を有していない人を1人選んでこのペアにします。このような処理を繰り返すことで、複数のペアを作り、いわゆる対応のあるデータとして解析することで、性別の影響を排除しようとするものです。

なお、性別のようなカテゴリデータだけでなく、年齢のような数量データに対しても調整をすることは可能です。

ある疾病を有している人が50歳であったならば、有していない人で50歳の人を1人選んで、ペアを作ることになります。ただし、完全に年齢が同じ人がいるとは限らないので、何歳までを50歳とペアにするか（たとえば、49歳ならば50歳と見なしてペアにしてしまう）を決める必要があります。

マッチングしたデータは対応のあるデータになりますので、検定ならば、対応のある t 検定やWilcoxonの符号付き順位検定、ロジスティック回帰ならば、条件付きロジスティック回帰と呼ばれる方法で解析することになります。

第8章

生存分析の方法

医学統計の分野では生存時間分析と呼ばれる方法がよく使われます。ある治療法における生存率を把握する、あるいは、ある2つの治療法の生存率を比較するといった場面で使われます。また、生存率（あるいは死亡率）に影響を与えている要因を取り上げて、各要因のリスクを評価するCox回帰と呼ばれる手法もあります。このような分析手法について紹介します。

§1 生存率の分析

▶▶生存率の視覚化と比較のための分析を実践する

1-1 ◉ 生存曲線とKaplan-Meier 法

例題 8-1

次のデータは胃癌患者 20 人に対して、ある治療法（A 法とする）を施した結果の生存日数（治療開始から死亡までの日数）を調査した結果である。ただし、ある時点で生存している患者も含まれている。

表 8.1　データ表

患者	状況	日数
1	生存	590
2	死亡	200
3	生存	1450
4	死亡	95
5	死亡	230
6	死亡	1650
7	生存	625
8	生存	350
9	生存	750
10	生存	1500

患者	状況	日数
11	生存	150
12	死亡	400
13	死亡	580
14	死亡	680
15	死亡	800
16	生存	1050
17	死亡	370
18	生存	90
19	死亡	840
20	生存	450

A 法の生存率について分析せよ。

■生存分析

治療開始から死亡までの期間を調べて、期間内の生存率や累積生存率を計算することで、治療方法などの効果を分析する方法を生存分析と呼びます。また、死亡といった最終的な結果をエンドポイントという呼び方をすることがあります。

生存分析の方法にはいくつかの種類がありますが、症例数が多いとき（50～100 以上）には生命保険数理法が用いられるのに対し、症例数が少ないときにはKaplan-Meier（カプラン・マイヤー）法が用いられます。生存分析により、ある期間における生存確率を求めることも可能になります。

生存分析では、着目している結果をイベントと呼び、観察期間中にイベントが起きない状態を打ち切りと呼んでいます。この例題では死亡という結果がイベントになります。

■生存率の考え方

生存分析における観察期間は、同一期間ではなく患者ごとに異なるので、次のような横棒グラフになります。

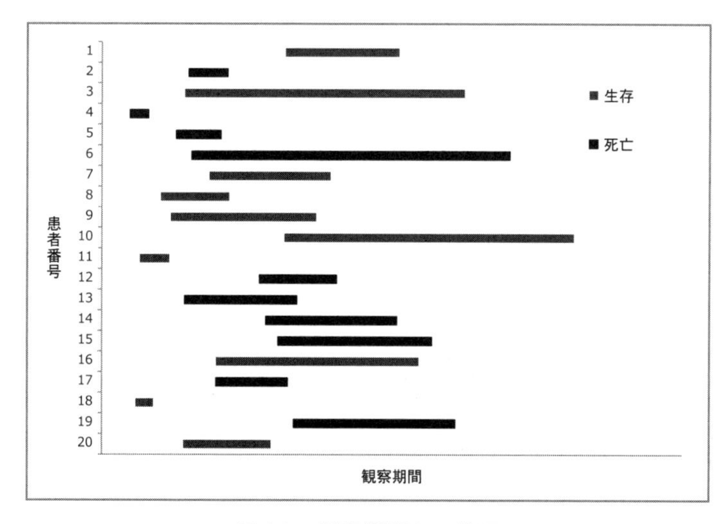

図 8.1　観察期間中の状況

このままでは情報の読み取りが難しいので、開始位置を同じにして、次のような横棒グラフにします。

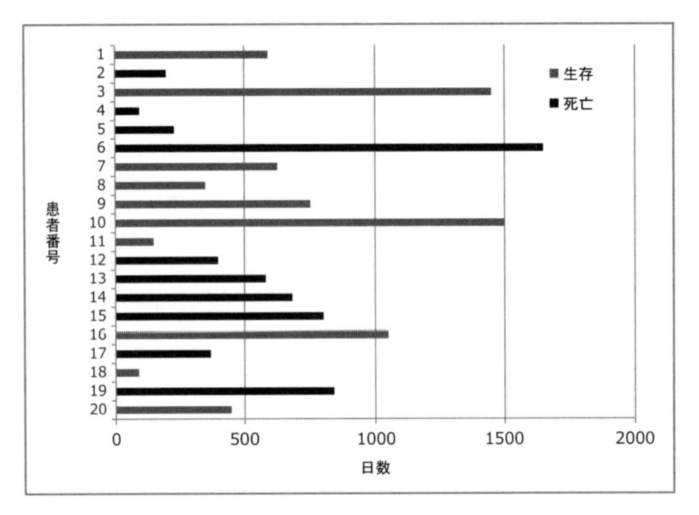

図 8.2　生存日数

開始位置をそろえてから、日数の短い順に並び替えを行います。

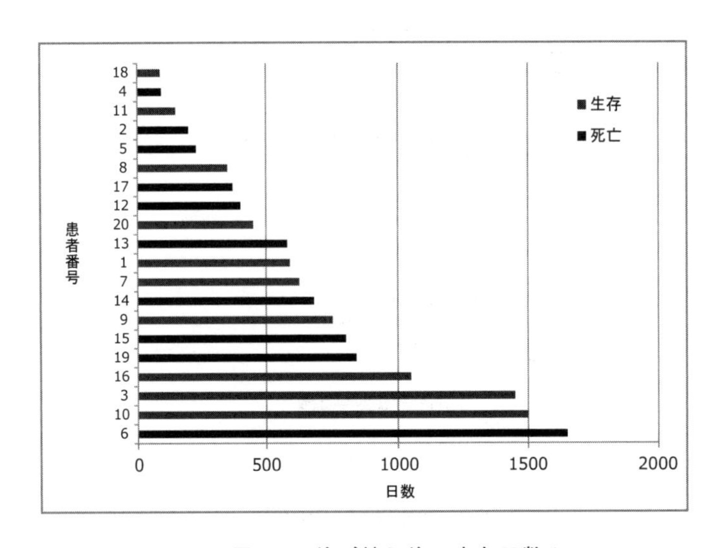

図 8.3　並び替え後の生存日数

視覚的解析には以上のようなことを実施してから、生存率を計算することになります。計算した生存率の表を以下に示しましょう。この計算にはKaplan-Meier法を用います。

表 8.2　生存率の計算

No.	患者	状況	日数	時点内生存率	生存率
1	18	生存	90	20／20＝1.0000	1.0000
2	4	死亡	95	18／19＝0.9474	0.9474×1.0000＝0.9474
3	11	生存	150	18／18＝1.0000	1.0000×0.9474＝0.9474
4	2	死亡	200	16／17＝0.9412	0.9412×0.9474＝0.8916
5	5	死亡	230	15／16＝0.9375	0.9375×0.8916＝0.8359
6	8	生存	350	15／15＝1.0000	1.0000×0.8359＝0.8359
7	17	死亡	370	13／14＝0.9286	0.9286×0.8359＝0.7762
8	12	死亡	400	12／13＝0.9231	0.9231×0.7762＝0.7165
9	20	生存	450	12／12＝1.0000	1.0000×0.7165＝0.7165
10	13	死亡	580	10／11＝0.9091	0.9091×0.7165＝0.6514
11	1	生存	590	10／10＝1.0000	1.0000×0.6514＝0.6514
12	7	生存	625	9／9＝1.0000	1.0000×0.6514＝0.6514
13	14	死亡	680	7／8＝0.8750	0.8750×0.6514＝0.5699
14	9	生存	750	7／7＝1.0000	1.0000×0.5699＝0.5699
15	15	死亡	800	5／6＝0.8333	0.8333×0.5699＝0.4750
16	19	死亡	840	4／5＝0.8000	0.8000×0.4750＝0.3800
17	16	生存	1050	4／4＝1.0000	1.0000×0.3800＝0.3800
18	3	生存	1450	3／3＝1.0000	1.0000×0.3800＝0.3800
19	10	生存	1500	2／2＝1.0000	1.0000×0.3800＝0.3800
20	6	死亡	1650	0／1＝0.0000	0.0000×0.3800＝0.0000

■解析結果

この例題に生存分析を適用すると、次のような結果を得ることができます。

【1】データのグラフ化

観察開始より一定期間毎に生存率をプロットしたグラフを生存曲線と呼んでいます。プロットした線は階段状となります。

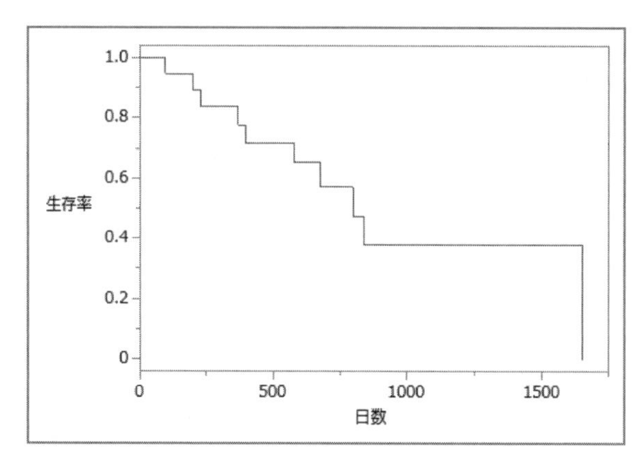

図 8.4　Kaplan-Meier 法による生存曲線

【2】要約統計量

表 8.3　平均値と分位点

要約

グループ	故障数	打ち切り数	平均	標準誤差
組み合わせ	10	10	950.802	162.48

分位点

グループ	中央値時間	下側95%	上側95%	25%寿命	75%寿命
組み合わせ	800	400	1650	400	1650

生存日数は、平均値が 950.802 日、中央値が 800 日となっています。

【３】生存率

表 8.4　生存率

組み合わせ

日数	生存率	故障率	生存標準誤差	故障数	打ち切り数	リスク集合の大きさ
0.00	1.0000	0.0000	0.0000	0	0	20
90.00	1.0000	0.0000	0.0000	0	1	20
95.00	0.9474	0.0526	0.0512	1	0	19
150.00	0.9474	0.0526	0.0512	0	1	18
200.00	0.8916	0.1084	0.0724	1	0	17
230.00	0.8359	0.1641	0.0867	1	0	16
350.00	0.8359	0.1641	0.0867	0	1	15
370.00	0.7762	0.2238	0.0990	1	0	14
400.00	0.7165	0.2835	0.1079	1	0	13
450.00	0.7165	0.2835	0.1079	0	1	12
580.00	0.6514	0.3486	0.1161	1	0	11
590.00	0.6514	0.3486	0.1161	0	1	10
625.00	0.6514	0.3486	0.1161	0	1	9
680.00	0.5699	0.4301	0.1270	1	0	8
750.00	0.5699	0.4301	0.1270	0	1	7
800.00	0.4750	0.5250	0.1368	1	0	6
840.00	0.3800	0.6200	0.1385	1	0	5
1050.00	0.3800	0.6200	0.1385	0	1	4
1450.00	0.3800	0.6200	0.1385	0	1	3
1500.00	0.3800	0.6200	0.1385	0	1	2
1650.00	0.0000	1.0000	0.0000	1	0	1

【JMP の手順】

手順 1　データの入力

次のようにデータを入力します。「状況」は死亡を「０」、生存を「１」とします。

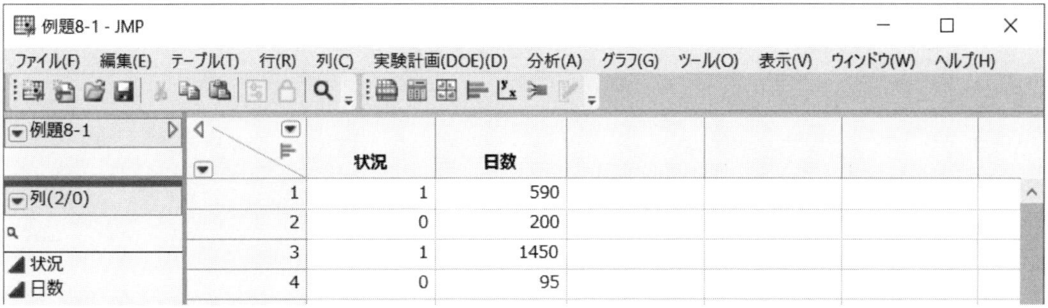

例題8-1 - JMP

ファイル(F)　編集(E)　テーブル(T)　行(R)　列(C)　実験計画(DOE)(D)　分析(A)　グラフ(G)　ツール(O)　表示(V)　ウィンドウ(W)　ヘルプ(H)

例題8-1

列(2/0)

状況

日数

	状況	日数
1	1	590
2	0	200
3	1	1450
4	0	95

手順 2 分析プラットフォームの選択

メニューから［ 分析 ］>［ 信頼性/生存時間分析 ］>［ 生存時間分析 ］と選択します。

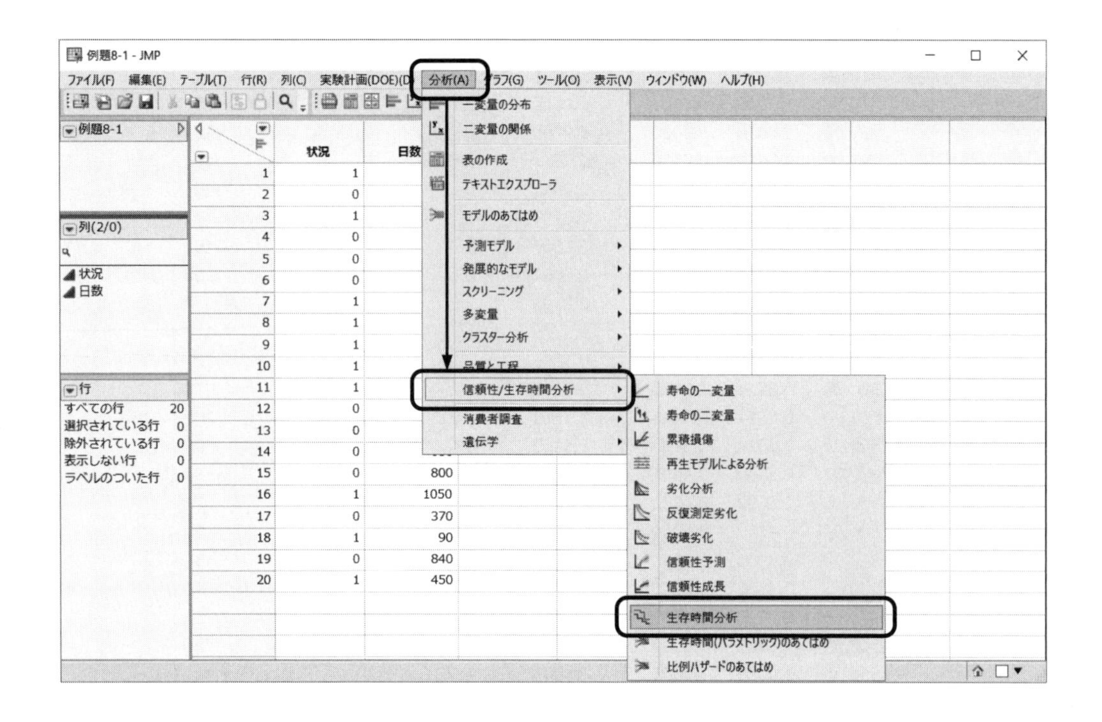

［ 生存時間/信頼性分析 ］ウィンドウが現れるので、

［ Y, イベントまでの時間 ］→「 日数 」

［ 打ち切り ］→「 状況 」

［ 打ち切りの値 ］→「 1 」

(※生存を 1 としているため)

と設定して［ OK ］をクリックします。

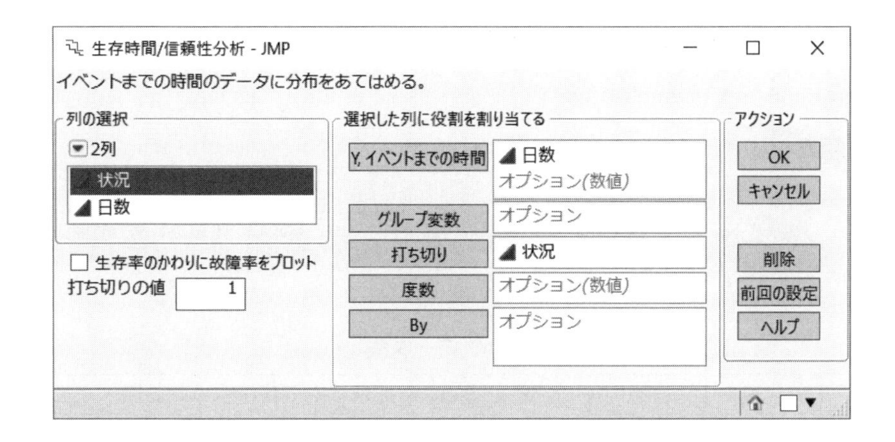

分析レポートが表示され、図 8.4、表 8.3 の結果が得られます。

手順 3 分析オプションの選択

［ 組み合わせ ］レポートの ▷ をクリックすると、表 8.4 の結果が得られます。

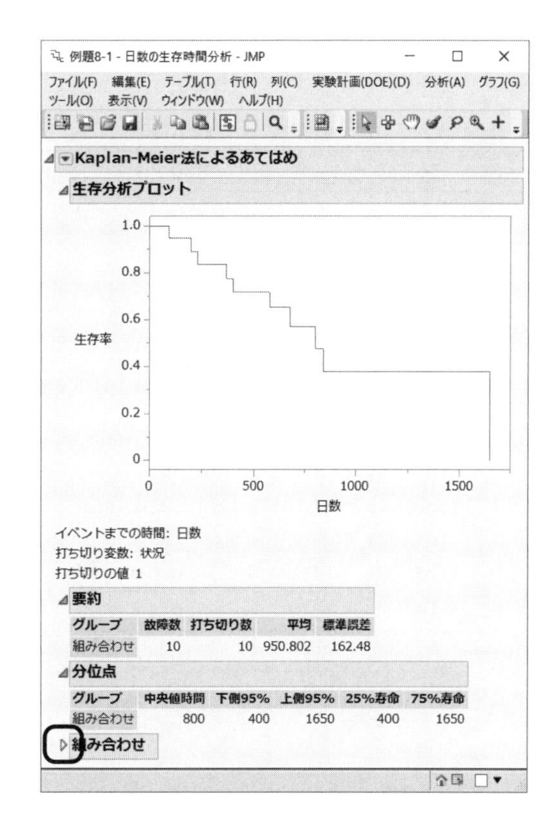

1-2 ◉ 2つの生存曲線と検定

例題 8-2

例題 8−1において、A法とは異なる別の治療法（B法とする）を20人の患者に施した結果を追加したものが、次のデータ表である。

表 8.5　データ表

患者	状況	日数	治療法	患者	状況	日数	治療法
1	生存	590	A	21	死亡	550	B
2	死亡	200	A	22	生存	900	B
3	生存	1450	A	23	生存	500	B
4	死亡	95	A	24	生存	900	B
5	死亡	230	A	25	死亡	1070	B
6	死亡	1650	A	26	死亡	1650	B
7	生存	625	A	27	生存	950	B
8	生存	350	A	28	死亡	1220	B
9	生存	750	A	29	死亡	1400	B
10	生存	1500	A	30	死亡	2000	B
11	生存	150	A	31	生存	700	B
12	死亡	400	A	32	生存	840	B
13	死亡	580	A	33	死亡	1280	B
14	死亡	680	A	34	死亡	1010	B
15	死亡	800	A	35	生存	920	B
16	生存	1050	A	36	生存	1040	B
17	死亡	370	A	37	生存	1900	B
18	生存	90	A	38	生存	1950	B
19	死亡	840	A	39	死亡	1500	B
20	生存	450	A	40	死亡	1020	B

A法とB法の生存率を比較せよ。

■生存率の違いに関する検定

Kaplan-Meier 法による生存曲線は、2 つの群（治療法）に差があるかどうかを視覚的に把握するための方法ですが、有意な差があるかどうかを判断するには検定を用いる必要があります。2 つの生存率に差があるかどうかを判断するための検定方法として、ログランク検定と一般化 Wilcoxon 検定があります。これらの検定は、死亡が発生するごとに次のような 2 × 2 分割表を作成します。

表 8.6　2 × 2 分割表

	死亡	生存
群 1		
群 2		

こうして作成された分割表をすべて合わせて、2 つの群の生存率に違いがあるのかどうかを検討します。

ログランク検定と一般化 Wilcoxon 検定は、複数の分割表を合わせる方法に違いがあります。時点ごとに平等に足し算をするという考え方がログランク検定で、時間の経過とともに例数が少なくなるので、例数の多い前の方の時点に大きい重みを、例数の少ない後の方の時点に小さい重みをつけるという考え方が一般化 Wilcoxon 検定です。

■解析結果

【1】データのグラフ化

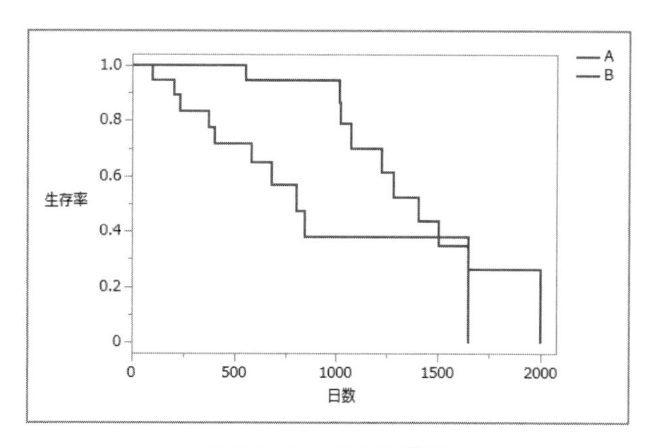

図 8.5　2 つの生存曲線

【2】要約統計量

表 8.7　群別の平均値と分位点

要約

グループ	故障数	打ち切り数	平均	標準誤差
A	10	10	950.802	162.48
B	10	10	1427.81	122.616
組み合わせ	20	20	1241.67	110.935

分位点

グループ	中央値時間	下側95%	上側95%	25%寿命	75%寿命
A	800	400	1650	400	1650
B	1400	1020	2000	1070	2000
組み合わせ	1280	1010	1650	800	1650

・A 法の生存日数は、平均値が　950.80 日、中央値が　800 日

・B 法の生存日数は、平均値が 1427.81 日、中央値が 1400 日

となっています。

【3】検定

表 8.8　検定の結果

グループ間での検定

検定	カイ2乗	自由度	p値(Prob>ChiSq)
ログランク	3.8856	1	0.0487*
Wilcoxon	7.7901	1	0.0053*

ログランク検定の p 値は 0.0487、一般化 Wilcoxon 検定の p 値は 0.0053 となり、どちらの検定結果も有意です。すなわち、2 つの治療法の生存率に差が認められます。

【JMPの手順】

手順 1 データの入力

次のようにデータを入力します。「状況」は死亡を「 0 」、生存を「 1 」とします。

例題8-2 - JMP

ファイル(F) 編集(E) テーブル(T) 行(R) 列(C) 実験計画(DOE)(D) 分析(A) グラフ(G) ツール(O) 表示(V) ウィンドウ(W) ヘルプ(H)

例題8-2

列(3/0)

状況
日数
治療法

	状況	日数	治療法
1	1	590	A
2	0	200	A
3	1	1450	A
4	0	95	A
5	0	230	A
6	0	1650	A

手順 2 分析プラットフォームの選択

メニューから [分析] > [信頼性/生存時間分析] > [生存時間分析] と選択します。

[生存時間/信頼性分析] ウィンドウが現れるので、

[Y, イベントまでの時間] →「 日数 」

[グループ変数] →「 治療法 」

[打ち切り] →「 状況 」

[打ち切りの値] →「 1 」 (※生存を 1 としているため)

と設定して [OK] をクリックします。

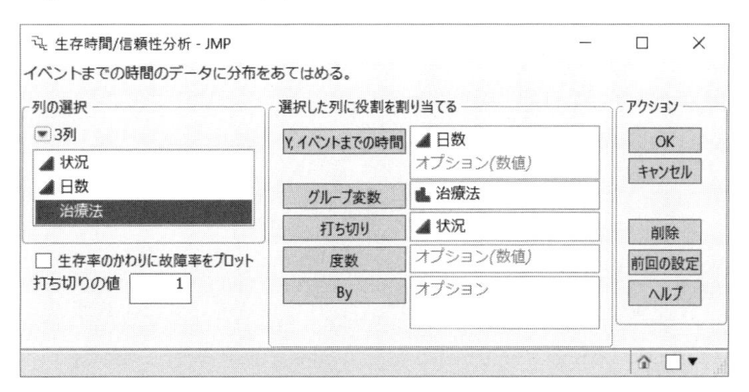

分析レポートが表示され、図 8.5、表 8.7, 表 8.8 の結果が得られます。

§2 Cox 回帰

▶▶生存時間の情報を加味して行う回帰を実践する

2-1 ◉ 比例ハザードモデル

例題 8-3

例題 8−2（表 8.5）のデータに、比例ハザードモデルを適用してハザード比を求めよ。

■比例ハザードモデル

表 8.5 のデータ表をロジスティック回帰で解析する場合は、目的変数として状況（死亡と生存）を設定することになります。その場合、どのくらい生存していたかという生存時間の情報を利用できません。時間の情報を加味して回帰分析する方法が Cox 回帰と呼ばれる解析方法です。

Cox 回帰は比例ハザードモデルとも呼ばれています。ハザードとは、ある時点まで生存していた例数のうちの、死亡した症例の割合を示すものです。つまり、ある時点まで生きていた者が、その時点において死亡する確率を意味しています。

ロジスティック回帰ではオッズ比が求められましたが、Cox 回帰では、ハザード比が求められます。ハザード比とは、2 群のハザードの比のことをいい、一方を基準にした場合に他方が何倍の死亡率であるかを表しています。

■解析結果

この例題に比例ハザードモデルを適用すると、次のような結果を得ることができます。

【1】モデルの適合度

p 値は0.06となっており、有意水準を0.05とすると有意ではありません。

表 8.9　モデルの適合度

モデル全体

イベントの数	20
打ち切りの数	20
合計数	40

AICc	BIC
106.891	108.474

モデル	(-1)*対数尤度	カイ2乗	自由度	p値(Prob>ChiSq)
差分	1.76938	3.5388	1	0.0600
完全	52.39265			
縮小	54.16203			

【2】回帰係数

「治療法[A]」とあるのは、A法はB法に比べて死亡率が上がるか下がるかを示しています。また、95%信頼区間に0が含まれていないことが、グループ間（A法とB法の間）に有意水準0.05で有意な差があるという根拠になります。この例題では0が含まれていますから、有意な差があるという根拠は得られていないことになります。

表 8.10　回帰係数

パラメータ推定値

			95%信頼区間（尤度）	
項	推定値	標準誤差	下側	上側
治療法[A]	0.44371317	0.2341237	-0.01902	0.9132308

【3】ハザード比

表 8.11　ハザード比

治療法のハザード比

				95%信頼区間（Wald）	
水準1	/水準2	ハザード比	p値(Prob>ChiSq)	下側	上側
B	A	0.411714	0.0581	0.1644458	1.0307861
A	B	2.4288705	0.0581	0.9701334	6.0810317

最初にB法のハザードがA法と比較されて、ハザード比が0.411714と表示されています。次の行にA法のハザードがB法と比較されて、ハザード比が2.4288705と表示されています。このハザード比は、A法の死亡率がB法の2.428倍であることを意味しています。

（注1）　JMPの旧バージョンではハザード比がリスク比となっていた。

（注2）　JMPの比例ハザードモデルでは、wald検定と尤度比検定を行うことができる。

A 法／B 法のハザード比の値は回帰係数を使って、次の式で求めることができます。

$$\exp(0.44371317) / \exp(-0.44371317) = 2.4288705$$

ただし、この例題では有意になっていないことに注意してください。

【JMP の手順】

手順 1　データの入力　※例題 8－2 と同様

手順 2　分析プラットフォームの選択

メニューから［ 分析 ］>［ 信頼性/生存時間分析 ］>［ 比例ハザードのあてはめ ］と選択します。

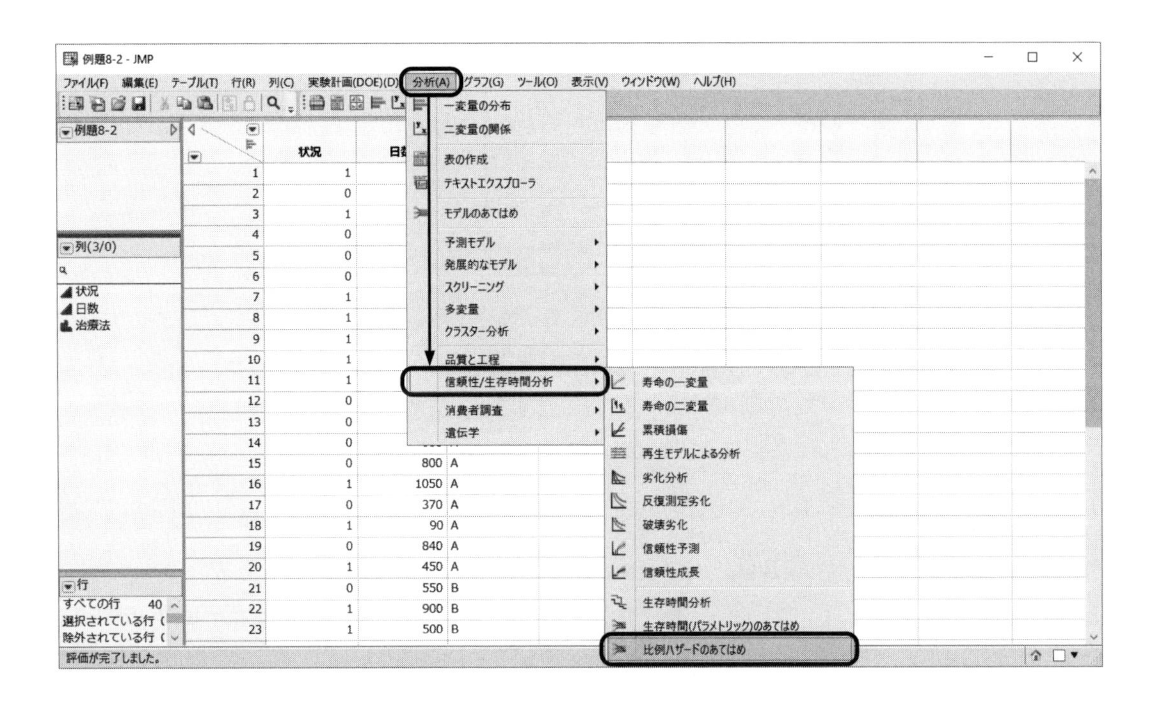

［ 比例ハザードのあてはめ ］ウィンドウが現れるので

役割変数の選択として　［ イベントまでの時間 ］→「 日数 」

［ 打ち切り ］　→「 状況 」

モデル効果の構成として［ 追加 ］　→「 治療法 」

と設定して、［ 実行 ］をクリックします。

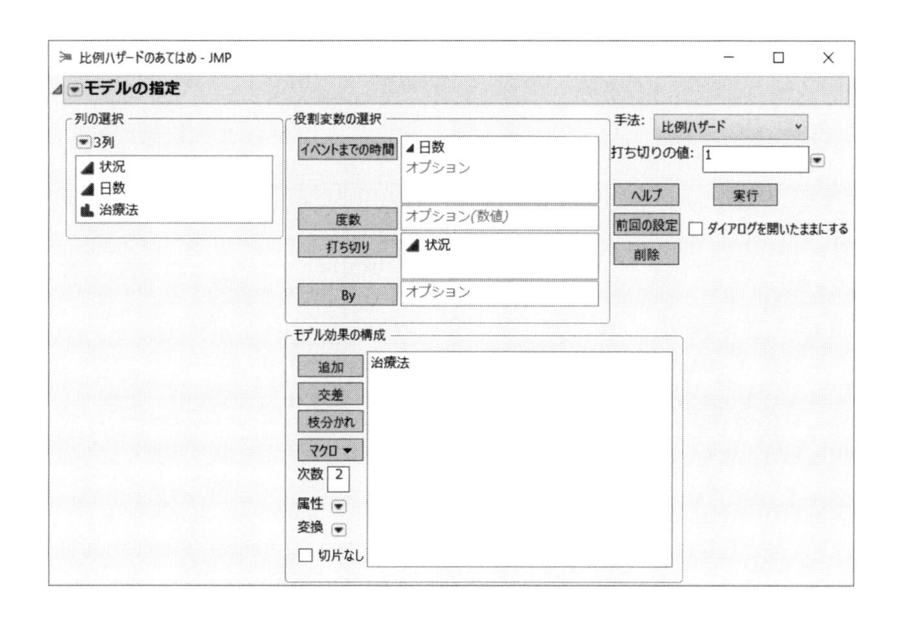

分析レポートが表示され、表 8.9、表 8.10 の結果が得られます。

手順 3 分析オプションの選択

［ 比例ハザードモデルのあてはめ ］レポートの▼をクリックし、［ ハザード比 ］を選択すると、表 8.11 の結果が得られます。

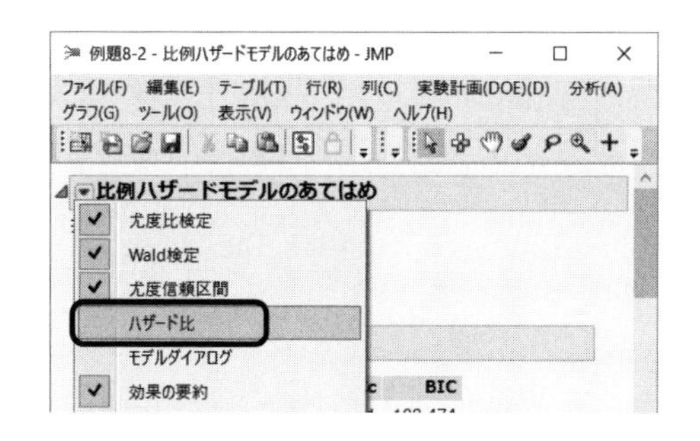

2-2 ◉ 複数の効果を含む比例ハザードモデル

例題 8-4

例題 8−3 におけるデータに、年齢を追加したものが次のデータ表である。

表 8.12　データ表

患者	状況	日数	治療法	年齢	患者	状況	日数	治療法	年齢
1	生存	590	A	58	21	死亡	550	B	58
2	死亡	200	A	70	22	生存	900	B	60
3	生存	1450	A	40	23	生存	500	B	88
4	死亡	95	A	55	24	生存	900	B	48
5	死亡	230	A	68	25	死亡	1070	B	50
6	死亡	1650	A	34	26	死亡	1650	B	57
7	生存	625	A	43	27	生存	950	B	45
8	生存	350	A	45	28	死亡	1220	B	48
9	生存	750	A	52	29	死亡	1400	B	48
10	生存	1500	A	55	30	死亡	2000	B	38
11	生存	150	A	73	31	生存	700	B	66
12	死亡	400	A	59	32	生存	840	B	63
13	死亡	580	A	51	33	死亡	1280	B	44
14	死亡	680	A	56	34	死亡	1010	B	56
15	死亡	800	A	34	35	生存	920	B	71
16	生存	1050	A	41	36	生存	1040	B	51
17	死亡	370	A	78	37	生存	1900	B	59
18	生存	90	A	78	38	生存	1950	B	42
19	死亡	840	A	41	39	死亡	1500	B	45
20	生存	450	A	44	40	死亡	1020	B	54

比例ハザードモデルを適用して、治療法と年齢のハザード比を求めよ。

■複数の説明変数

例題8−3においては、生存日数に影響を及ぼす要因として、治療法を取り上げて、比例ハザードモデルを適用しましたが、この例題は、治療法と年齢を取り上げて、比例ハザードモデルを適用しようというものです。

治療法だけを取り上げた比例ハザードモデルは説明変数が1つであったのに対して、治療法と年齢を取り上げた比例ハザードモデルは説明変数が2つあることになります。説明変数が2つ以上あるときには、説明変数ごとにハザード比が求められます。この例題では、治療法と年齢のハザード比を同時に求めることができます。治療法は名義尺度の質的変数、年齢は連続尺度の量的変数という違いがありますので、ハザード比の解釈は治療法と年齢で異なります。

■解析結果

この例題に比例ハザードモデルを適用すると、次のような結果を得ることができます。

【1】モデルの適合度

表 8.13　モデルの適合度

モデル全体

イベントの数	20
打ち切りの数	20
合計数	40

AICc	BIC
103.163	106.216

モデル	(-1)*対数尤度	カイ2乗	自由度	p値(Prob>ChiSq)
差分	4.74276	9.4855	2	0.0087*
完全	49.41927			
縮小	54.16203			

p 値は0.0087となっており、治療法と年齢を含んだモデルは有意です。

【2】回帰係数

表 8.14　回帰係数

パラメータ推定値

項	推定値	標準誤差	95%信頼区間（尤度） 下側	上側
治療法[A]	0.64317392	0.2524834	0.1487137	1.1516071
年齢	0.05668989	0.0228324	0.0113946	0.1019001

効果に対する尤度比検定

要因	パラメータ数	自由度	尤度比カイ2乗	p値(Prob>ChiSq)
治療法	1	1	6.43527623	0.0112*
年齢	1	1	5.94675771	0.0147*

治療法と年齢の p 値はともに有意水準 0.05 より小さく、どちらも有意であるという結果が得られています。治療法だけを取り上げたときには有意でなかったものが、年齢を追加することで、治療法は有意となりました。

【3】ハザード比

表 8.15　ハザード比

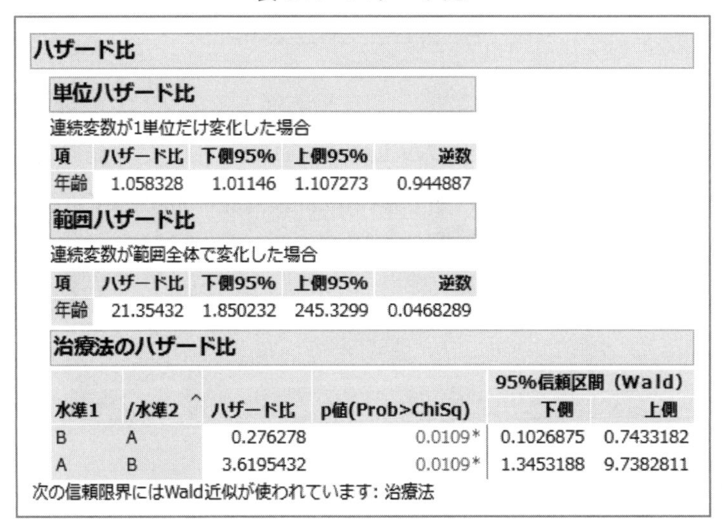

ハザード比

単位ハザード比

連続変数が1単位だけ変化した場合

項	ハザード比	下側95%	上側95%	逆数
年齢	1.058328	1.01146	1.107273	0.944887

範囲ハザード比

連続変数が範囲全体で変化した場合

項	ハザード比	下側95%	上側95%	逆数
年齢	21.35432	1.850232	245.3299	0.0468289

治療法のハザード比

水準1	/水準2	ハザード比	p値(Prob>ChiSq)	95%信頼区間（Wald） 下側	上側
B	A	0.276278	0.0109*	0.1026875	0.7433182
A	B	3.6195432	0.0109*	1.3453188	9.7382811

次の信頼限界にはWald近似が使われています: 治療法

年齢については、単位ハザード比が 1.058328 となっています。これは年齢が 1 歳増加すると、死亡率が 1.058 倍になることを意味しています。また、年齢のような量的変数の場合には、範囲ハザード比も計算されます。この値から、年齢が最小値（34 歳）から最大値（88 歳）に変化した場合のハザード比がわかります。

治療法については、最初に B 法のリスクが A 法と比較されて、ハザード比が 0.276278、次の行に A 法のリスクが B 法と比較されて、ハザード比が 3.6195432 と表示されています。このハザード比は、A 法の死亡率が B 法の 3.619 倍であることを意味しています。

【JMP の手順】

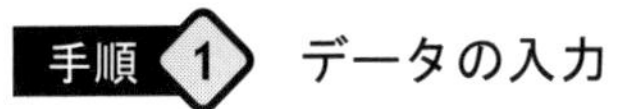

データの入力

次のようにデータを入力します。「状況」は死亡を「 0 」、生存を「 1 」とします。

例題8-4 - JMP

ファイル(F) 編集(E) テーブル(T) 行(R) 列(C) 実験計画(DOE)(D) 分析(A) グラフ(G) ツール(O) 表示(V) ウィンドウ(W) ヘルプ(H)

例題8-4

列(4/0)

状況
日数

	状況	日数	治療法	年齢
1	1	590	A	58
2	0	200	A	70
3	1	1450	A	40
4	0	95	A	55
5	0	230	A	68

手順 2 分析プラットフォームの選択

メニューから［ 分析 ］>［ 信頼性/生存時間分析 ］>［ 比例ハザードのあてはめ ］と選択します。

［ 比例ハザードのあてはめ ］ウィンドウが現れるので、

役割変数の選択として　［ イベントまでの時間 ］→「 日数 」
　　　　　　　　　　　［ 打ち切り ］　　　　　→「 状況 」
モデル効果の構成として［ 追加 ］　　　　　　　→「 治療法 」「 年齢 」

と設定して、［ 実行 ］をクリックします。

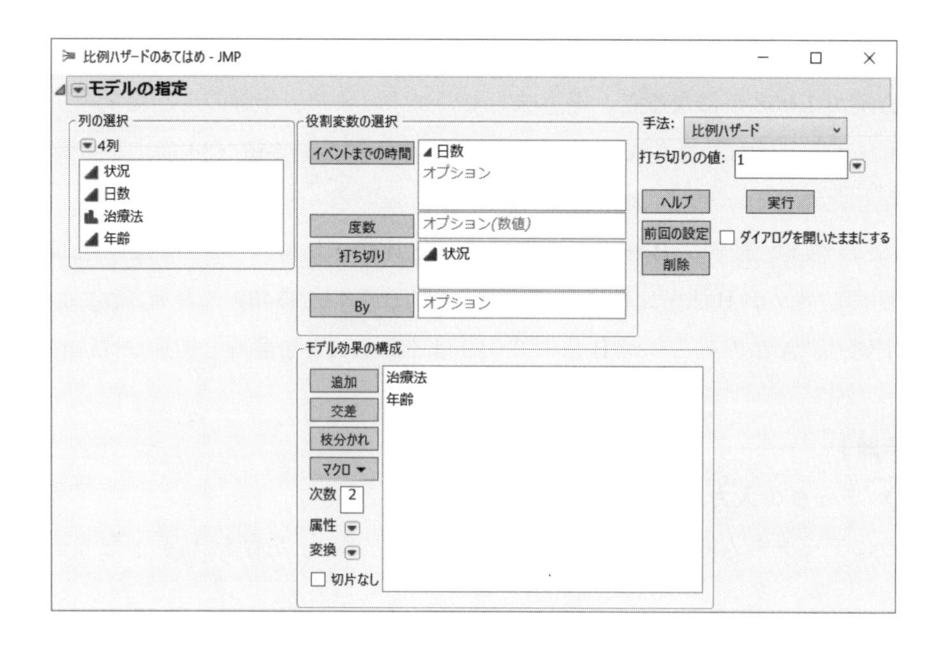

分析レポートが表示され、表 8.13、表 8.14 の結果が得られます。

手順 3 分析オプションの選択

［ 比例ハザードモデルのあてはめ ］レポートの ▼ をクリックし、［ ハザード比 ］を選択すると、表 8.15 の結果が得られます。

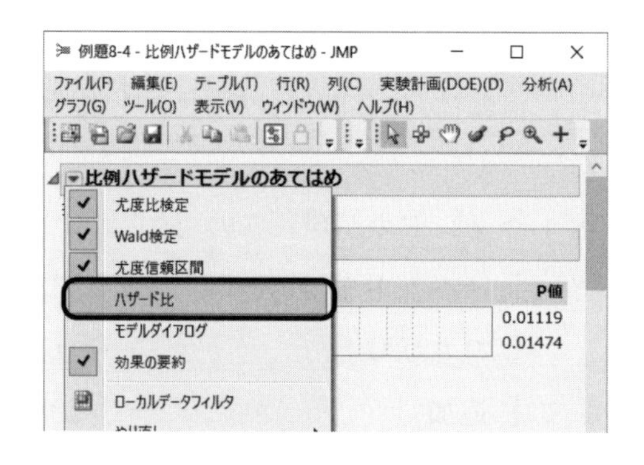

第9章

実験の計画と解析

医学・薬学の分野では実験によりデータを収集することが行われます。実験を効率的に行う方法と、実験によって得られたデータを統計的に分析する方法を整理した学問が実験計画法です。実験計画法の基礎知識を学ぶと同時に、実験データの解析事例として、二元配置分散分析と共分散分析の使い方を解説します。

§1 実験計画法

▶▶ 実験によるデータの収集と解析方法を理解する

1-1 ◉ 実験計画法の概要

■実験計画法と分散分析

実験計画法は次の 2 つの方法論で構成されています。

① 実験データの収集方法
② 実験データの解析方法

第 4 章で紹介した「分散分析」と呼ばれる分析方法は、実験データの解析方法として位置付けることができます。実験データには誤差が伴い、変動するのが当然です。このため、収集したデータの変動を、誤差による変動と実験条件の違いによる変動とに分解する必要があります。分散分析は変動を分解するための手法なので、実験データの解析において、中心的な役割を果たすことになります。

分散分析にはいくつかの種類があり、どのような実験を実施したかによって、使い分ける必要があります。このため、上記の①と②は密接に関係しており、②だけを学習しても、実務ではほとんど役に立ちません。

■実験の 3 原則

Fisher（フィッシャー）は実験を計画するときに考慮すべきことがらとして、次の 3 つの原則を提示しました。これは実験の 3 原則あるいはフィッシャーの 3 原則と呼ばれていて、実験計画における有名な大原則です。

・反復の原則
・無作為化の原則
・局所管理の原則

① 反復の原則

反復の原則とは、同じ条件で2回以上の実験を繰り返して実施せよということです。繰り返しの原則とも呼ばれます。反復することにより、誤差による変動の大きさを評価することが可能になります。1回の実験結果では、偶然の誤差によって生じた結果なのか、意味のある結果なのかを区別することができないのです。

② 無作為化の原則

無作為化の原則とは、実験の場における条件の割り付けは、無作為に行う必要があるということです。たとえば、ある2つの治療方法として、A法とB法があるとき、どちらの方法が優れているかを実験によって判断しようと考えたとしましょう。被験者となる患者を無作為に2つの群に分けて、一方にはA法の治療を施し、残りの患者にはB法の治療を受けさせるということが、条件を無作為に割り付けるということです。このことにより、誤差を系統的でないランダムな偶然誤差として扱うことが可能になります。偶然誤差として扱えないと、分散分析などの統計的な分析が無意味なものとなってしまいます。

無作為化の原則は、実験条件の割り付けだけでなく、実験順序にも適用されます。すなわち、実験は無作為な順序で行う必要があるということです。

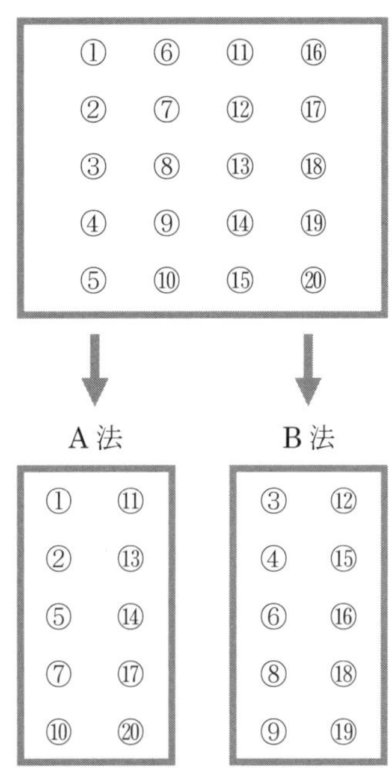

図9.1　無作為割り付けの概念

③ 局所管理の原則

局所管理の原則とは、実験の精度を向上させるために、実験の場をできる限り均一に保つようにしましょうということです。具体的には、実験の場を時間的、空間的に小さな塊（ブロックと呼ぶ）に区切って実験を実施します。

■実験計画法の用語

ここでは実験計画法で使われる用語を説明しておきます。

因子　；測定値に及ぼす影響を知るために、実験時に変化させる要因を因子と呼ぶ。

水準　；因子を量的または質的に変えるときの条件（状態）を水準と呼ぶ。たとえば、温度を因子として実験を行うとき、50 ℃、60 ℃ という値が水準である。あるいは、材料の種類を因子として実験を行うならば、各種類が水準である。

主効果　；1 つの因子の水準の平均的な効果を主効果と呼ぶ。

交互作用；1 つの因子の水準の効果が別の因子の水準によって変わるときに、因子間には交互作用があるといい、変わる程度を表す量を交互作用効果と呼ぶ。

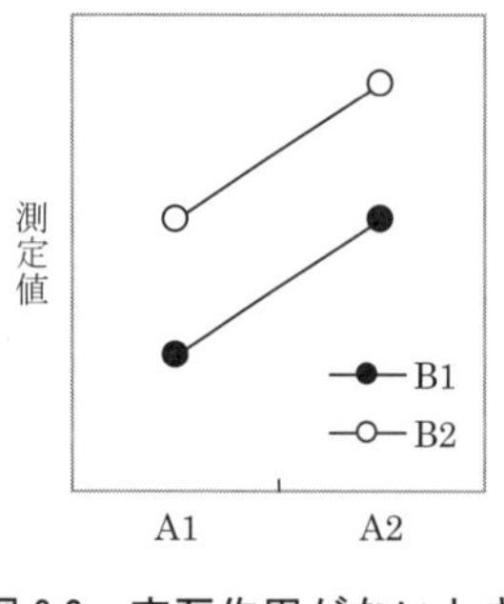

図 9.2　交互作用がないとき

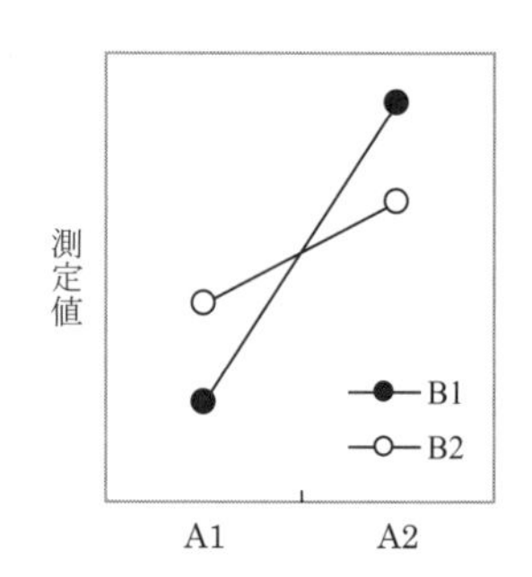

図 9.3　交互作用があるとき

要因効果；主効果と交互作用効果を総称して要因効果という。

■要因配置実験

いま、2つの因子AとBを取り上げる実験を考えてみます。因子Aは薬剤の種類で2種類（2水準）あり、因子Bは薬剤の量で4段階（4水準）あるとします。この状況では、以下に示すように、AとBを組み合わせた8通りの実験条件が作られます。

表9.1　実験の配置

	B_1	B_2	B_3	B_4
A_1	①	③	⑤	⑦
A_2	②	④	⑥	⑧

このとき、因子と水準のすべての組合せについて8通りの実験を行う方法を要因配置法といいます。これに対して、実験を効率的に進めるために組合せの一部についてのみ実験を行う方法を一部実施法といいます。一部実施法の計画には直交配列実験と呼ばれる実験が使われます。一般に、因子の数4以上と多くなると、実験回数も多くなるので、できるだけ少ない実験回数で必要な情報だけを取り出す方法である一部実施法が用いられます。

■無作為化の方法

比較したいn通りの処理を実験の場全体に無作為に割り付け、無作為な順序で実施する実験方法を完全無作為化法といいます。一方、実験の場をブロックに分けて、ブロックごとに比較したい処理を無作為に割り付け、無作為な順序で実験する方法を乱塊法といいます。

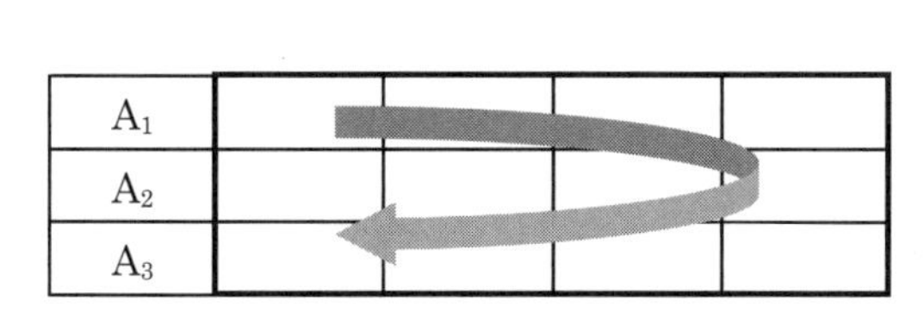

図9.4　完全無作為化法の実験順序

ブロック

	B_1	B_2	B_3	B_4
A_1	↕	↕	↕	↕
A_2				
A_3				

図9.5　乱塊法の実験順序

1-2 ◉ 因子の種類と解析法の種類

■母数因子と変量因子

水準の効果に再現性のある因子を母数因子と呼び、水準の効果に再現性のない因子を変量因子と呼んでいます。たとえば、薬の種類や投与量といった因子は、水準の効果に再現性があるので母数因子（固定因子）であり、無作為に選んだ患者といった因子は水準の効果に再現性がないので変量因子です。

■制御因子と標示因子

母数因子は、さらに制御因子と標示因子に分けることができます。

制御因子とは、水準の条件を指定かつ選択できる因子で、実験によって最適な水準を見つけることを目的として取り上げる因子です。どの薬が最も効果があるか、投与量は何 mg が適切かを見つけることが実験の目的となります。

標示因子とは、水準の指定はできても、日常生活では選択することができない因子で、最適な水準を見つけることを目的とするのではなく、他の制御因子との交互作用を見つけることを目的として取り上げる因子です。

2 つの因子 A と B（ともに 2 水準）を取り上げる実験を想定すると、A と B が共に制御因子の場合、A_1B_1、A_1B_2、A_2B_1、A_2B_2 の中で、どの組合せ条件が最も優れているかを見つけることが実験の目的となります。これに対して、A が制御因子、B が標示因子であった場合、B_1 と B_2 のどちらが良いかということには興味がなく、B_1 のときには A_1 と A_2 のどちら

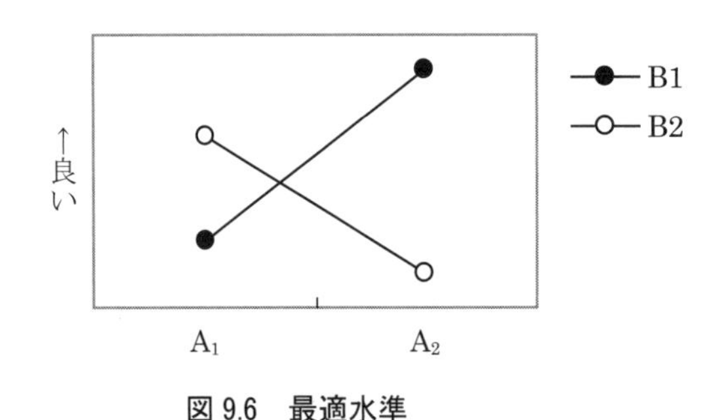

・A と B が共に制御因子の場合
　→ A_2B_1 が最適
・A が制御因子、B が標示因子の場合
　→ B_1 のときは A_2 が最適
　→ B_2 のときは A_1 が最適

図 9.6　最適水準

が良いか、B_2のときにはA_1とA_2のどちらが良いかというように、標示因子の水準ごとに、どちらが良いかを見つけることが実験の目的となります。

■ブロック因子

実験の場を分割して、実験の精度を良くする（誤差を小さくする）目的で取り上げる因子をブロック因子といいます。患者、施設、実験日、地域などをブロック因子とする実験が多く見られます。

■計量因子と計数因子

薬の投与量のように因子の水準を数量で表すことができる因子を計量因子、薬の種類や患者のように因子の水準を数量で表すことができない因子を計数因子といいます。

計量因子の場合には、分散分析後の解析として回帰分析が有用な手法となります。回帰分析を用いることにより、因子の水準（x）と測定値（y）の関係を回帰式で表現することができます。

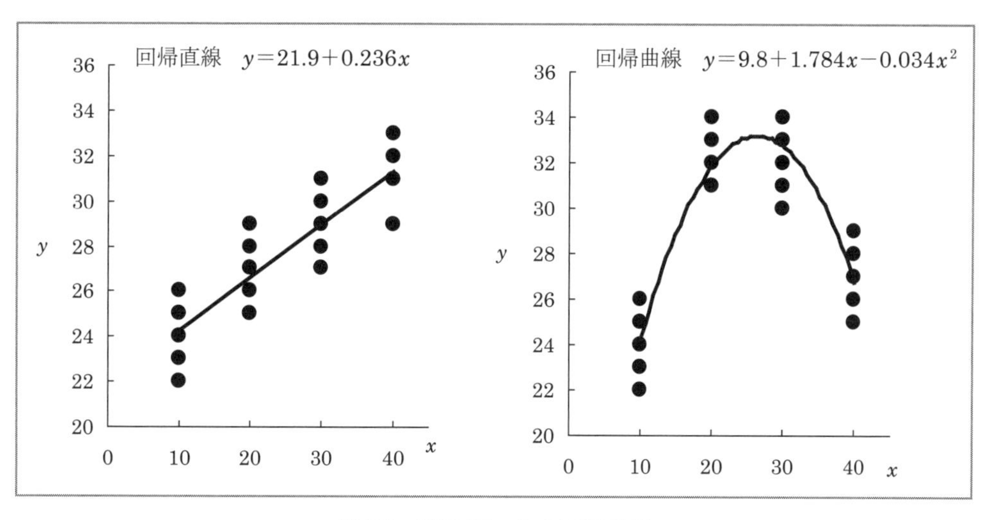

図 9.7　実験データの回帰分析

§2 実験データの解析

▶▶ 事例を通じて実験データの解析方法を体験する

2-1 ◉ 二元配置分散分析の事例

例題 9-1

アミノ酸の摂取効果を調べるために、同じ寮において食事、生活のリズムが同じになるように設定した陸上選手の学生 24 人（男子 12 人、女子 12 人）に 3 種類のアミノ酸混合物（A、B、P）を朝、夕の食事後、5 g ずつ 2 ヶ月間摂取させた。

この実験においては、男女それぞれ 12 人を 4 人ずつランダムに 3 つのグループに分けて、各グループに摂取させるアミノ酸混合物を割り付けた。なお、P はプラセボであり、アミノ酸は含まれていない。

体脂肪率の減少量（摂取前の体脂肪率－摂取 2 ヶ月後の体脂肪率）を測定した結果が、次のデータ表である。

アミノ酸混合物および性別により、体脂肪率の減少量に差があるかどうかを検定せよ。

表 9.2　データ表

	A	B	P
男	0.2	0.1	0
	0.1	0	0.1
	0.3	0.1	−0.1
	0.2	0	0
女	0.1	0.3	0
	0.2	0.2	−0.1
	0.1	0.1	0.1
	0.1	0.3	0

（単位；%）

■二元配置分散分析

この例題は因子として、アミノ酸混合物と性別の2つがあります。因子が2つあるときの解析には、二元配置分散分析が用いられ、アミノ酸混合物による違い、および、性別による違いを検定することができます。また、アミノ酸混合物と性別の交互作用があるかどうかも検定することができます。

なお、この例題では、アミノ酸混合物と性別を組み合わせたデータが4つずつありますが、1つずつしかないときは交互作用があるかどうかを検定することはできません。

■解析結果

この例題に分散分析を適用すると、次のような結果を得ることができます。

【1】データのグラフ化

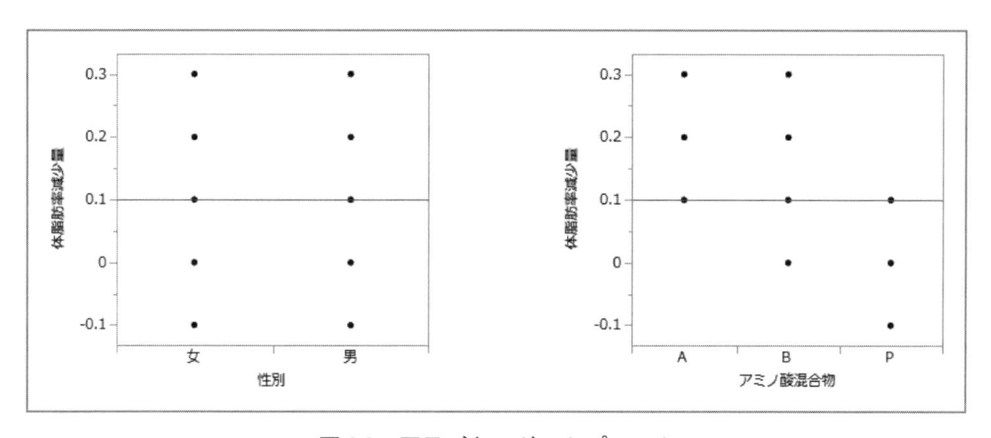

図 9.8　因子ごとのドットプロット

男女差は見られませんが、アミノ酸混合物については、差があるように思われます。

（注）　このグラフは［ 二変量の関係 ］メニューで作成しています。

【2】分散分析

表 9.3　分散分析表

分散分析

要因	自由度	平方和	平均平方	F値
モデル	5	0.19500000	0.039000	6.6857
誤差	18	0.10500000	0.005833	p値(Prob>F)
全体(修正済み)	23	0.30000000		0.0011*

効果の検定

要因	パラメータ数	自由度	平方和	F値	p値(Prob>F)
性別	1	1	0.00666667	1.1429	0.2992
アミノ酸混合物	2	2	0.12250000	10.5000	0.0010*
性別*アミノ酸混合物	2	2	0.06583333	5.6429	0.0125*

・性別の p 値　　　　　$= 0.2992 > 0.05$ であるから、有意でない。

・アミノ酸混合物の p 値 $= 0.0010 < 0.05$ であるから、有意である。

・性別とアミノ酸混合物の交互作用の p 値 $= 0.0125 < 0.05$ であるから、有意である。

【3】水準ごとの効果

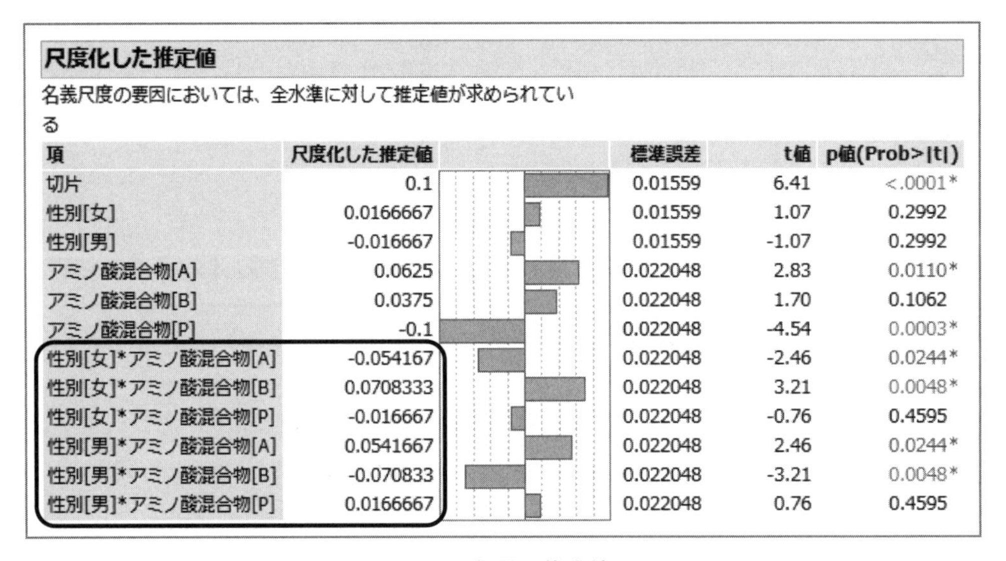

尺度化した推定値

名義尺度の要因においては、全水準に対して推定値が求められている

項	尺度化した推定値	標準誤差	t値	p値(Prob>|t|)
切片	0.1	0.01559	6.41	<.0001*
性別[女]	0.0166667	0.01559	1.07	0.2992
性別[男]	-0.016667	0.01559	-1.07	0.2992
アミノ酸混合物[A]	0.0625	0.022048	2.83	0.0110*
アミノ酸混合物[B]	0.0375	0.022048	1.70	0.1062
アミノ酸混合物[P]	-0.1	0.022048	-4.54	0.0003*
性別[女]*アミノ酸混合物[A]	-0.054167	0.022048	-2.46	0.0244*
性別[女]*アミノ酸混合物[B]	0.0708333	0.022048	3.21	0.0048*
性別[女]*アミノ酸混合物[P]	-0.016667	0.022048	-0.76	0.4595
性別[男]*アミノ酸混合物[A]	0.0541667	0.022048	2.46	0.0244*
性別[男]*アミノ酸混合物[B]	-0.070833	0.022048	-3.21	0.0048*
性別[男]*アミノ酸混合物[P]	0.0166667	0.022048	0.76	0.4595

図 9.9　効果の推定値

［ 尺度化した推定値 ］とは、水準ごとの平均値と全体の平均値との差です。したがって、この値が正であるときには、全体の平均値よりも値が大きいことを意味しています。

交互作用が有意なので、因子ごとの水準を見ても意味がありません。交互作用が有意のときには、組合せの推定値を見ます。女性はB、男性はAのアミノ酸混合物の効果があることがわかります。

【4】交互作用プロット

交互作用が有意のときには、右のようなグラフを見ることで、組合せ効果を視覚的に把握することができます。

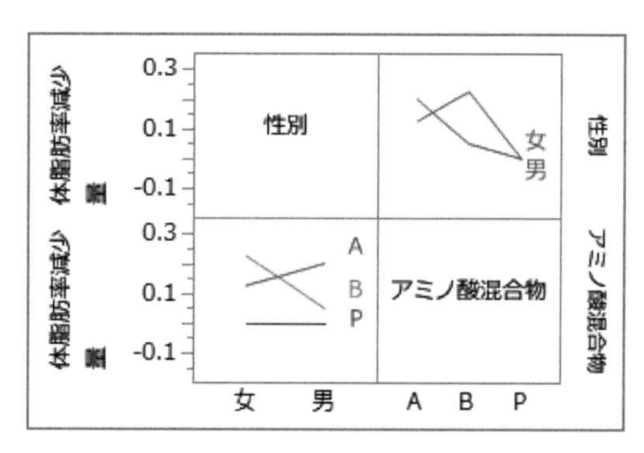

図 9.10　交互作用プロット

【JMPの手順】

データの入力

次のようにデータを入力します。

例題9-1 - JMP

ファイル(F)　編集(E)　テーブル(T)　行(R)　列(C)　実験計画(DOE)(D)　分析(A)　グラフ(G)　ツール(O)　表示(V)　ウィンドウ(W)　ヘルプ(H)

例題9-1

列(3/0)
- 性別
- アミノ酸混合物
- 体脂肪率減少量

	性別	アミノ酸混合物	体脂肪率減少量
1	男	A	0.2
2	男	A	0.1
3	男	A	0.3
4	男	A	0.2
5	女	A	0.1
6	女	A	0.2
7	女	A	0.1

分析プラットフォームの選択

メニューから [分析] > [モデルのあてはめ] と選択します。

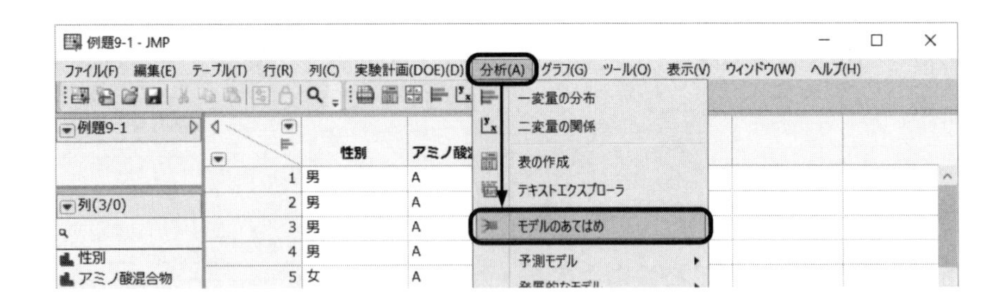

[モデルのあてはめ] ウィンドウが現れるので、

役割変数の選択として　[Y]　→「 体脂肪率減少量 」

モデル効果の構成として [追加] →「 性別 」「 アミノ酸混合物 」

[交差] →「 性別＊アミノ酸混合物 」※1

と設定して [実行] をクリックします。

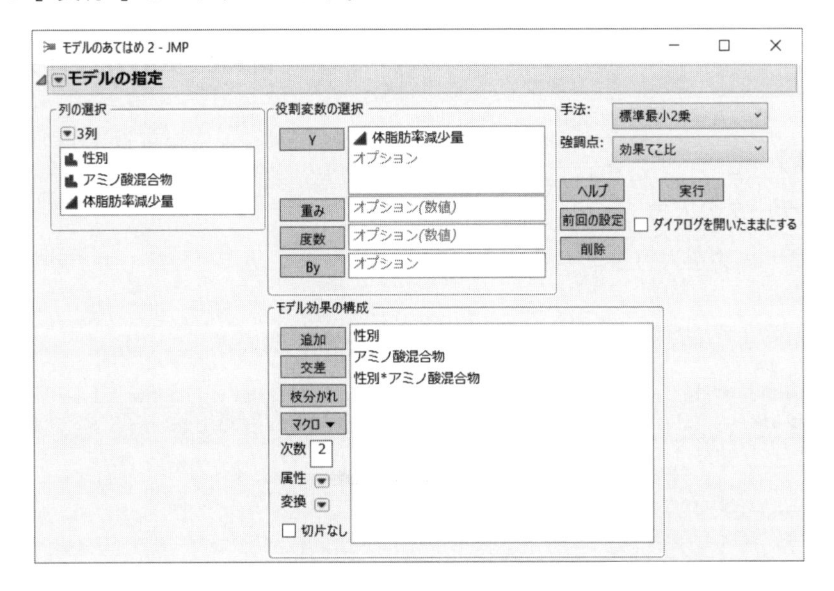

※1 「 性別 」と「 アミノ酸混合物 」を選択した上で [交差] をクリックすると、「 性別＊アミノ酸混合物 」と表示されます。

分析レポートが表示され、表 9.3 の結果が得られます。

手順 3 分析オプションの選択

［ 応答 体脂肪率減少量 ］レポートの▼をクリックし、［ 要因のスクリーニング ］>［ 尺度化した推定値 ］と選択すると、図 9.9 の結果が得られ、［ 因子プロファイル ］>［ 交互作用プロット ］と選択すると、図 9.10 の結果が得られます。

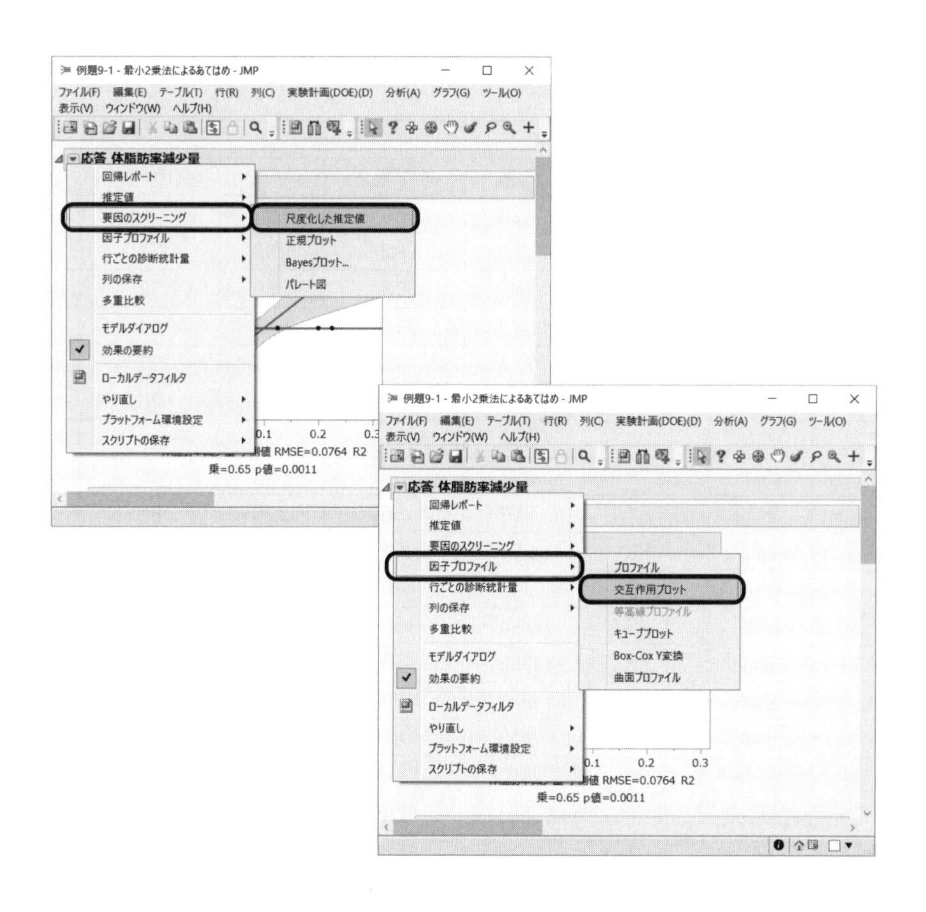

2-2 ◉ 共分散分析の事例

例題 9-2

例題 4−2 において、マウスに血糖値を下げる効果がある成分が入った薬品を 1 日 1 回 30 日間摂取させて、血糖値の減少量（mg/dl）を調べる実験を紹介した。

このデータにマウスごとの体重（g）を追加したものが、次のデータ表である。

表 9.4　データ表

A		B		C		D	
血糖値差	体重	血糖値差	体重	血糖値差	体重	血糖値差	体重
58	193	97	323	55	190	55	207
60	220	81	260	82	259	71	260
59	231	90	288	73	259	52	195
75	232	98	297	76	245	64	215
79	287	80	235	76	228	77	304
75	277	64	230	74	219	70	253
83	218	90	290	76	272	88	321
67	241	76	253	95	305	46	164
52	213	85	283	85	275	68	260
66	237	83	271	67	256	73	247
77	250	90	284	75	254	67	247
71	262	67	214	86	305	73	228
74	254	58	196	75	213	66	250
62	240	85	288	70	250	68	244
75	249	60	213	83	261	83	311

体重の影響を考慮した上で、薬品 A、B、C、D の間には、血糖値の減少量に差があるといえるか検定せよ。

■共分散分析

この例題の因子は薬品で、A、B、C、D の 4 群の母平均の差を検定する問題です。このとき、もともとの体重が実験結果に影響を及ぼす可能性があるときには、体重も測定して、体重の影響を調整した解析が必要になります。このときに使われるのが共分散分析と呼ばれる手法です。共分散分析は回帰分析と分散分析を合併したような手法で、質的変数を含む（ダミー変数を用いた）回帰分析とも呼ばれています。

なお、この例題における体重のような測定項目は補助因子と呼ばれています。

■解析結果

この例題に共分散分析を適用すると、次のような結果を得ることができます。

【1】データのグラフ化

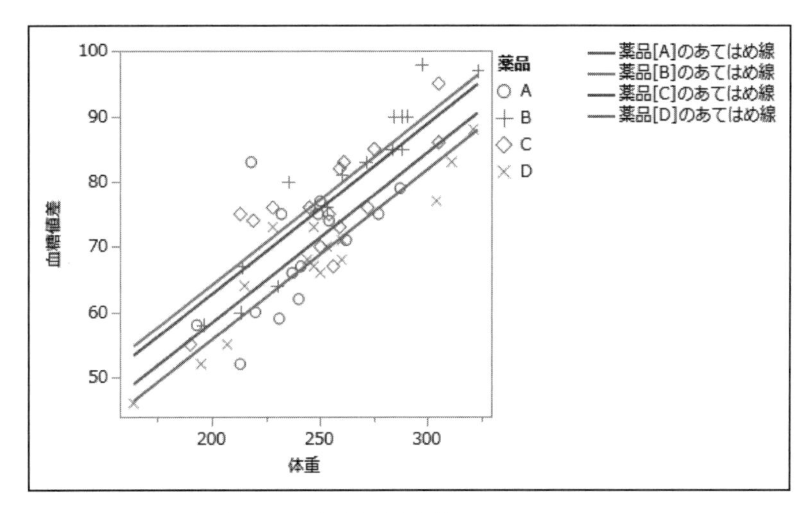

図 9.11　薬品別回帰直線

血糖値差は体重と相関関係にあることがわかります。このような場合には、薬品の効果は見かけ上のものであり、もとの体重の差に過ぎなかったということも考えられます。

【2】分散分析

表 9.5　分散分析表

分散分析				
要因	自由度	平方和	平均平方	F値
モデル	4	6181.3957	1545.35	48.5865
誤差	55	1749.3377	31.81	p値(Prob>F)
全体(修正済み)	59	7930.7333		<.0001*

効果の検定					
要因	パラメータ数	自由度	平方和	F値	p値(Prob>F)
体重	1	1	4591.9957	144.3745	<.0001*
薬品	3	3	654.7037	6.8614	0.0005*

薬品の p 値は 0.0005 で有意となっています。このことは、体重の影響を差し引いても（調整しても）薬品による違いが認められるということを意味しています。

【3】回帰分析

共分散分析は質的変数を含んだ回帰分析という性質も持っているので、回帰分析の結果も検討します。

① モデルの適合度

表 9.6　モデルの適合度

あてはめの要約	
R2乗	0.779423
自由度調整R2乗	0.763381
誤差の標準偏差(RMSE)	5.639693
Yの平均	73.43333
オブザベーション(または重みの合計)	60

RMSE の値が 5.6396 となっているので、得られた回帰式を使うことで、血糖値差を ±5.6（mg/dl）程度の誤差で予測できることになります。

② 回帰式

表 9.7　切片と回帰係数

パラメータ推定値

項	推定値	標準誤差	t値	p値(Prob>|t|)
切片	7.8767749	5.504322	1.43	0.1581
体重	0.2617725	0.021786	12.02	<.0001*
薬品[A]	-1.905313	1.280377	-1.49	0.1424
薬品[B]	3.8927556	1.284601	3.03	0.0037*
薬品[C]	2.4979233	1.262069	1.98	0.0528

【JMP の手順】

手順 1　データの入力

次のようにデータを入力します。

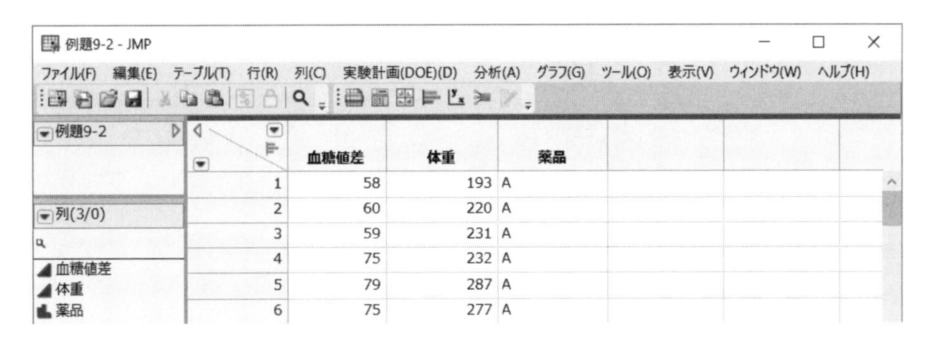

手順 2　分析プラットフォームの選択

メニューから［ 分析 ］>［ モデルのあてはめ ］と選択します。

［ モデルのあてはめ ］ウィンドウが現れるので、

役割変数の選択として　［ Y ］　→「 血糖値差 」

モデル効果の構成として［ 追加 ］→「 体重 」「 薬品 」

と設定して［ 実行 ］をクリックします。

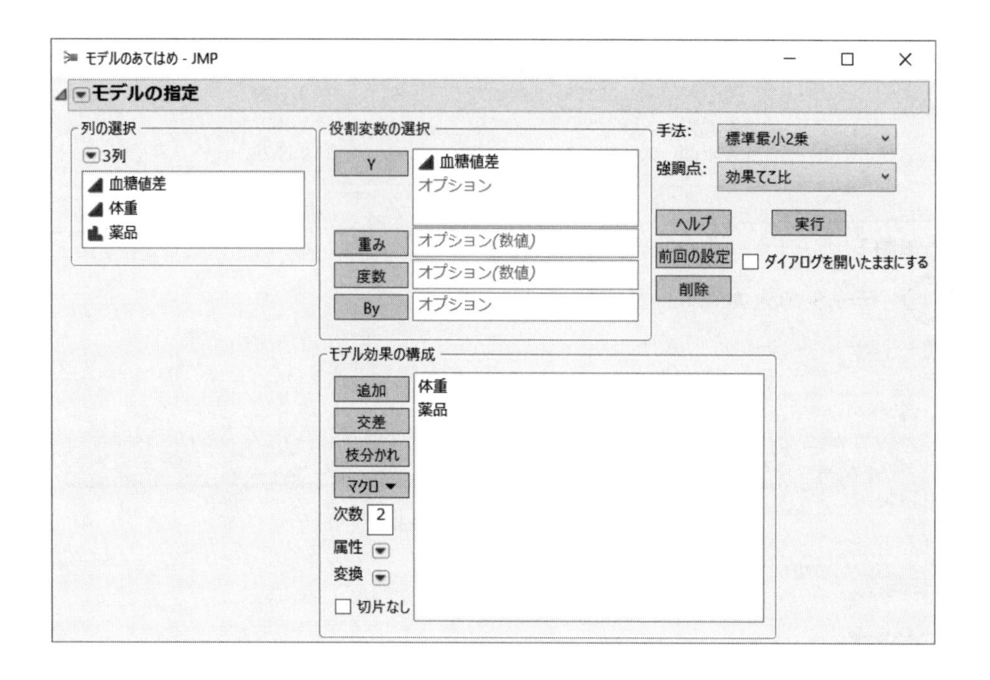

分析レポートが表示され、図 9.11、表 9.5、表 9.6、表 9.7 の結果が得られます。

手順 3 プロットの色分け

回帰プロットのマーカーを薬品ごとに色分けします。回帰プロット内を右クリックし、［ 行の凡例 ］を選択します。

［ 薬品 ］を選択して、

［ マーカー： ］→「 標準 」

と設定して、［ OK ］を選択するとプロットが薬品ごとに色分けされ、図 9.11 と同じようになります。

検出力とサンプルサイズの計算

検出力とは、母集団に差があるときに、有意である（差がある）と正しく判定する確率のことで、$1-\beta$と表現されます。本来は母集団に差があるにもかかわらず、有意と判定しない誤りは第2種の誤りと呼ばれ、この誤りを犯す確率をβと表現しています。$1-\beta$の値は、検定における有意水準α、検出したい差、サンプルサイズnを決めれば計算することができます。また、検定の有意水準α、検出力$1-\beta$、検出したい差を決めれば、必要なサンプルサイズnを計算することができます。サンプルサイズを決めることを例数設計と呼ぶこともあります。

JMPでは、[実験計画] > [計画の診断] > [標本サイズ/検出力] のプラットフォームで検出力や必要なサンプルサイズを計算することができます。

（例1） 2つの母平均の差の検定（t検定）において、有意水準$\alpha = 0.05$、検出したい差を10、サンプルサイズ$n_A = n_B = 20$とするときの検出力$1-\beta$を求める。ただし、母標準偏差を$\sigma_A = \sigma_B = 15$と仮定する。

標本サイズと検出力 - JMP
ファイル(F) 編集(E) テーブル(T) 行(R) 列(C)
実験計画(DOE)(D) 分析(A) グラフ(G) ツール(O) 表示(V)
ウィンドウ(W) ヘルプ(H)
標本サイズ
2平均
2つの平均が互いに異なることを調べる検定。
Alpha 0.05
標準偏差 15
追加パラメータ数 0
2つの値を与えて第3の値を決定。
1つの値を入力し、他の2つの値のプロットを見る。
検出する差 10
標本サイズ 40
検出力 .
標本サイズは合計の標本サイズ。グループ別ならn/2。
続行
戻る

標本サイズと検出力 - JMP
ファイル(F) 編集(E) テーブル(T) 行(R) 列(C)
実験計画(DOE)(D) 分析(A) グラフ(G) ツール(O) 表示(V)
ウィンドウ(W) ヘルプ(H)
標本サイズ
2平均
2つの平均が互いに異なることを調べる検定。
Alpha 0.05
標準偏差 15
追加パラメータ数 0
2つの値を与えて第3の値を決定。
1つの値を入力し、他の2つの値のプロットを見る。
検出する差 10
標本サイズ 40
検出力 0.5377868467
標本サイズは合計の標本サイズ。グループ別ならn/2。
続行
戻る

（例 2） 2 つの母平均の差の検定（t 検定）において、有意水準 $\alpha = 0.05$、検出したい差を 10、検出力 $1 - \beta$ を 0.9 としたいときのサンプルサイズ n（$n_A + n_B$）を求める。ただし、母標準偏差を $\sigma_A = \sigma_B = 15$ と仮定する。また、$n_A = n_B$ とする。

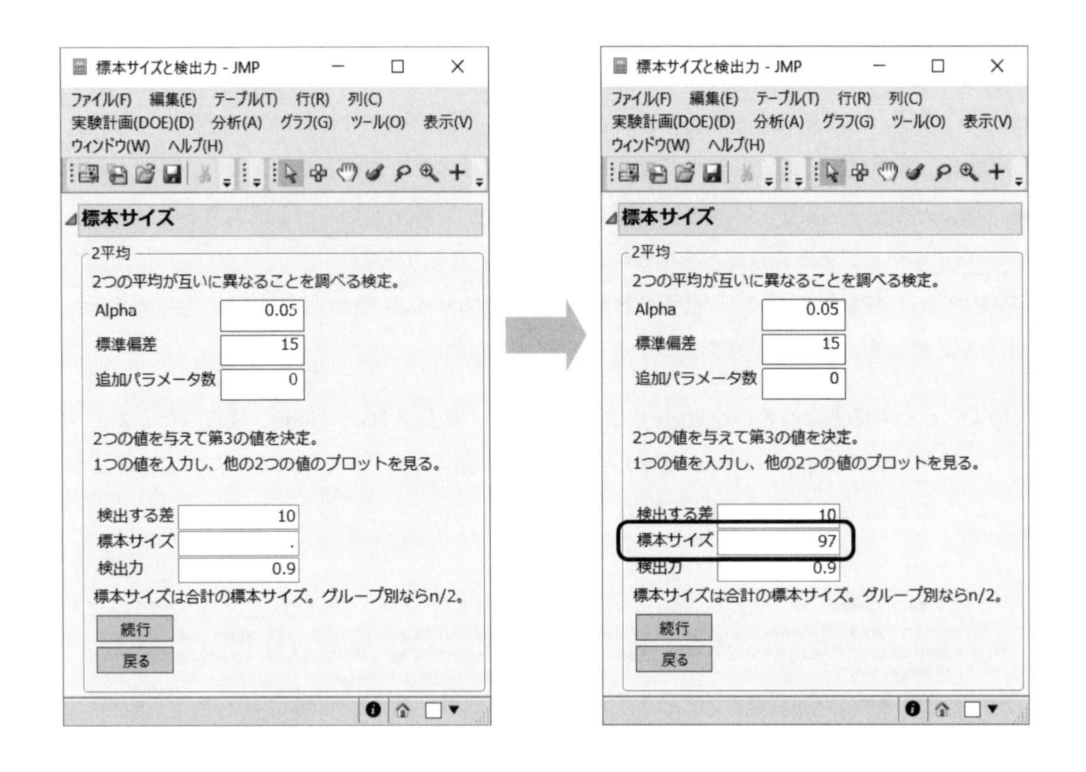

設定する検出力の値は、0.95、0.9、0.8 がよく使われています。

第10章

アンケート調査と解析

看護や病院経営の分野ではアンケート調査によりデータを収集することが行われます。ここではアンケート調査を実施する上での基礎知識を解説します。また、アンケート調査で収集したデータを主成分分析や対応分析（数量化理論Ⅲ類）などの多変量解析と呼ばれる手法で解析する方法を解説します。

§1 アンケート調査の基礎知識

▶▶アンケート調査によるデータの性質を理解する

1-1 ◉ アンケート調査の方法

■アンケート調査の進め方

アンケートは、次に示す大きな4つのステップで進めます。

Ⅰ．計画の立案
Ⅱ．準備と実施
Ⅲ．集計と解析
Ⅳ．報告と活用

最初にアンケートの計画を立て、その計画にもとづいてアンケートを実施します。次に、アンケートで収集したデータを集計および解析して、その結果を報告書などの文書にまとめると同時に、アンケートの結果を今後の行動に役立てるという一連の流れで進めていきます。

ステップⅡの［準備と実施］段階の具体的な内容は次のようになります。

① 調査票（質問文と回答文）の作成
② 予備調査
③ 調査票（質問文と回答文）の修正
④ その他の準備（調査員の教育、会場の確保など）
⑤ 本調査の実施

上記の①から④までが準備、⑤が実施に相当します。②の予備調査は調査票の完成度を高めるために行われる本調査に向けての予行演習です。試験的に実施してみて、質問文や回答文の問題点を明確にさせます。たとえば、多くの人が無回答になってしまうとか、質問の意味を誤解してしまうとかというようなことを把握して、修正に役立てます。

■標本調査法

アンケート調査では、調査の対象となる集団が母集団です。たとえば、東京都内の大学生が就職についてどのような考え方を持っているかを調べようとしたときには、東京都内の大学生全員が母集団となります。

母集団に属する要素（たとえば、アンケートの対象となる人）の数が無限の場合を無限母集団、有限の場合を有限母集団と呼びます。

母集団という用語には次のような定義の仕方があるので紹介しておきます。

［母集団の定義］

① 研究・調査の対象となるものの集まり

② 無限個の測定値の集まり

③ 処置の対象となる集まり

さて、母集団の構成要素すべてを調査する方法を全数調査、母集団の一部を抜き取って調査する方法を標本調査と呼んでいます。標本とは母集団から抜き取られた集団、すなわち、母集団の一部です。

■アンケート調査の実施方法

アンケートでデータを集めるには、調査の対象として選ばれた人に直接会って回答してもらう方法や、郵便を使う方法など、いろいろな方法が考えられます。以下に代表的な調査方法を紹介します。

① 面接法

調査員が調査の対象者と対面し、インタビュー形式で質問に答えてもらう方法です。回答の記入は、調査員が行う場合と回答者自身が行う場合があります。この方法は質問の意味をその場で回答者に説明できるので、質問の意味を誤解して回答してしまうような誤答を防ぐことができます。面接法では調査員の説明の仕方を統一し、誰もが同じ説明をするように事前に教育をしておく必要があります。また、面接法は回収率が高い、回答の信頼性が高いという利点と、費用と時間がかかるという欠点があります。医療の現場で行われる問診も面接法と考えてよいでしょう。

② 郵送調査法

調査票を対象者に郵便で送付し、対象者に記入後返送してもらう方法です。郵送調査法では調査票を回収する人手が不要になり、費用がかからないという利点がある反面、回収率が低いという欠点があります。

③ 留置調査法

調査員が対象者に調査票を配布し、数日後に調査員が回収してまわる方法です。留置調査法は回答するのに時間を要するアンケートのときに有効な方法です。

④ 店頭調査法

調査員が病院の入り口や待合室などで対象者を見つけて、インタビュー形式で質問し、回答してもらう方法です。交通手段を質問するような場合には、実施日の天候なども考慮しなければなりません。

⑤ 街頭調査法

適当な地域を選び、調査員が街頭で対象者を見つけてインタビュー形式で質問し、回答してもらう方法です。この方法はアンケートに応じてくれる人に出会うのが容易ではなく、また、回答者に偏りが生じることが多くあります。街頭調査法を実施するときには、平日に行うか休日に行うか、午前か午後かなど曜日と時間帯の選定にも注意する必要があります。

⑥ 電話調査法

調査員が対象者に電話で質問をして、答えてもらう方法です。電話調査法では質問の数を少なくして、相手に時間を取らせないようにする必要があります。また、街頭調査法と同じように、回答してくれる人に出会うのが難しいという欠点があります。この方法は、結論を早く出したいというときに使われます。

⑦ 集合調査法

対象者をある会場に集めて、その場で質問に答えてもらう方法です。集合調査法は企業が開発した新しい商品の感想を聞く場合などに有効な方法です。集合調査法の利点は会場で一度に多数の調査票を回収できることです。一方、会場の確保や集合時間と場所の事前連絡といった準備作業に人手が必要になるという欠点があります。

⑧ 電子調査法

電子メール（e メール）やインターネットを利用した調査方法です。電子メールによる方法は、メールアドレスをどのように入手するかが大きな課題となります。インターネットを利用する方法は、インターネットで該当するホームページを見た人だけが回答することになり、回答結果に偏りが生じる可能性を含んでいます。また、母集団をどう考えるかという問題もあり、仮説の検証というよりも、仮説の発見に利用するとよいでしょう。

電子メールにせよ、インターネットにせよ、電子調査法の利点の１つは、回答結果をパソコンに入力する作業が大幅に軽減できることです。ちなみに、「電子調査法」という呼び方は本章で筆者が勝手に名づけたもので、一般に定義された呼び方ではありません。

1-2 ◉ 質問文と回答形式

■質問文の作成

アンケートにおける質問文は回答者にとって明確でわかりやすい文章になるように、言いまわし（ワーディング；wording）に気をつけなければいけません。質問文を考えるときのチェックポイントを以下に列挙します。

① 非礼な語句を使っていないか？
② 1つの質問文に2つ以上の論点を含んでいないか？
③ 個人的質問と一般的質問を混同していないか？
④ 難しい表現はないか？
⑤ あいまいな表現はないか？
⑥ まぎらわしい表現になっていないか？
⑦ 特定の価値観を含んだ言葉はないか？
⑧ 誘導質問になっていないか？
⑨ 平等に扱っているか？
⑩ 質問文の順番に問題はないか？

②の「1つの質問文に2つ以上の論点を含んでいる質問」をダブルバーレル質問と呼んでいます。たとえば、「医師の説明や看護師の説明を理解できていますか？」というような質問の仕方です。これでは医師と看護師のどちらの話のことなのかわかりません。

⑩の「質問文の順番」で注意すべきことは、前の質問が後の質問の回答に影響を与えることことがあるからです。このような影響をキャリーオーバー効果と呼んでいます。

質問文の中に否定文を使って、否定疑問文の形式にするのも、可能ならば避けたほうがよいでしょう。たとえば、「定期検診は病気の予防に役立たないと思いますか？」というような聞き方です。役立つと考えている人は、「いいえ」という回答になるはずですが、誤って「はい」と答えてしまう危険性が高くなります。否定疑問文やまぎらわしい質問文は避けるべきです。

■回答の形式

質問に対する答え方には自由回答、選択回答、順位回答の3つの形式があります。

自由回答形式は単語や数値を自由に記入してもらう方法と、感想や意見などを文章で記述してもらう方法があります。選択回答形式は事前に用意された選択肢の中から該当するものを選んでもらう方法です。

ここで簡単な例を紹介しよう。

「あなたの年齢を答えてください」という質問に対する回答形式として、次のaとbの2通りの回答形式が考えらます。

a：	（　　　）歳
b：	・20歳未満　・20歳～29歳　・30歳～39歳　・40歳以上

aは（　）の中に年齢を記入してもらう形式で、bは4つの選択肢の中から1つを選んでもらう形式です。aが自由回答形式、bが選択回答形式です。

選択回答形式における選択肢の1つ1つをカテゴリと呼んでいます。また、回答を複数のカテゴリに分けて、各カテゴリにコード（記号）を割り付ける作業をコーディングと呼んでいます。

文章を記述してもらう回答形式は、回答者が自由に感じていることを書くことができるので、本音や日頃気づかなかったことの発見に役立ちます。一方で、回答者の負担が大きくなる、文章の読み取りや分析に時間かかるという欠点もあります。

文章の分析にはKJ法と呼ばれる言語データを整理する方法が有効です。これは統計解析の手法ではありません。また、テキストマイニングと呼ばれる方法も有効です。テキストマイニングは自然言語処理機能を使って、どのような言葉がどのくらいの頻度で登場するか、どのような言葉の組合せが多いかというような集計を行い、その結果を統計的に解析する方法です。

■選択回答

あらかじめ用意した選択肢の中から、回答者が該当する選択肢を選ぶ方法が選択回答形式で、次の2種類があります。

① 単一回答；選択肢の中から1つだけ選ぶ

② 複数回答；選択肢の中から2つ以上選べる

単一回答には2つの選択肢の中から1つを選ぶ二項選択と、3つ以上の選択肢の中から1つを選ぶ多項選択があります。賛成か反対かを選ぶという回答形式は二項選択です。

複数回答にはいくつでも選択できる無制限複数回答と、選択する数に制限をつける制限付き複数回答があります。

■順位回答

順位回答形式には次の2種類があります。

① 完全順位付け；すべての対象（選択肢）に順位をつけてもらう

② 部分順位付け；上位3つまでというように部分的に順位をつけてもらう

■順序のある選択肢

単一回答の多項選択には、選択肢に順序関係がある場合とない場合があります。たとえば、次の質問文と回答の選択肢を見てみましょう。

質問1：当ホテルのサービスに対する満足度は次のどれですか？

1. 不満　　2. やや不満　　3. やや満足　　4. 満足

質問2：あなたの血液型は次のどれですか？

1. A　　2. B　　3. AB　　4. O

質問1の選択肢には数値が大きいほど満足度が高いという順序関係があるのに対して、質問2の選択肢には順序関係はありません。

選択肢に順序関係を持たせるときには、「非常に」、「やや」、「どちらかといえば」などの語句を加えて格付けする方法がよく用いられます。語句の使い方の例を次に示します。

（例 1）	1．不満	2．やや不満	3．やや満足	4．満足
（例 2）	1．非常に不満	2．不満	3．満足	4．非常に満足

一般には、「非常に」、「十分に」、「まったく」などの強い修飾語を用いると、その選択肢は選ばれにくいという傾向があります。

順序関係を持たせた選択肢を考える場合、何段階に分けるかという問題が生じます。先の例は 4 段階でしたが、一般には、5 段階から 7 段階がよく使われています。段階数を奇数（5 段階、7 段階）にすると、「どちらともいえない」という中間回答（中間の選択肢）が存在することになり、質問によっては、中間の選択肢に回答が集中する可能性があります。

■SD 法

印象や感性を問うような質問のときによく用いられる方法に SD 法と呼ばれる方法があります。SD 法＝Semantic Differential 法の略語で、意味微分法などと訳されています。SD 法は互いに反対の意味を持つ形容詞対を使って点数付けをする方法です。たとえば、ある絵画を見て、暖かい感じがするか、冷たい感じがするかを聞く場合、暖かいという語句と、その反対語である冷たいという語句を両端において、どちらの感じを強く受けるか質問するという方法です。

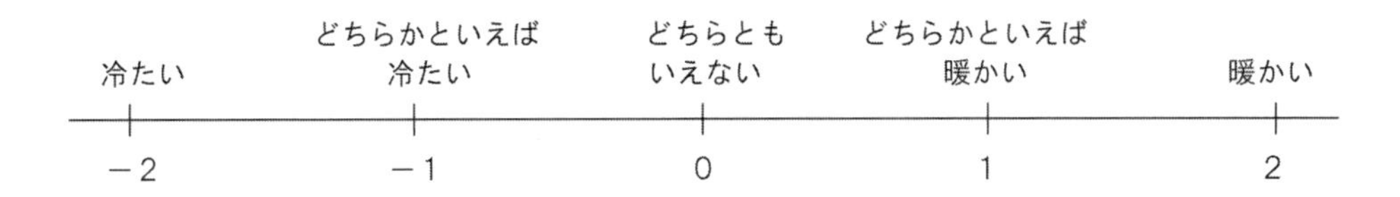

§2 アンケートデータの解析

▶▶事例を通じてアンケートの解析方法を体験する

2-1 ◉ 満足度調査の事例

例題 10-1

ある病院で、医療サービス向上のために、次のような満足度調査を行った。

外来アンケート

いつも当院をご利用いただきましてありがとうございます。当院では、医療サービス向上のためにアンケートを実施しております。お手数ですが、アンケートにご協力をお願いします。

回答は、質問ごとに次の選択肢から１つ選んで○（マル）をつけてください。

（1. 非常に不満、2. 不満、3. やや不満、4. どちらともいえない、5. やや満足、6. 満足、7. 非常に満足）

問１　受付の対応は丁寧でしたか？

（ 1 － 2 － 3 － 4 － 5 － 6 － 7 ）

問２　診察・処置には満足しましたか？

（ 1 － 2 － 3 － 4 － 5 － 6 － 7 ）

問３　診察時、医師から病気・怪我についての十分な説明はありましたか？

（ 1 － 2 － 3 － 4 － 5 － 6 － 7 ）

問４　掲示物は見やすかったですか？

（ 1 － 2 － 3 － 4 － 5 － 6 － 7 ）

問５　処方された薬について、薬剤師から十分な説明はありましたか？

（ 1 － 2 － 3 － 4 － 5 － 6 － 7 ）

問６　待ち時間について、どのように感じましたか？

(1) 診察までの待ち時間の長さ

（ 1 － 2 － 3 － 4 － 5 － 6 － 7 ）

(2) 薬を受け取るまでの待ち時間の長さ

（ 1 － 2 － 3 － 4 － 5 － 6 － 7 ）

ご協力ありがとうございました。

このアンケート調査を外来患者に対し行った結果、次のようなデータが得られた。

表 10.1　データ表

回答者	受付の対応	診察・処置	病気・怪我の説明	掲示物	薬の説明	待ち時間（診察）	待ち時間（薬）
1	4	4	4	5	3	3	5
2	3	3	3	5	3	3	5
3	3	6	5	3	2	4	4
4	3	4	6	5	3	3	5
5	4	4	6	6	4	3	6
6	4	5	7	5	6	4	7
7	2	3	4	3	2	1	3
8	2	6	7	2	1	3	4
9	6	4	6	7	4	2	6
10	5	5	5	4	2	4	2
11	4	6	7	4	5	7	5
12	4	6	5	3	5	4	5
13	2	4	4	4	2	2	4
14	6	5	6	3	6	3	5
15	5	4	3	2	3	1	4
16	4	2	4	4	2	2	4
17	5	3	3	2	3	2	4
18	6	7	5	6	4	4	5
19	3	7	6	4	1	6	4
20	5	3	3	3	2	4	3
21	5	6	4	5	3	5	3
22	4	5	5	4	7	5	3
23	6	4	4	5	3	4	5
24	5	5	5	4	1	4	4
25	4	4	5	6	2	3	5
26	4	1	3	2	3	2	5
27	3	2	4	4	4	1	6
28	5	3	5	4	3	4	7
29	4	4	3	5	3	6	7
30	3	5	6	2	2	5	6

このデータを主成分分析せよ。

■主成分分析

主成分分析は、解析しようとしている多次元のデータを、そこに含まれる情報の損失をできるだけ少なくして2次元あるいは3次元のデータに縮約する手法です。

主成分分析を活用すると、観測対象がどのような位置にあるのか視覚的に把握できるようになることから

・多数の変数を統合して、新たに総合的な変数を作成する

・観測対象をグループ分けする

・他の解析手法と併用して、データを別の観点から吟味する

といった目的で利用されます。

主成分分析を適用するデータは各変数が同じ単位で測定されている場合と変数の単位が不ぞろいの場合とがあります。変数の単位が不ぞろいというのは、身長の変数はcmの単位で測定され、体重の変数はkgの単位で測定されているというような場合です。

このような場合には変数ごとにデータを標準化してから、主成分分析を適用すべきです。なぜならば、主成分分析は測定単位の取り方に影響を受けるからで、ものの長さを示す変数であっても、cmの単位で記述されたデータとmの単位で記述されたデータとでは主成分分析の結果が変わりますから、データは標準化しておいたほうがよいといえます。

データの標準化とは、

各データから平均値を引いて標準偏差で割る

ことで、標準化されたデータは平均値0、標準偏差1となります。変数ごとにデータを標準化することによって、変数間の単位やばらつきの相異を消去することができます。

データを標準化せずに直接、原データに対して主成分分析を適用する方法を「分散共分散行列から出発する主成分分析」といい、標準化したデータに対して主成分分析を適用する方法を「相関行列から出発する主成分分析」といいます。

主成分の数は、変数の数（変数の数よりも観測対象の数のほうが小さいときは、観測対象の数）だけ求めることができます。たとえば、変数の数が7個のときには、主成分の数も7個求められ、第1主成分から第7主成分まで存在します。ここで、採用する主成分の数を決める必要があります。なぜならば、第7主成分まで検討するのであれば、もとの7個の変数

を検討するのと同じことになるからです。したがって、採用する主成分の数は、もとの変数の数よりも小さくなければ意味がありません。視覚化という観点からは、2つないし3つの主成分で解析結果を検討することが望まれます。しかし、必ずしも、少ない主成分の数で検討することができるという保証はないので、もとの変数の情報の50〜70%程度が、採用する主成分で説明できるようにすることを目標として、主成分の数を決めるといいでしょう。

主成分分析が適用できるのは、量的変数（連続尺度の数量データ）です。質的変数のときには、対応分析を適用することになります。

ただし、質的変数であっても、すべての変数が01型データ（たとえば、男ならば1、女ならば0というように）として表現できるときには、主成分分析の適用も可能になります。複数回答の結果などは、01型データ（選択肢を選んでいれば1、選んでいなければ0）となりますから、このようなデータにも主成分分析を適用することができます。

■解析結果

本例題のデータは段階評定法によるものなので、順序尺度のデータとなりますが、ここでは連続尺度として解析を進めることにします。

【1】基礎的な解析

① 基本統計量（平均値、標準偏差など）

次ページの図10.1から、次のことが読み取れます。

- 「病気・怪我の説明」の平均値が4.76と最も高い満足度を示している。
- 「薬の説明」の平均値が3.133と最も低い満足度を示している。
- 「受付の対応」は標準偏差が1.18で最も満足度のばらつきが小さいことがわかる。
- 「薬の説明」と「待ち時間(診察)」は標準偏差が1.50で最も満足度のばらつきが大きいことがわかる。

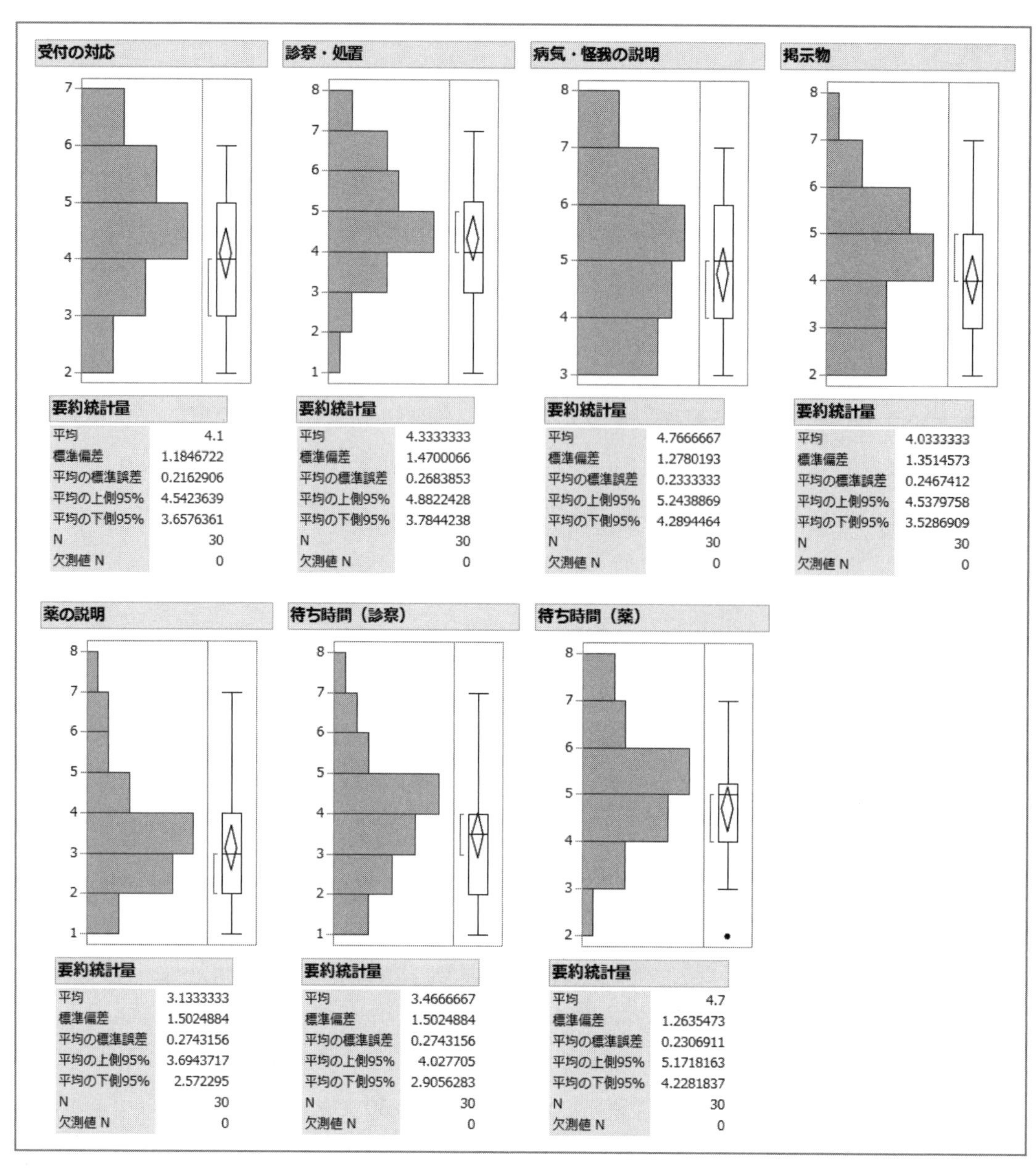

図 10.1　変数ごとのヒストグラムと要約統計量

② 相関行列

表 10.2　相関行列

相関

	受付の対応	診察・処置	病気・怪我の説明	掲示物	薬の説明	待ち時間（診察）	待ち時間（薬）
受付の対応	1.0000	0.0594	-0.0979	0.2778	0.3216	0.1085	0.0668
診察・処置	0.0594	1.0000	0.5935	0.1157	0.0885	0.6297	-0.1485
病気・怪我の説明	-0.0979	0.5935	1.0000	0.1843	0.2323	0.3639	0.2328
掲示物	0.2778	0.1157	0.1843	1.0000	0.2015	0.1449	0.3292
薬の説明	0.3216	0.0885	0.2323	0.2015	1.0000	0.1242	0.3124
待ち時間（診察）	0.1085	0.6297	0.3639	0.1449	0.1242	1.0000	0.0763
待ち時間（薬）	0.0668	-0.1485	0.2328	0.3292	0.3124	0.0763	1.0000

相関はリストワイズ法によって推定されました。

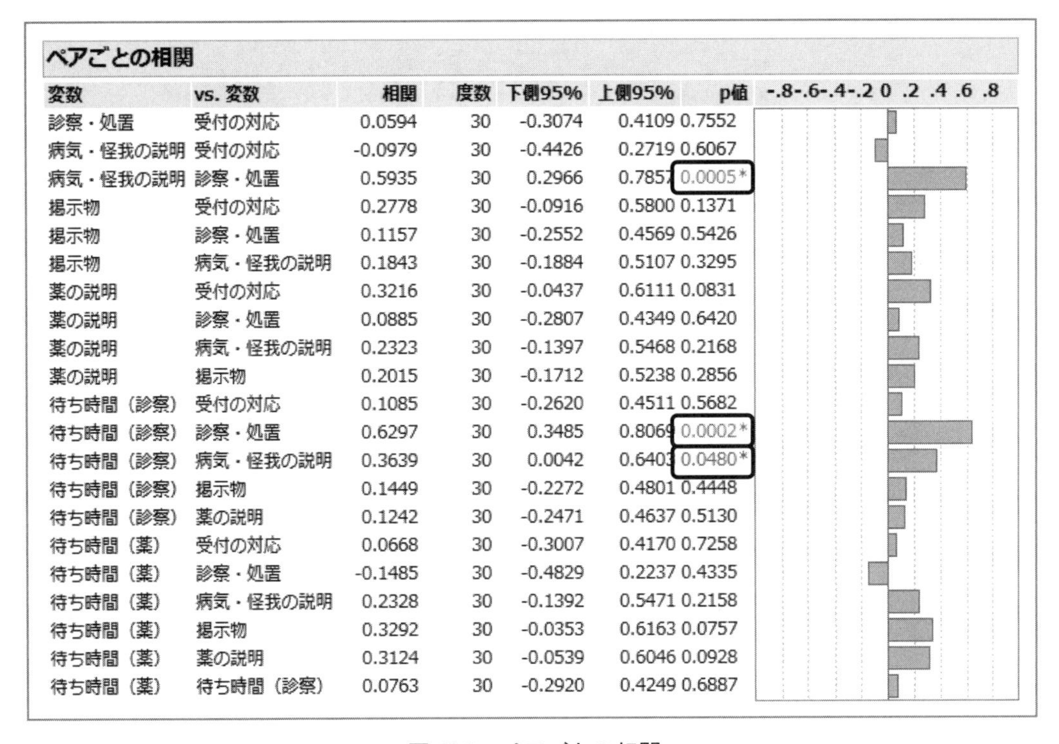

ペアごとの相関

変数	vs. 変数	相関	度数	下側95%	上側95%	p値
診察・処置	受付の対応	0.0594	30	-0.3074	0.4109	0.7552
病気・怪我の説明	受付の対応	-0.0979	30	-0.4426	0.2719	0.6067
病気・怪我の説明	診察・処置	0.5935	30	0.2966	0.7857	0.0005*
掲示物	受付の対応	0.2778	30	-0.0916	0.5800	0.1371
掲示物	診察・処置	0.1157	30	-0.2552	0.4569	0.5426
掲示物	病気・怪我の説明	0.1843	30	-0.1884	0.5107	0.3295
薬の説明	受付の対応	0.3216	30	-0.0437	0.6111	0.0831
薬の説明	診察・処置	0.0885	30	-0.2807	0.4349	0.6420
薬の説明	病気・怪我の説明	0.2323	30	-0.1397	0.5468	0.2168
薬の説明	掲示物	0.2015	30	-0.1712	0.5238	0.2856
待ち時間（診察）	受付の対応	0.1085	30	-0.2620	0.4511	0.5682
待ち時間（診察）	診察・処置	0.6297	30	0.3485	0.8069	0.0002*
待ち時間（診察）	病気・怪我の説明	0.3639	30	0.0042	0.6403	0.0480*
待ち時間（診察）	掲示物	0.1449	30	-0.2272	0.4801	0.4448
待ち時間（診察）	薬の説明	0.1242	30	-0.2471	0.4637	0.5130
待ち時間（薬）	受付の対応	0.0668	30	-0.3007	0.4170	0.7258
待ち時間（薬）	診察・処置	-0.1485	30	-0.4829	0.2237	0.4335
待ち時間（薬）	病気・怪我の説明	0.2328	30	-0.1392	0.5471	0.2158
待ち時間（薬）	掲示物	0.3292	30	-0.0353	0.6163	0.0757
待ち時間（薬）	薬の説明	0.3124	30	-0.0539	0.6046	0.0928
待ち時間（薬）	待ち時間（診察）	0.0763	30	-0.2920	0.4249	0.6887

図 10.2　ペアごとの相関

［ ペアごとの相関 ］で、p 値 < 0.05 となっている組合せは、相関関係が有意であることを示しています。相関行列とペアごとの相関を見ると、次のことがわかります。

- ・「病気・怪我の説明」と「診察・処置」の相関係数は 0.5935 で正の相関がある。
- ・「待ち時間(診察)」と「診察・処置」の相関係数は 0.6297 で正の相関がある。
- ・「待ち時間(診察)」と「病気・怪我の説明」の相関係数は 0.3639 で正の相関がある。

③ 散布図行列

散布図行列は、相関関係を視覚的に把握するのに役立ちます。

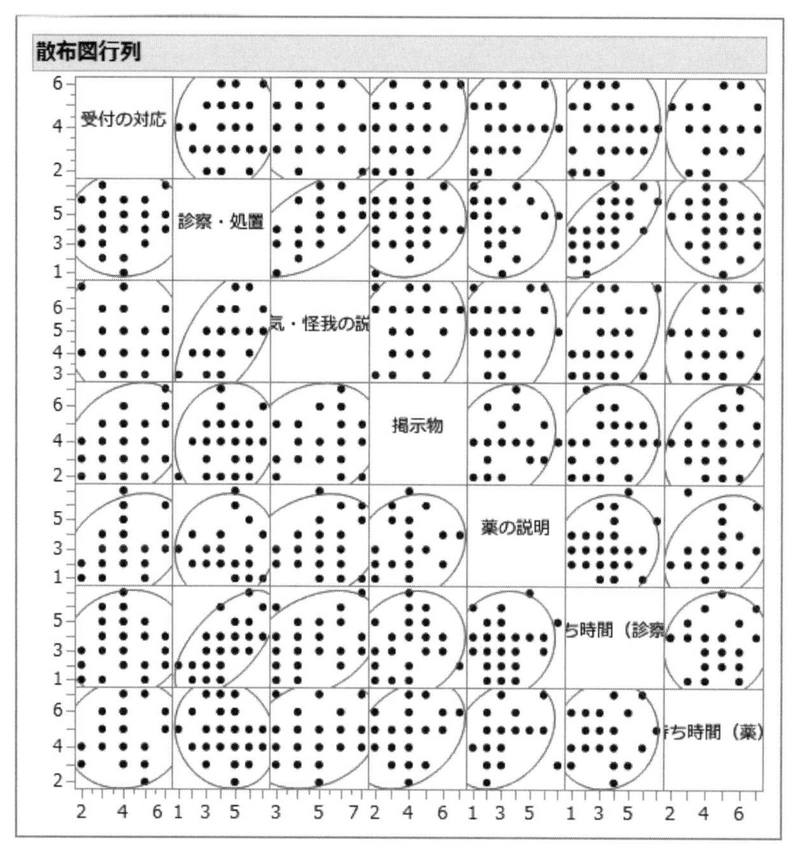

図 10.3　散布図行列

【2】主成分分析の結果

① 主成分負荷量プロットと主成分スコアプロット

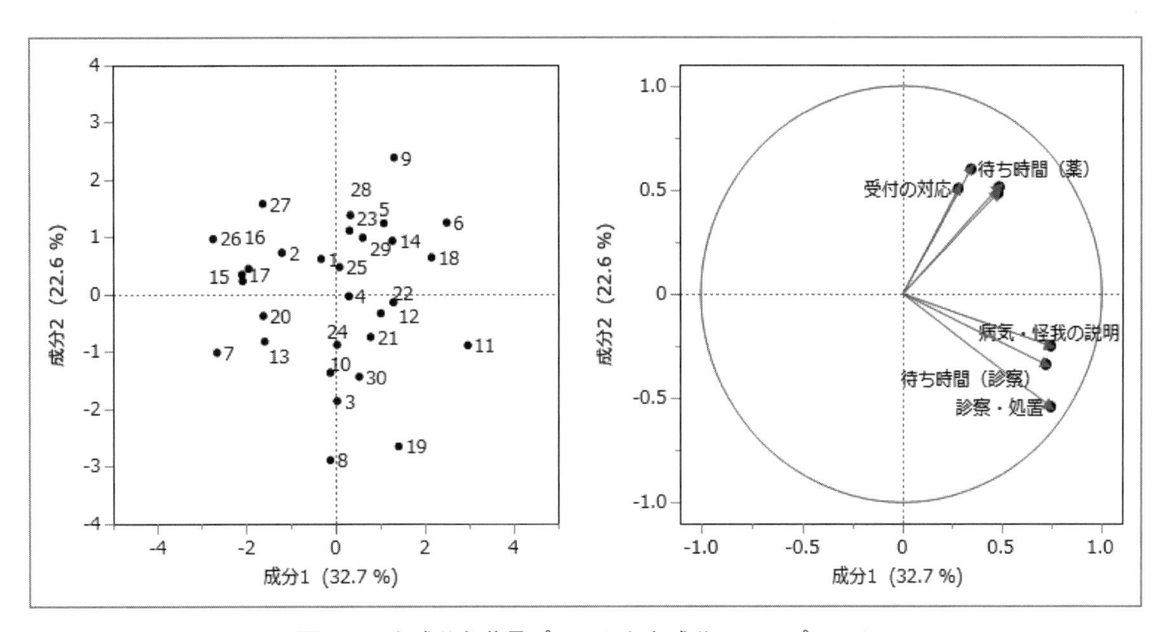

図 10.4　主成分負荷量プロットと主成分スコアプロット

図 10.4 の右側の散布図は主成分負荷量プロットと呼ばれるもので、相関の強い変数同士が近くに布置するようになっています。これを見ると、「受付の対応」、「待ち時間(薬)」、「薬の説明」、「掲示物」が近くに、また、「診察・処置」、「病気・怪我の説明」、「待ち時間(診察)」が近くに布置されています。2 つのグループに分かれる変数群は、原点を中心におおよそ 90 度の角度に位置しており、相関が弱い（無相関に近い）ことを意味しています。

一方、左側の散布図は主成分スコアをプロットしたものです。回答者 30 人の第 1 主成分のスコアを横軸、第 2 主成分のスコアを縦軸にとっています。

② 固有値

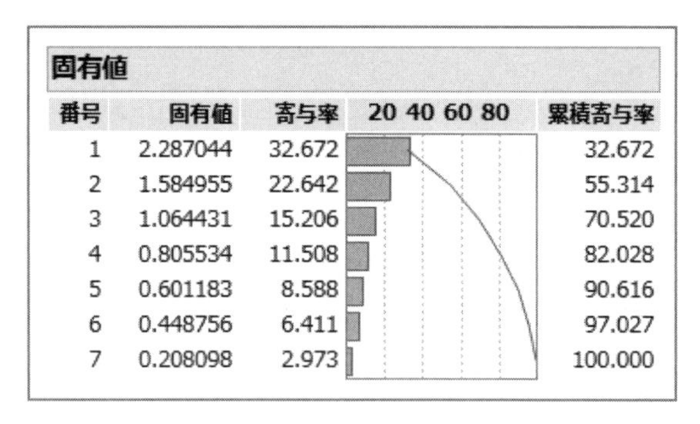

固有値

番号	固有値	寄与率	20 40 60 80	累積寄与率
1	2.287044	32.672		32.672
2	1.584955	22.642		55.314
3	1.064431	15.206		70.520
4	0.805534	11.508		82.028
5	0.601183	8.588		90.616
6	0.448756	6.411		97.027
7	0.208098	2.973		100.000

図 10.5　固有値

固有値は、主成分スコアのばらつきを示しています。この数値が大きいということは、回答者の主成分スコアのばらつきが大きいということで、固有値が大きいほど、回答者を区別しやすくなります。一般に、この数値が 1 以上の主成分を採用するのが良いとされています。どの主成分までを採用するかは、固有値と併せて寄与率も確認すると良いでしょう。寄与率を見ると、この例題のデータは第 2 主成分までで、もとの変数が持っている全情報の 55.314%を説明できることを意味しています。

③ 固有ベクトル

表 10.3　固有ベクトル

固有ベクトル

	主成分1	主成分2	主成分3	主成分4	主成分5	主成分6	主成分7
受付の対応	0.18563	0.40166	0.70528	-0.01346	0.04621	0.54403	-0.09221
診察・処置	0.49217	-0.43070	0.16822	0.01599	-0.13766	0.06631	0.72136
病気・怪我の説明	0.49183	-0.19749	-0.37498	-0.12984	-0.40217	0.41405	-0.47797
掲示物	0.31692	0.38582	0.00068	0.70832	-0.35112	-0.35268	-0.03632
薬の説明	0.32002	0.40794	0.05361	-0.68605	-0.17304	-0.47561	0.03863
待ち時間（診察）	0.47566	-0.26764	0.16659	0.09402	0.66255	-0.29758	-0.37147
待ち時間（薬）	0.22871	0.47671	-0.55049	0.03860	0.47431	0.29842	0.31919

固有ベクトルは主成分スコアを示す式の係数となります。

第 1 主成分 = 0.18563 × 受付の対応 + 0.49217 × 診察・処置
+ 0.49183 × 病気・怪我の説明 + 0.31692 × 掲示物
+ 0.32002 × 薬の説明 + 0.47566 × 待ち時間(診察)
+ 0.22871 × 待ち時間(薬)

となり、この式により各回答者の第 1 主成分スコアを算出することができます。

④ 主成分負荷量

表 10.4　負荷量行列

負荷量行列

	主成分1	主成分2	主成分3	主成分4	主成分5	主成分6	主成分7
受付の対応	0.28073	0.50567	0.72765	-0.01208	0.03583	0.36444	-0.04206
診察・処置	0.74431	-0.54223	0.17356	0.01435	-0.10674	0.04442	0.32907
病気・怪我の説明	0.74379	-0.24863	-0.38688	-0.11653	-0.31182	0.27737	-0.21804
掲示物	0.47928	0.48573	0.00070	0.63573	-0.27225	-0.23625	-0.01657
薬の説明	0.48397	0.51358	0.05531	-0.61574	-0.13417	-0.31860	0.01762
待ち時間（診察）	0.71934	-0.33694	0.17188	0.08439	0.51372	-0.19935	-0.16946
待ち時間（薬）	0.34588	0.60016	-0.56795	0.03465	0.36776	0.19991	0.14561

主成分負荷量とは、各主成分ともとの変数との相関係数を意味しています。相関関係の絶対値が大きいものほど、主成分と変数の関係が強いことを意味しているので、この数値から、主成分が何を表しているかを解釈することができます。この値を散布図で表現したものが主成分負荷量プロットです。

この例題の主成分負荷量と主成分負荷量プロットを見ると、第 1 主成分はすべての変数と正の相関があるので、この数値が大きい回答者は総合的に満足度が高い回答者と解釈して良いでしょう。

第 2 主成分は、数値が低い回答者は医師の技術を重視しており、数値が高い回答者は自宅での治療や情報を重視している回答者といえます。

【JMP の手順】

手順 1　データの入力

次のようにデータを入力します。このとき、データの尺度は連続尺度に設定します。

例題10-1 - JMP

	受付の対応	診察・処置	病気・怪我の説明	掲示物	薬の説明	待ち時間（診察）	待ち時間（薬）
1	4	4	4	5	3	3	5
2	3	3	3	5	3	3	5
3	3	6	5	3	2	4	4
4	3	4	6	5	3	3	5
5	4	4	6	6	4	3	6
6	4	5	7	5	6	4	7
7	2	3	4	3	2	1	3
8	2	6	7	2	1	3	4

手順 2　分析プラットフォームの選択

① 基本統計量

メニューから [分析] > [一変量の分布] と選択します。

[一変量の分布] ウィンドウが現れるので、

[Y, 列] →「受付の対応」「診療・処置」「 病気・怪我の説明 」「 掲示物 」
「 薬の説明 」「 待ち時間(診察) 」「 待ち時間(薬) 」

と設定して [OK] をクリックすると、分析レポートが表示され、図 10.1 の結果が得られます。

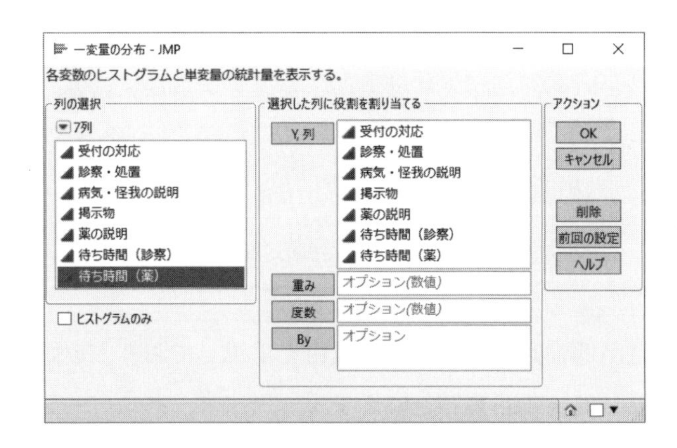

② 相関行列、散布図行列

メニューから［ 分析 ］>［ 多変量 ］>［ 多変量の相関 ］と選択します。

［ 多変量の相関 ］ウィンドウが現れるので、

［ Y, 列 ］→「 受付の対応 」「 診療・処置 」「 病気・怪我の説明 」「 掲示物 」
「 薬の説明 」「待ち時間(診察）」「待ち時間(薬）」

と設定して［ OK ］をクリックします。

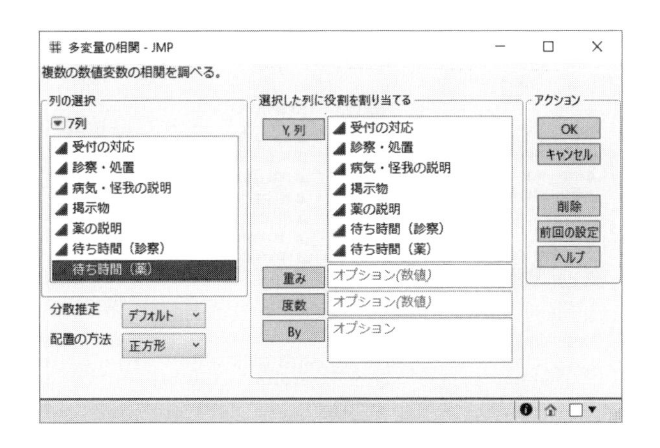

分析レポートが表示され、表 10.2、図 10.3 の結果が得られます。

表示された［ 多変量 ］レポートの▼をクリックし、［ ペアごとの相関係数 ］を選択すると、図 10.2 の結果が得られます。

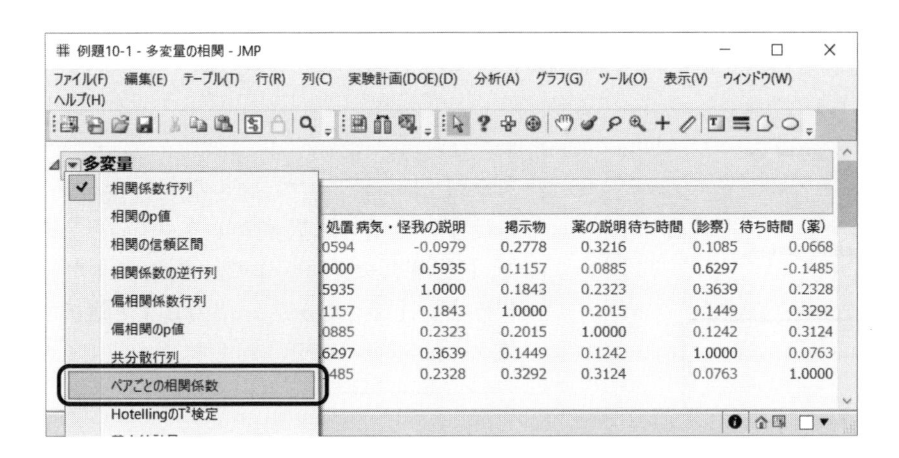

③ 主成分分析

メニューから［ 分析 ］>［ 多変量 ］>［ 主成分分析 ］と選択します。

［ 主成分分析 ］ウィンドウが現れるので、

［ Y, 列 ］→「 受付の対応 」「 診療・処置 」「 病気・怪我の説明 」「 掲示物 」
「 薬の説明 」「 待ち時間(診察) 」「 待ち時間(薬) 」

と設定して［ OK ］をクリックします。

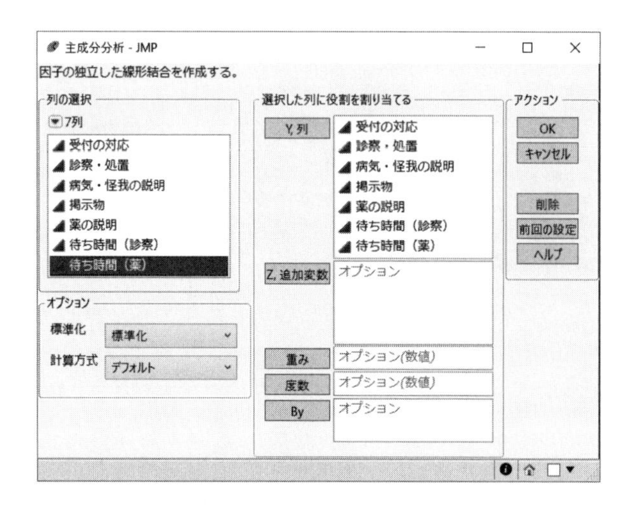

分析レポートが表示されるので、行ラベルを付けると図 10.4 の結果が得られます。

表示された［ 主成分分析：相関係数行列から ］レポートの▼をクリックし、［ 固有値 ］、［ 固有ベクトル ］、［ 負荷量行列 ］とそれぞれ選択すると、表 10.3、表 10.4、図 10.5 の結果が得られます。

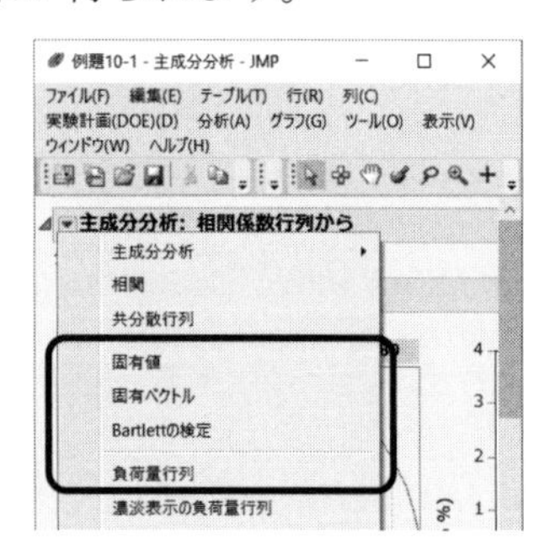

行ラベルは、データテーブルのメニューから、［ 行 ］>［ 行の選択 ］>［ すべての行を選択 ］と選択後、もう 1 度、メニューから［ 行 ］>［ ラベルあり/ラベルなし ］と選択すると、行ラベルが表示されます。

固有値の小さな主成分

固有値の小さな主成分は無視されることが多いのですが、外れ値の発見に役立つこともあると言われています。寄与率が小さいからといって無視せずに、最後の主成分とその1つ前の主成分について、主成分スコアを散布図にしてみるといったことも試すだけの価値はあります。

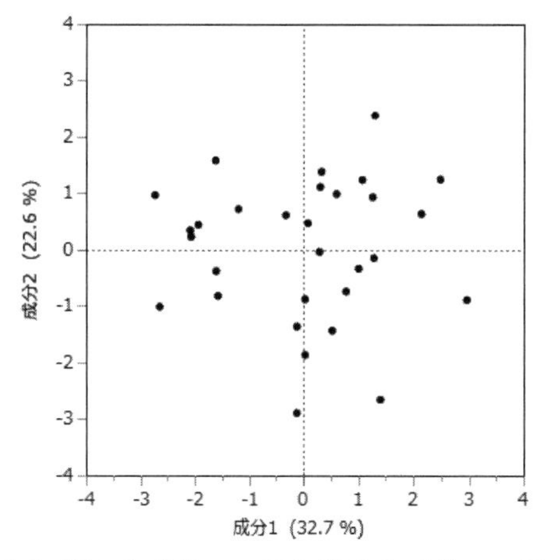

(a) 第1主成分スコアと第2主成分スコア

(b) 第6主成分スコアと第7主成分スコア

図 10.6　主成分スコアの散布図

JMPで主成分分析を実行すると、第1主成分スコアと第2主成分スコアの散布図は自動的に作成されますが、その他の主成分スコア同士の散布図は自動作成されません。図10.6(b) のような第6主成分スコアと第7主成分スコアの散布図を作成するには、[**成分の選択**] で第6主成分と第7主成分を指定します。

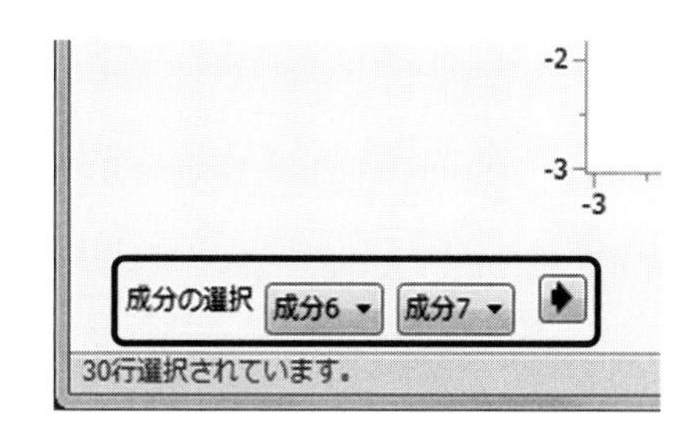

2-2 ◉ 複数回答の事例

例題 10-2

ある病院で、来院患者に対して、次のようなアンケート調査を行った。

外来アンケート

いつも当院をご利用いただきましてありがとうございます。
当院を選んだ理由として、次の選択肢から当てはまるものを全て選んで○（マル）をつけてください。

問１　当院を選んだ理由はなんですか？

① 病院の規模が大きい
② 自宅からの距離が近い
③ 有名な病院
④ 診てもらいたい医師がいる
⑤ 検査設備が整っている
⑥ 待ち時間が短い
⑦ 評判が良い
⑧ 他の病院からの紹介

ご協力ありがとうございました。

このアンケート調査を行った結果、次ページのようなデータが得られた。
このデータを解析せよ。

表 10.5　データ表

回答者	規模	距離	知名度	医師	検査設備	待ち時間	評判	紹介
1	1	1	1	0	0	0	1	0
2	1	1	0	1	1	0	1	0
3	0	0	1	0	0	0	0	1
4	0	1	0	0	0	1	1	0
5	0	1	1	0	1	0	0	0
6	1	1	0	0	1	0	0	0
7	0	1	1	0	0	1	1	1
8	1	0	0	0	1	0	1	0
9	1	0	1	0	0	0	0	1
10	0	1	1	1	1	0	0	0
11	1	0	0	1	0	0	0	0
12	0	1	1	0	0	0	0	0
13	0	0	0	0	0	1	0	0
14	1	0	1	1	1	1	1	0
15	0	1	1	1	0	1	1	1
16	0	0	1	1	1	1	1	0
17	1	1	0	0	0	1	0	0
18	0	0	1	1	0	1	1	0
19	0	1	1	0	0	0	1	0
20	1	0	0	1	1	0	0	0
21	0	1	1	0	0	1	1	0
22	0	1	1	1	0	1	1	0
23	1	0	1	0	1	0	0	0
24	1	0	1	1	1	0	1	0
25	0	1	0	1	0	1	0	0
26	1	0	1	1	1	0	1	1
27	0	1	1	0	0	1	1	0
28	1	0	1	1	1	0	1	0
29	0	1	0	0	0	1	0	0
30	0	0	0	0	1	0	0	0
31	1	0	1	1	0	1	1	0
32	0	0	0	1	1	0	0	0
33	1	0	0	0	1	0	0	0
34	0	0	0	1	0	0	1	1
35	1	0	1	1	1	1	1	0
36	1	0	1	1	1	0	0	0
37	1	0	1	1	1	0	1	0
38	0	0	1	1	1	1	1	1
39	0	0	0	0	0	0	1	1
40	1	0	0	1	1	0	0	0

■対応分析

例題のような 01 型データの解析には対応分析が有効です。対応分析が適用できるデータ表は、2 元表に整理されたデータです。この 2 元表には 2 種類あります。

① 分割表（クロス集計表）
② 01 型データ表（自由反応型データ表）

対応分析はコレスポンデンス分析とも呼ばれていて、01 型データ表に対する対応分析は、数量化理論Ⅲ類と呼ばれる手法と同等な手法です。

JMP では、[二変量の関係] で実施することができます。

【1】基礎的な解析

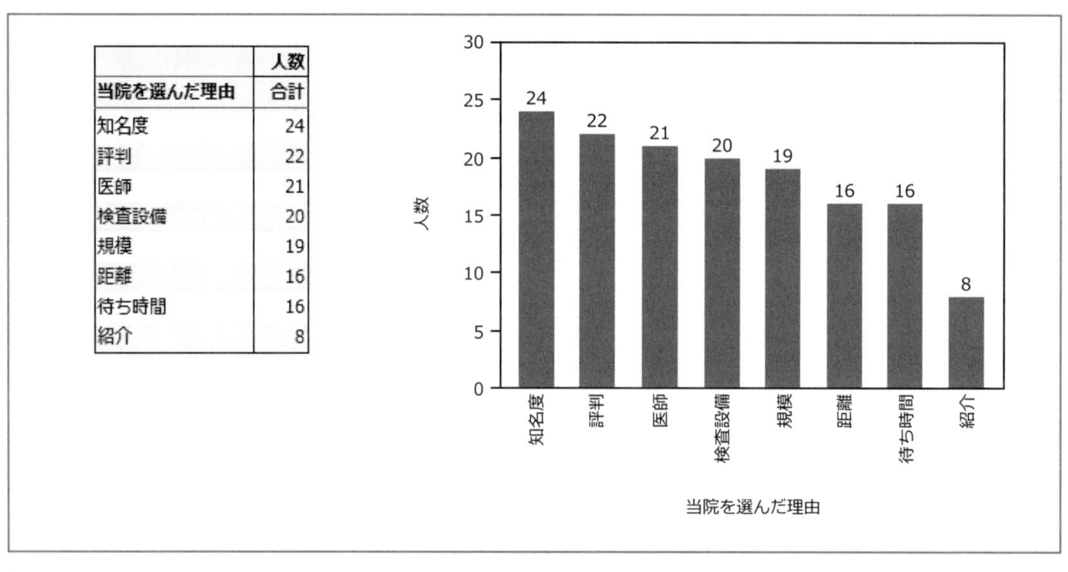

	人数
当院を選んだ理由	合計
知名度	24
評判	22
医師	21
検査設備	20
規模	19
距離	16
待ち時間	16
紹介	8

図 10.7　データの集計とグラフ化

【2】対応分析の結果

① 回答者と選択肢の布置図

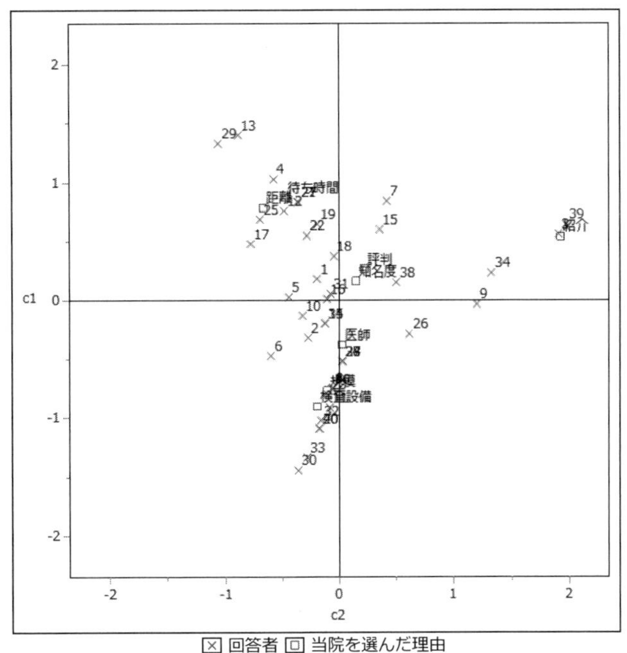

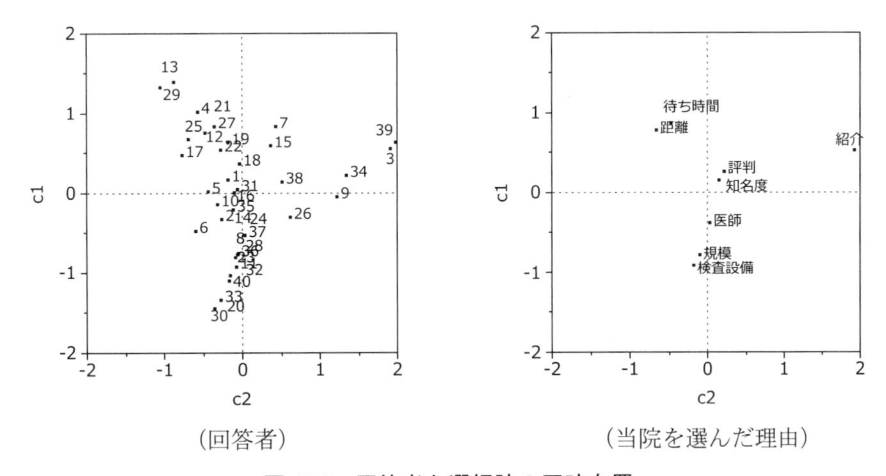

（回答者）　（当院を選んだ理由）

図 10.8　回答者と選択肢の同時布置

待ち時間と距離、規模と検査設備が近くに位置しています。このことは、待ち時間と距離は同時に選ばれる傾向があることを示しています。同様に、規模と検査設備も同時に選ばれる傾向があります。

なお、01 データでは多くの人が選ぶ項目は原点の近くに位置する傾向があります。

（注） 本例題のような 01 データは対応分析のほかに、多重対応分析と主成分分析による解析を適用することができる。解析結果は必ずしも同じになるとは限らない。

② 詳細な結果

表 10.6 特異値

詳細

特異値	慣性	割合	累積
0.62494	0.39055	0.3194	0.3194
0.54157	0.29330	0.2398	0.5592
0.40662	0.16534	0.1352	0.6944
0.33007	0.10895	0.0891	0.7835
0.31601	0.09986	0.0817	0.8651
0.29100	0.08468	0.0692	0.9344
0.28328	0.08025	0.0656	1.0000

割合が 0.3194 というのは c1（1 次元）で元の情報の 31.94%が説明できているということを意味しています。c2（2 次元）まで考慮すると、累積の値が 0.5592 となっていることから、c1 と c2 を合わせて 55.92%が説明できているということになります。

【JMP の手順】

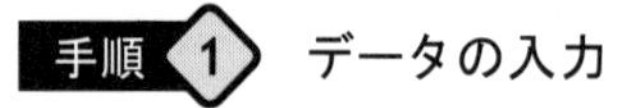

データの入力

次のようにデータを入力します。このとき、回答者を名義尺度に変更します。

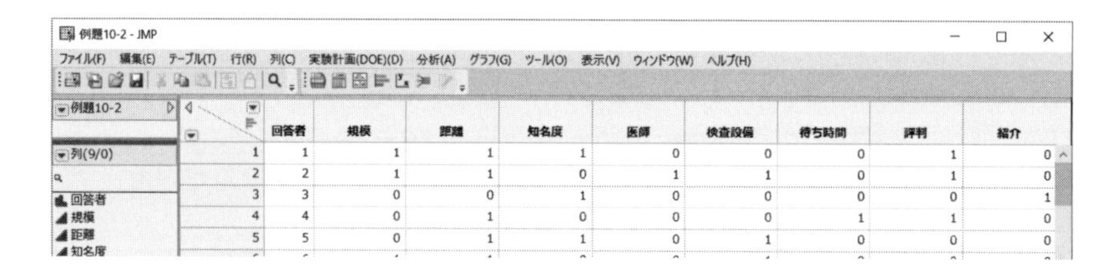

	回答者	規模	距離	知名度	医師	検査設備	待ち時間	評判	紹介
1	1	1	1	1	0	0	0	1	0
2	2	1	1	0	1	1	0	1	0
3	3	0	0	1	0	0	0	0	1
4	4	0	1	0	0	0	1	1	0
5	5	0	1	1	0	1	0	0	0

手順 2 データ形式の変更

メニューから [テーブル] > [列の積み重ね] と選択します。

[積み重ね] ウィンドウが現れるので、

[積み重ねる列] →「 規模 」「 距離 」「 知名度 」「 医師 」「 検査設備 」「 待ち時間 」「 評判 」「 紹介 」

[積み重ねたデータ列] →「 人数 」

[元の列のラベル] →「 当院を選んだ理由 」

と設定して [OK] をクリックすると、データの形式が変更されます。

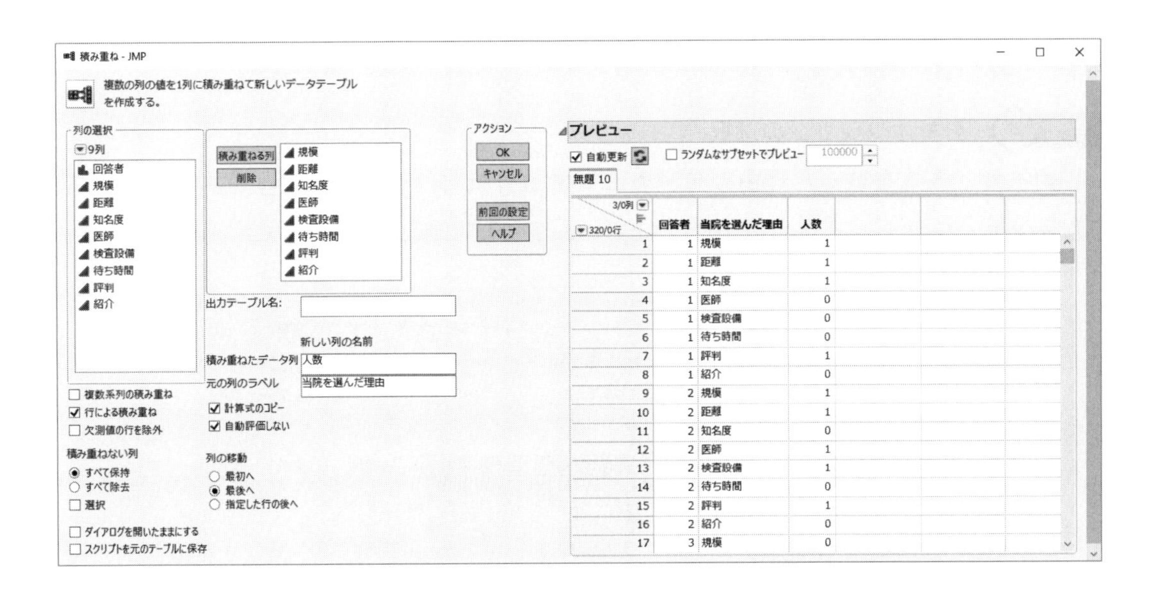

手順 3 分析プラットフォームの選択

メニューから [分析] > [二変量の関係] と選択します。

[二変量の関係] ウィンドウが現れるので、

[Y, 目的変数] →「 当院を選んだ理由 」

[X, 説明変数] →「 回答者 」

[度数]　　　→「 人数 」

と設定して [OK] をクリックすると、分析レポートが表示されます。

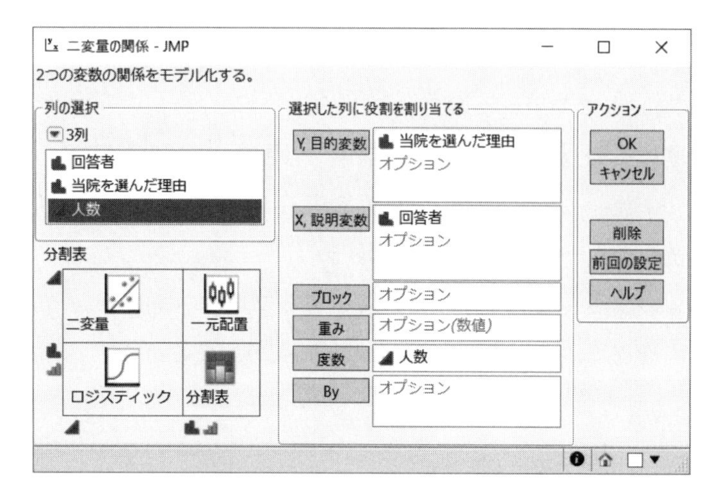

手順 4 分析オプションの選択

[回答者と当院を選んだ理由の分割表に対する分析] レポートの ▼ をクリックして、[対応分析] を選択すると、図 10.8 の上の図、表 10.6 の結果が得られます。

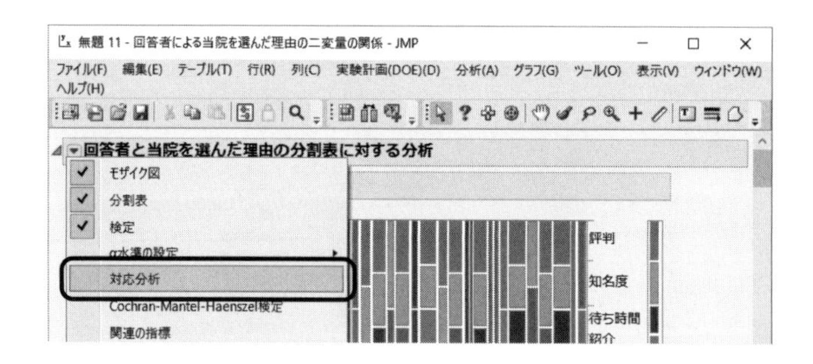

付録 サンプルサイズと検出力

JMPには統計的検定に必要なサンプルサイズ（例数、データ数）と検出力を計算するための「標本サイズエクスプローラ」という機能があります。どのようなことができるかを紹介しましょう。その前に、サンプルサイズと検出力の関係を整理しておきます。

■検定で犯す2種類の誤り

検定で得られる結論には2種類の誤りがあり、その誤りを犯す可能性をゼロにすることはできません。2種類の誤りとは下記の2つです。

① 本当は帰無仮説 H_0 が成立しているのに、検定の結果で H_0 を棄却してしまう。

② 本当は帰無仮説 H_0 が成立していないのに、検定の結果で H_0 を棄却しない。

最初の①の誤りを第1種の誤りといい、その誤りを犯す確率を α と表記しています。続く②の誤りを第2種の誤りといい、その誤りを犯す確率を β と表記します。この関係を二元表で整理してみます。

検定の結論

本当の状態	H_0 を棄却しない	H_0 を棄却する
H_0 が正しい	○	× ← 第1種の誤り
H_1 が正しい	× ↑ 第2種の誤り	○

検定では第1種の誤りを犯す確率 α を有意水準と称して、事前に小さな値（0.05という値を通常は用いる）に設定します。一方、β の値は不明なのです。β の値は検定で検出しようとしている差の真の値を仮定しないと計算できないのです。

なお、1 − β を検出力と呼んでいます。検出力とは、本当は差があるときに、検定で差があると判定する確率のことです。

■サンプルサイズと検出力

検定において、データをいくつ集めればよいかというのは、研究する上で非常に重要な問題になります。データを集めるには費用と時間がかかります。したがって、できるだけデータの数は少なくしたいのです。一方で、データが少なすぎると、検出力が低くなり、本当は差があるにもかかわらず、差が認められないという結果を招きやすくなります。少なすぎず、多すぎずというデータの数を確保したいのです。そこで、事前にデータの数、すなわち、サンプルサイズを決めることが重要になります。

サンプルサイズと検出力を計算する手順は次のようになります。

① 適用する検定方法を決める。

② 両側検定を実施するか、片側検定を実施するかを決める。

③ 有意水準 α の値を決める。(通常は 0.05 にする。)

④ 統計量がどの程度ばらつくかを標準偏差あるいは分散の値で決める。

(注) この値は過去の知見、先行研究の結果、あるいは、予備調査や予備実験の結果を参考にして決めます。

⑤ 検出したい差(有意になって欲しい差)を決める。

(注) 検出したい差を決めるのは統計学の問題ではありません。実用的に考えて、重要であると考える差を解析者が決めるのです。

⑥ 検出力を決める。すなわち、検出したい差はどのくらいの確率で有意になって欲しいかを決める。(通常は 0.80、0.90、0.95 のいずれかにする。)

以上の①から⑥の手順で必要とするサンプルサイズを決めることができます。ただし、この計算は非常に面倒なので、統計ソフトに任せることになります。任せるといっても、上記の①から⑥はやはり自分で設定する必要があります。

ところで、サンプルサイズと検出力 1 − β は関数関係にあるので、⑥でサンプルサイズを決めると、逆に検出力 1 − β を求めることができます。

■標本サイズエクスプローラ

JMPのメニューで［実験計画法］をクリックすると、［標本エクスプローラ］が見えます。ここで、サンプルサイズや検出力の計算を行うことができます。実施できる検定手法は次の通りです。

- 一標本平均　($H_0 : \mu = \mu_0$)
- 一標本割合　($H_0 : P = P_0$)
- 一標本分散　($H_0 : \sigma^2 = {\sigma_0}^2$)
- 一標本平均の同等性　($H_0 : \mu = \mu_0$)
- 一標本 Poisson 平均　($H_0 : \lambda = \lambda_0$)
- 独立二標本平均　($H_0 : \mu_1 = \mu_2$)
- 独立二標本割合　($H_0 : P_1 = P_2$)
- 独立二標本分散　($H_0 : {\sigma_1}^2 = {\sigma_2}^2$)
- 独立二標本平均の同等性　($H_0 : \mu_1 = \mu_2$)
- 独立二標本 Poisson 平均　($H_0 : \lambda_1 = \lambda_2$)
- 分散分析　($H_0 : \mu_1 = \mu_2 = \mu_3 = \cdots = \mu_k$)

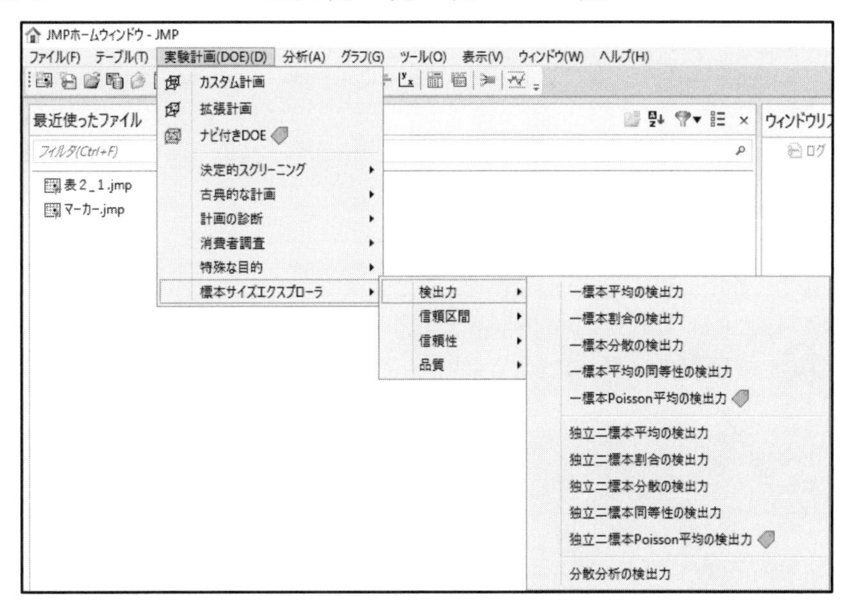

■例

$H_0 : \mu = \mu_0 \quad (\mu_0 = 3)$

$H_1 : \mu \neq \mu_0 \quad (\mu_0 = 3)$

という母平均に関する両側検定を行いたいとしよう。

母標準偏差の値は既知であるとして、$\sigma = 0.4$ とする。

検出したい差は 0.2 とする。

検出力を 0.8 にするためには、サンプルサイズはいくつ必要か。

JMP のメニューから

［実験計画法］＞［標本エクスプローラ］＞［一標本平均の検出力］と選ぶと、次のような画面が現れます。

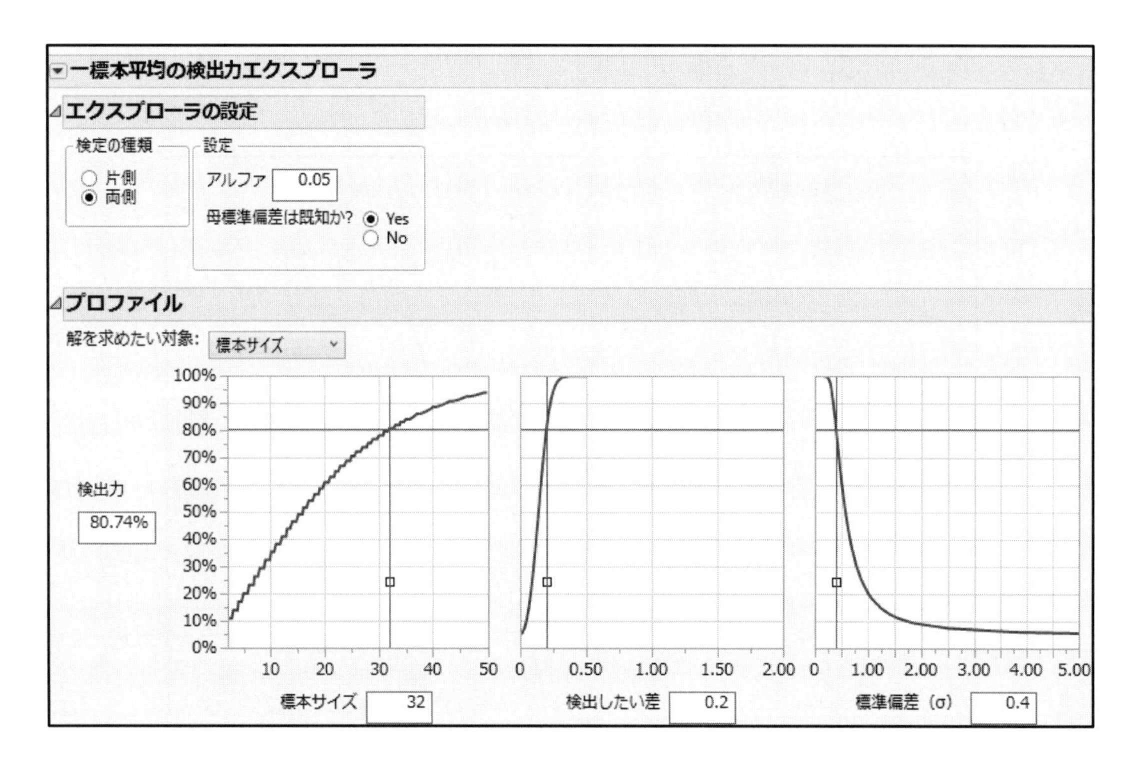

［検出したい差］のボックスに 0.2、［標準偏差］のボックスに 0.4 と入力します。

［標本サイズ］のグラフの赤い線上にある白い四角□にマウスを合わせて、横軸の検出力が 80%になるところを見ると、［標本サイズ］として 32 という数値が得られます。

さらに、検出力を 95%に上げると、［標本サイズ］が 52 となることがわかります。

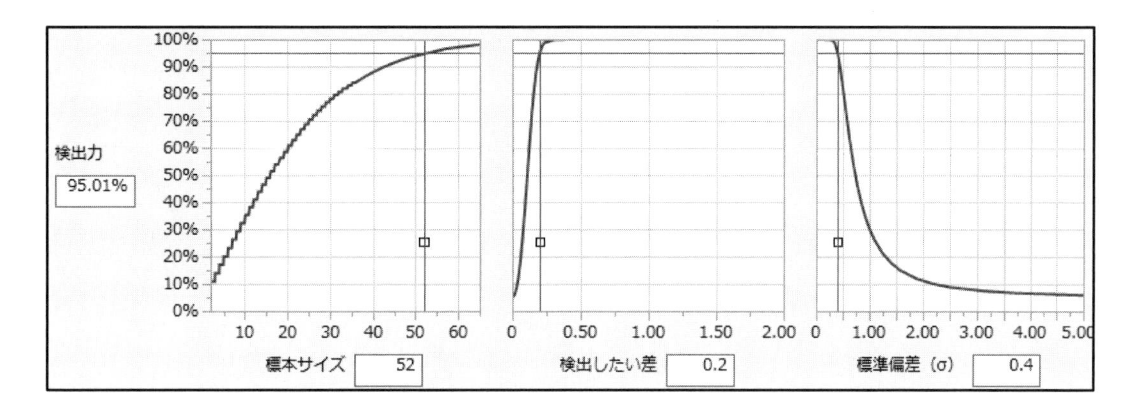

一方、仮にデータが 20 個しか集まらなかったとします。このときは［標本サイズ］のボックスに 20 と入力するとよいです。検出力 60.88%となっています。

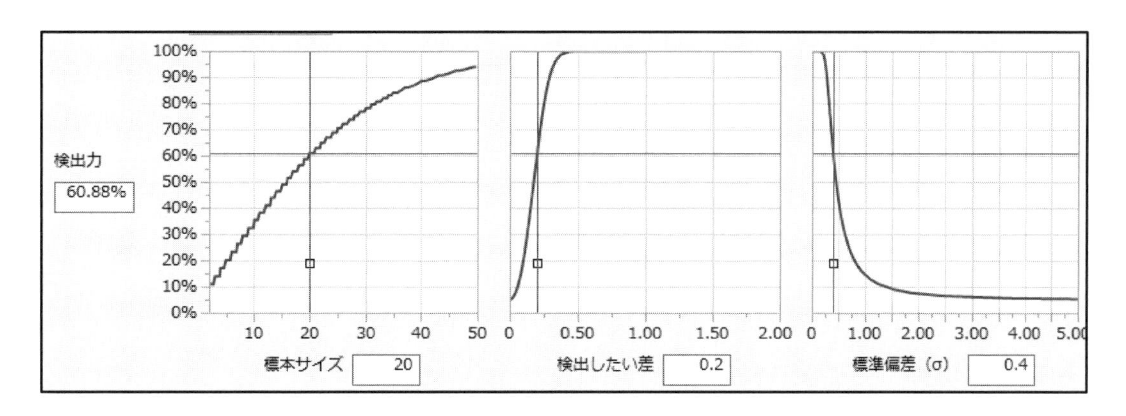

$1 - \beta = 60.88\%$ですから、βは約 40%ということになり、この検定で「有意でない」と判定したとしても、第 2 種の誤りを犯す確率が約 40%あることを示唆しています。

● 参考文献 ●

[１] 北畠・磯貝・福井『医療技術系のための統計学』日科技連出版社（1992）

[２] 大橋・浜田『生存時間解析』東京大学出版会（1995）

[３] 高橋善弥太『医者のためのロジスチック・Cox 回帰入門』日本医学館（1995）

[４] P.Armitage，G.Berry 著／椿 美智子，椿 広計 訳『医学研究のための統計的方法』サイエンティスト社（2001）

[５] Kenneth J. Rothman 著／矢野・橋本 訳『ロスマンの疫学』篠原出版新社（2004）

[６] 野村・松倉『臨床医による臨床医のための本当はやさしい臨床統計』中山書店（2005）

[７] 木原雅子，木原正博 監訳『医学的研究のための多変量解析』メディカルサイエンスインターナショナル（2008）

[８] 吉村・大森・寒水『医学・薬学・健康の統計学』サイエンティスト社（2009）

[９] 五十嵐・佐條『「医療統計」わかりません!!』東京図書（2010）

[10] 石野・秋田『「医学統計英語」わかりません!!』東京図書（2011）

[11] 内田・平野『JMP によるデータ分析（第３版）－統計の基礎から多変量解析まで－』東京図書（2020）

索　引

●サ行

操作に関する索引

著者紹介

内田　治（うちだおさむ）

東京情報大学、および、日本女子大学大学院 非常勤講師

・著　書『数量化理論とテキストマイニング』日科技連出版社 (2010)
『ビジュアル 品質管理の基本（第５版）』日本経済新聞出版社 (2016)
『SPSS によるロジスティック回帰分析（第２版）』オーム社 (2016)
『すぐに使える EXCEL による品質管理』東京図書 (2011)
『すぐわかる SPSS によるアンケートの多変量解析（第３版）』東京図書 (2011)
『すぐわかる SPSS によるアンケートの調査・集計・解析（第６版）』東京図書 (2019)
『JMP によるデータ分析（第３版）』（共著）東京図書 (2020)
『JMP による医療・医薬系データ分析（第２版）』（共著）東京図書 (2021)
他

・訳　書『官能評価データの分散分析』（共訳）東京図書 (2010)

石野祐三子（いしのゆみこ）

日産自動車健康保険組合栃木地区診療所院長、医学博士
総合内科専門医、日本消化器病学会消化器病専門医、日本消化器内視鏡学会指導医、
日本肝臓学会肝臓専門医、日本医師会認定産業医

・著　書『治療薬 Up-to-Date 2009 ポケット判』（分担執筆）メディカルレビュー社 (2009)
『治療薬イラストレイテッド（改訂版）』（分担執筆）羊土社 (2009)
『タイトルから読みトレ！最速医学英語論文読解パワーアップ術』（共著）
中外医学社 (2013)
『「医学英語論文」わかりません!!』（共著）東京図書 (2010)
『「医学統計英語」わかりません!!』（共著）東京図書 (2011)
『JMP による医療・医薬系データ分析（第２版）』（共著）東京図書 (2021)

・訳　書『速引！医学語ブック』（監修）東京図書 (2010)

平野綾子（ひらのあやこ）

株式会社テックデザイン嘱託研究員
スタッツギルド株式会社データ解析コンサルタント

・著　書『改善に役立つ Excel による QC 手法の実践』（共著）日科技連出版社 (2012)
『官能評価の統計解析』（共著）日科技連出版社 (2012)
『JMP によるデータ分析（第３版）』（共著）東京図書 (2020)
『JMP による医療・医薬系データ分析（第２版）』（共著）東京図書 (2021)

JMP(ジャンプ)による医療系(いりょうけい)データ分析(ぶんせき)［第3版］
—統計の基礎から実験計画・アンケート調査まで—

2012年12月25日　第1版第1刷発行
2018年11月25日　第2版第1刷発行
2023年 5 月25日　第3版第1刷発行

著　者　内　田　　　治
　　　　石　野　祐三子
　　　　平　野　綾　子

発行所　東京図書株式会社

〒102-0072　東京都千代田区飯田橋3-11-19
振替00140-4-13803　電話03(3288)9461
URL http://www.tokyo-tosho.co.jp/

ISBN978-4-489-02403-0